超級抗癌食譜

全球三大癌症中心首席營養師的專業〔...〕理

Royal Marsden Cancer Cookbook

Nutritious recipes for during and after cancer treatment

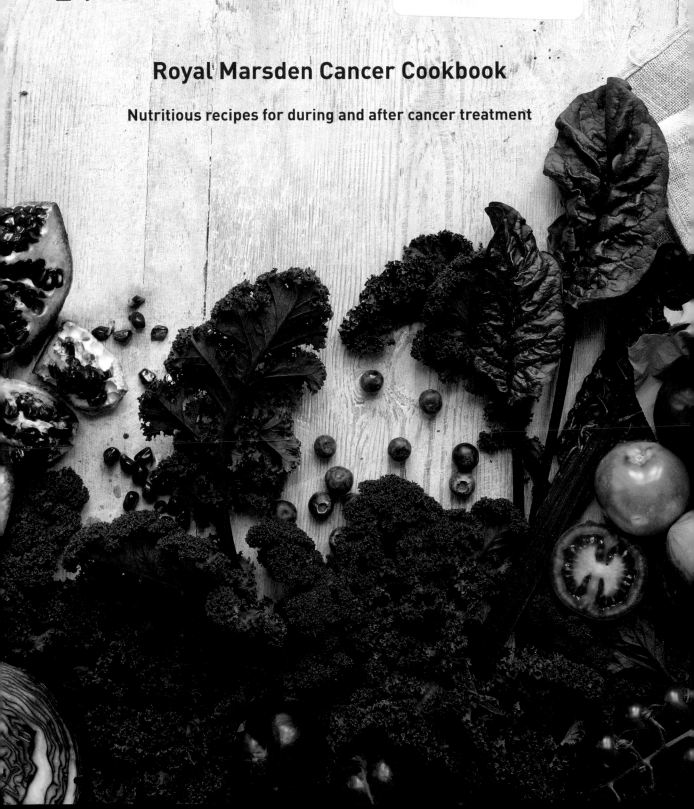

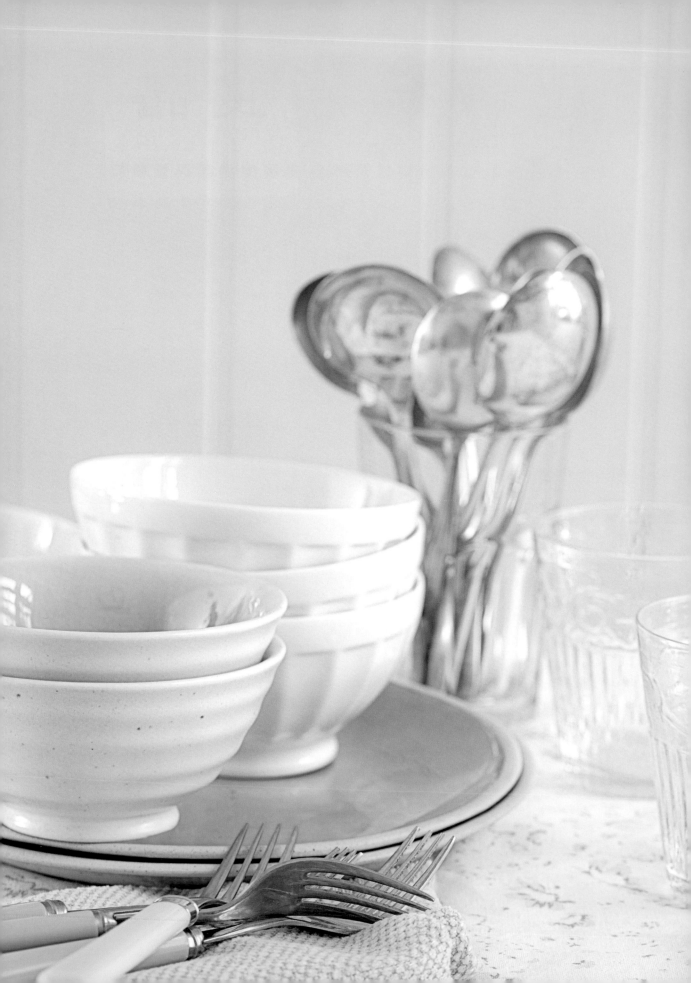

超級抗癌食譜

全球三大癌症中心首席營養師的專業醫療建議與營養料理

Royal Marsden Cancer Cookbook

Nutritious recipes for during and after cancer treatment

作者

英國皇家馬斯登國民保健信託基金會顧問營養師

克萊兒・蕭博士 Dr Clare Shaw PhD RD

翻譯

方玥雯

作者簡介

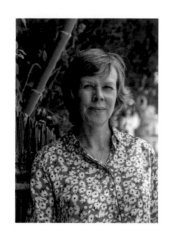

克萊爾・蕭博士（Dr Clare Shaw PhD RD）於 2004 年受英國皇家馬斯登國民保健信託基金會任命為首位腫瘤學顧問營養師，目前仍持續任職於此組織。

她小時候就是地方性和全國性烹飪比賽的常勝軍，進而引起她對食品科學的興趣，並攻得營養學學位。她的興趣是讓癌症病患在治療期間與治療後能吃得好，而這個興趣支持她從事這方面的工作達 30 餘年。

致謝辭

我想要謝謝英國皇家馬斯登國民保健信託基金會的病患，這些年來他們提供了很棒的想法，而其中許多也包含在此書當中。

另外，我也要感謝露西・埃爾德里奇（Lucy Eldridge）幫忙讀手稿，凱特・瓊斯（Kate Jones）在活動與執行上貢獻專業、賈絲婷・霍夫蘭（Justine Hofland）提出許多很棒的問題和喬安・阿德科克（Joanne Adcock）對食譜的分析。凱薩琳・費普斯和其他人把營養學原則變成美味的佳餚，再由喬治亞・葛林 - 史密斯拍成美麗的照片。在出版這本書的過程，我和凱爾圖書出版社（Kyle Books）合作得很愉快。最後（但一樣很重要），我要謝謝我的丈夫羅伯特（Robert）總是堅定不移地支持我。

克萊爾・蕭

緒論

克萊兒‧蕭博士著

罹患癌症時要注重飲食

1960 年後出生於英國的人當中，每兩個就有一個在其有身之年會被診斷出罹患癌症。這樣的消息會改變人生，也會對罹患癌症，並將面臨治療的患者帶來許多生理、心理與情緒上的挑戰。對於病人的家庭、朋友和照護者也會產生重大的衝擊。他們的心中可能會出現許多問題，例如癌症是什麼造成的，以及生活模式，或確切來說，飲食是否會導致癌症產生。關於飲食和癌症成因的研究很多，也漸漸形成一個概貌，讓我們知道飲食如何影響健康，特別是在成長期、發育期和進入成年生活時。

這本書不是要談論飲食與癌症的成因。它的目標是幫助正在接受癌症治療的患者，許多人正經歷各項身體的改變，包括體重、胃口、味覺、吞嚥能力、消化系統運作方式和飽腹或噁心感受。這些令人難受的作用在治療前或治療中全都是正常的，但會讓進食更加困難。要知道能吃什麼，以及如何繼續良好健康的飲食並不容易，而且到治療後期時，患者可能會變瘦或變胖，還需要重新審視自己的飲食模式。

對於許多人而言，被診斷出癌症，會讓他們重新審思自己的飲食，努力找出改善的方式，並確定自己能繼續吃得正確與均衡。取得醫生、護理人員與其他照護的保健人士，如營養師和物理治療師的支援非常重要。有時在治療期間或治療後，患者可能會被要求遵照特殊飲食。註冊營養師將提供專業的建議，告訴患者為什麼需要特殊飲食、如何打理、提供方法來確保飲食中包含對恢復健康有幫助之必要營養素。

這本書旨在協助您釐清治療癌症時期飲食的一些事實與迷思，也納入健康飲食的必備知識，讓您從中得到啟發，進而攝取對健康有益、營養又美味的食物。這些料理都是可讓您與家人朋友一起共享的。

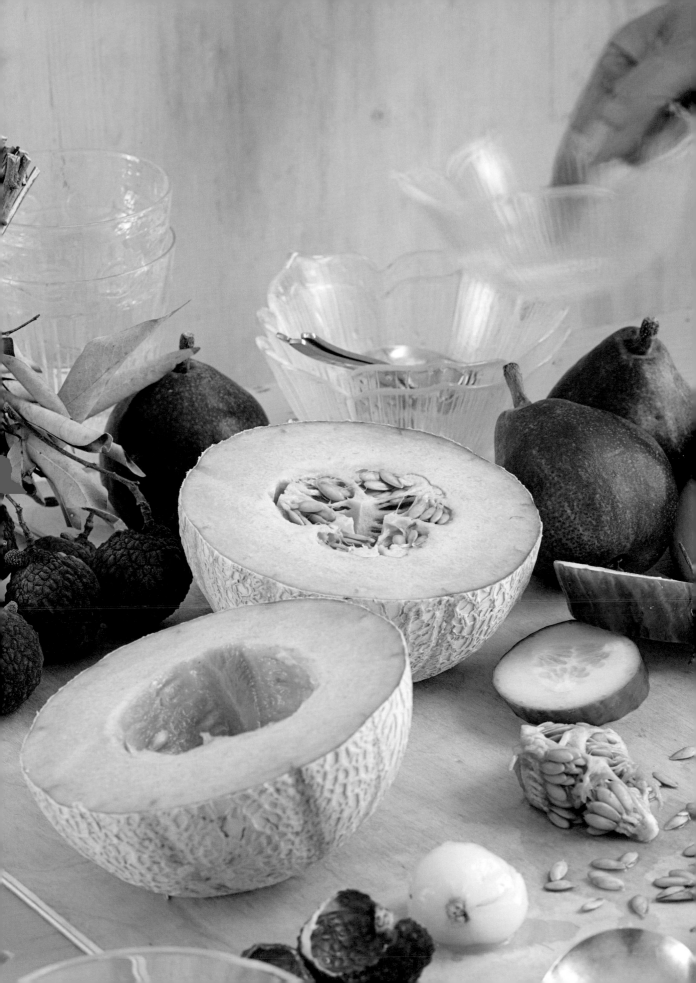

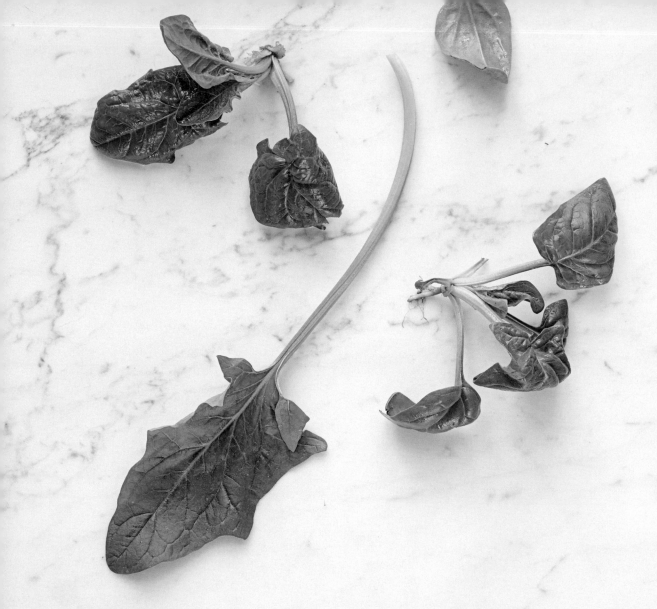

癌症與癌症治療

當細胞成長死亡的正常過程失控時，就會發生癌症。身體內所有的細胞都有其成長、發展和最終死亡的生命週期。當這個週期被破壞時，就會長出不正常的細胞，形成腫瘤。癌症可以發生在體內任何器官，且有超過 200 種不同的癌症會影響身體的特定部位 —— 肺、腸、胃、乳房（主要是女性）、攝護腺（男性）、腦或皮膚。癌症也有可能會發生在循環系統，如血液或淋巴系統。此外，除非經過檢查，否則癌症會從初期病灶（原發性腫瘤）擴散到身體其他部位（續發性腫瘤或癌細胞轉移）。癌症治療的目的是移除或抑制並摧毀癌細胞；通常會混合多種不同的治療方法。

癌症治療如何影響飲食？

所有的癌症治療都會影響體內正常的細胞、組織和器官，且依據治療的類型，可能會產生特定的症狀，如噁心、嘔吐、腹瀉、口腔潰瘍和味覺改變。有些治療會影響您的感覺，造成疲倦、掉髮、虛弱、食慾不振或真的難以進食，特別是在治療針對口腔、胃部或消化道的情況下。手術對於身體是件痛苦又備感壓力的大事，且在術後可能會改變您對營養素攝取的需求。任何癌症治療也會讓患者因沒有胃口或其他副作用，而更吃不下。對於許多人而言，進食時應該能體會到的歡愉感減少了，所以要吃得健康就更難了。

手術

在診斷出罹患癌症後，病人可能需經過多次手術。有些人可能需要侵入性手術才能移除惡性腫瘤，或減緩症狀，如協助消化系統運作。手術前的等待期可能會讓人感到非常焦慮和緊張，因為您要擔心手術本身，還要擔心術後的痊癒狀況。壓力或手術會在幾個方面影響您的進食。吃得好對於恢復健康極為重要，可協助組織修復，並幫您重新找回元氣。手術可能會造成：

- 有段期間無法進食
- 胃口不好和感到虛弱
- 味覺改變
- 有段時間消化系統無法正常運作
- 在治療口腔、胃或腸之後，所引起的特定進食困難

放射治療

這通常是一個數週的療程，若是用於減緩症狀，也有可能短一點。放射治療是用高能量的放射線來破壞癌細胞。可能是單獨執行或搭配藥物（化療）。放射治療是非特定性的：會影響癌細胞，也會影響治療處附近的正常組織。可能會造成：

- 治療處附近發炎，例如，治療口腔、食道、胃或腸時，可能會引起吞嚥或消化困難。
- 胃口不好
- 虛弱
- 噁心或嘔吐
- 口腔或喉嚨潰瘍
- 腹瀉（如果腸子在放射治療範圍內）

化學療法（化療）

化療是一個統稱，用來指破壞癌細胞和控制腫瘤，或讓腫瘤萎縮的抗癌藥物。這些藥物藉由破壞癌細胞，讓它們無法分裂與生長來發揮效用。

化療藥物不同於局部治療的手術和放射治療，它是會影響全身系統的，因為它會進入體內血液循環，因此在短期內，也會破壞正常的細胞並產生副作用。一段化療療程會影響口腔和消化道的粘膜，讓人難以進食。也會影響免疫系統，讓您很容易受到感染，而進食也會因化療所產生的其他副作用而受到影響，如：

- 口腔潰瘍
- 噁心與嘔吐
- 腹瀉
- 虛弱
- 味覺改變
- 感染

免疫療法

免疫療法是一個術語，用來形容使用特定物質的療法，這些物質有助於免疫系統認出癌細胞，進而支援身體殺死癌細胞。這可能包含疫苗、細菌或抗體，這些全都可以用來治療癌症。它們可能會和其他療法，如化療一起使用，且可能會因下列症狀，而影響您的飲食習慣：

- 胃口不好
- 味覺改變
- 類似流感的症狀
- 副作用如腹瀉或結腸炎（腸發炎）

荷爾蒙療法

荷爾蒙療法通常是用來治療受荷爾蒙影響而產生的癌症，如某些類型的乳癌和攝護腺癌。這些療法可能也會搭配其他治療方法，且通常需要長期治療。此療法的副作用會多方面影響您的健康與飲食，因為它會造成：

- 體重增加
- 脂肪囤積在腰部
- 肌肉量減少
- 其他狀況，如心臟病和骨質疏鬆症受到影響

飲食會如何影響癌症治療？

您的飲食會大大影響您的整體健康，以及您可以承受癌症治療的能耐；俗話說得好，「人如其食」（You are what you eat.）。您吃下肚的東西會導致您體重減少或增加，也會影響您的肌力和心情感受。營養攝取的整體均衡也會影響您的身體反應。在癌症療程前或療程中變輕很多的人，會發現自己比較難以應付治療，也更常發生副作用或越來越承受不住副作用。有更多人知道，要在診斷出癌症後與開始治療前的期間，先把身體養好。這叫做「術前復健」（prehabilitation，或稱為「預復健」），把重心放在均衡飲食、保持活動力或增加運動量，和維持心靈健康，讓患者有能力應付未來的治療。

在癌症治療期間吃得好，是要擁有均衡、健康的飲食，能夠從蛋白質和營養素中獲得足夠能量，以維持體重、肌肉量和力氣，也讓身體可以從治療所造成的副作用中康復。

並非所有人都會經歷飲食陣痛期，您也許會發現治療沒有引起太多副作用，且您還是能吃得很香。如果是這樣的話，請您把主要重點放在攝取營養均衡的正確食物。

這本書的第一個部分將協助您判斷哪種食物均衡比重適合您。您所需要的食物會根據您的感受、體重和味覺變化，或其他因素而逐漸改變。第二個部分是食譜，此部分又會細分為兩類。首先是針對進食比較困難的時期，所寫的食譜。這裡所提及的料理都是高蛋白質與能量（卡路里／熱量），並能提供大量的維生素與礦物質。它們有些是依據能夠引起食慾的特殊風味來發想，另一些則是在您覺得煮飯很煩時，能提供一些好點子。這些食譜都是針對全家設計的，所以不需要單獨分開烹調。不過，在您需要比較多能量或蛋白質時，如果您真的吃不下，或正處於療程恢復期，我們也提供了提示與建議，告訴您如何依需要讓食物擁有更多營養素，或如何選擇高能量的食物。其餘的食譜包含健康料理，適合進食沒有問題，或甚至是想減重，或注意不要再變胖的人！我們要再次強調，這些料理不只是給罹患癌症的人吃的；而是適用於所有人的健康好料理。

飲食是否會直接影響癌症的發展？

許多被診斷出癌症的人會改變他們的飲食，他們會食用或避開特定食物，以避免癌症成長或擴散。在網路上和書籍中能夠找到大量關於飲食如何影響癌症發展的資訊，但這些對於人們該吃或不該吃什麼的說法，常常都未經嚴謹的研究測試。我們稍後會提出特定食物或整體均衡的飲食可以改善特定類型癌症的證據，以確保您能做出好選擇。

對於癌症患者而言，沒有所謂的「特殊飲食法」。您的飲食內容中，最重要的是能提供所有讓身體可以好好運作的必要營養素，這也是本書將提供協助之處。

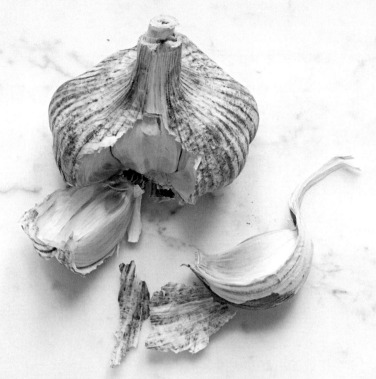

什麼是健康飲食？

健康飲食是您每日、每週、每月和每年的飲食都要達到整體均衡。這和選擇美味但富含個人所需營養素的食物有關，讓身體可以好好運作。要吃的足夠但每樣都不過量，且重要的是，要能享受好食物。要達到健康，一定要：

- 努力達到您身高範圍內的正常健康體重。（如果您不清楚自己的理想體重是多少，可以在身體質量指數 [BMI] 表格中查看。）如果您之前體重變輕，就試著慢慢加回來；如果變重了，就跟著健康飲食指南做，避免體重再增加，而且到最後應該還可以變瘦一點。如果不能馬上達到理想體重，也不要灰心，即使只是變輕一點點，對您的健康也是有幫助的。

- 每天攝取一些包含蛋白質的食物，如雞肉、魚、蛋、起司、堅果和豆類。將牛肉、豬肉和羊肉等紅肉的攝取量，限制為每週約 500 克（18 盎司）的煮熟紅肉 —— 大概是 700 ～ 750 克（25 ～ 26 盎司）的生紅肉。

- 多吃植物性食物，要努力做到每餐都能攝取，例如：
  _ 穀物等全穀類，包含麵包、米飯、燕麥和義大利麵
  _ 豆子、扁豆和鷹嘴豆等豆類
  _ 蔬菜和水果
  _ 含澱粉的食物，如馬鈴薯、地瓜和山藥

- 選擇不同顏色的水果和蔬菜，有助於確保您的飲食中包含各式各樣的營養素。

- 把醃製、煙燻或鹽醃的加工肉品攝取量降到最低。

- 注意飲食中的含糖量，尤其如果您體重過重的話，但如果您的體重正在減輕，糖能有效增加您的能量攝入量。

- 注意飲食中的含鹽量，但如果您沒胃口且難以下嚥，或味覺改變了，鹽也許可以讓食物變得可口一點。

- 注意飲食中的脂肪含量，特別是飽和脂肪，但同樣地，如果您的體重正在減輕，脂肪能有效增加您的能量攝入量。

- 適量飲酒或完全避免飲酒。

- 可以的話，試著做一些運動。

癌症治療期間要吃得好

雖然要概述健康膳食很簡單，但當您正在接受癌症治療時，可能要改變食物的平衡比重，才能確保獲得足夠的營養。

包含蛋白質的食物

蛋白質是組成所有細胞與組織的要素，較常見於我們的肌肉、皮膚與頭髮中，而較難見到的，是血液裡的蛋白質。您的飲食中可以包含動物性和植物性蛋白質。蛋白質的來源會影響其品質或生物價[1]（biological value），動物性蛋白質，如肉、魚和禽類往往比植物性蛋白質更優質。生物價高一點的蛋白質比較容易被人體有效運用。這在多樣化飲食攝取下通常不成問題，因為大多數的人都能不費吹灰之力就攝取到足量的蛋白質。然而，對於沒有胃口或飲食受限的人，如純素飲食者，就比較難達成。

有時癌症患者會被告知血液中的蛋白質（稱為「白蛋白」[albumin]）數量較少。這通常是癌症、感染或腫瘤，以及手術造成的結果。雖然攝取足量的蛋白質很重要，但多攝取一點可能也無法讓這些低下的數據有所改善，因為還有許多其他因素會造成這項問題，例如：手術後的恢復期、化療或放射療程過後，身體是否因發炎仍不斷承受著壓力等，這些因素都會增加身體對蛋白質的需求量。好的蛋白質來源包括：

- 肉類，包含內臟，如肝臟和腎臟
- 雞肉
- 魚和甲殼類
- 乳製品，包含奶類、優格和起司
- 蛋
- 豆類
- 堅果與種籽
- 植物性蛋白質，如豆腐（請參考第 40 頁）之類的大豆製品
- 人造蛋白質來源，例如用真菌蛋白（mycoprotein）製作的肉類替代品（如 Quorn™）

包含蛋白質的食物也含有其他重要營養素，如脂肪、維生素和礦物質。要留意加工的蛋白質來源，可能會額外添加脂肪和鹽巴，如肉類製品，像是肉派、培根、香腸、義大利臘腸和「卡巴」烤肉串（kebab）。任何癌症的症狀或與飲食相關的問題，都會讓人比較難攝取到足量的蛋白質。有些食物或料理只要添加蛋白質食物，就能輕鬆增加其營養價值（蛋白質含量），如果進食對您而言真的很困難，不妨試試這個方法。蛋白質食物的範例有脫脂奶粉、蛋和堅果粉。

碳水化合物食物

碳水化合物分為兩類：澱粉和醣。澱粉類碳水化合物有五穀雜糧和澱粉質蔬菜，如馬鈴薯、地瓜、山藥、玉米、木薯、豆子和豌豆。要吃未精製的原型，例如全穀類，這些食物才包含最大量的營養素，如維生素和礦物質。它們也富含膳食纖維，對於消化道的正常運作非常重要。人體吸收澱粉類碳水化合物的時間會比吸收高醣類食物久，因此會在較長的時間裡慢慢釋出能量，讓您比較有飽足感。「升糖指數」（glycaemic index，GI）一詞是用來形容不同食物中碳水化合物的吸收率。低 GI 的食物會慢慢將葡萄糖帶入血液。這對於想要減重的人特別有幫助，因為較不容易感到飢餓，或減少在正餐以外的時間吃點心。但並非所有低 GI 的食物都是「健康食物」，因為脂肪的存在會減緩醣類的吸收率。但是，在日常飲食中納入低 GI 食物，對於維持飽足感還是非常有用的。

蔗糖是醣的一種，我們常知道的有甘蔗或甜菜根做的糖，這種糖會加到料理中。但是，還有其他形式的醣，天然存在於食物當中：葡萄糖、果糖（主要是水果和蜂蜜）、乳糖（奶類和優格）和麥芽糖（地瓜與發芽的穀物）。如果您在飲食上出現問題，如體重減輕或沒有胃口，請試著添加這些醣到日常膳食中，可提供額外的能量。

吃原型的碳水化合物最好，但加一些糖有助於開胃，也能攝取額外的能量。但糖提供的能量是容易使用的形式，所以過量攝取會造成體重上升。

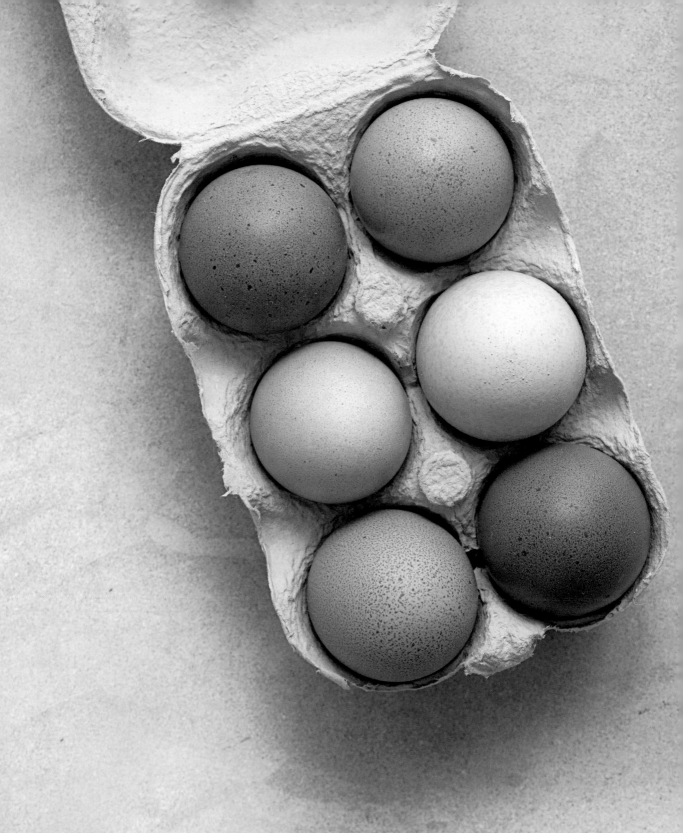

如果您飲食正常，沒有什麼問題，若是想要控制
體重就要把額外添的糖減量到最少。世界衛生組
織建議在每日的能量攝取量中，來自糖的不要超
過10%，但有其他專家認為這樣的比例還是太高。

1 譯註：是一種評估蛋白質營養價值高低的計算值，即「膳食中
   蛋白質真正可被生物體有效吸收和利用的程度」。

脂肪

和蛋白質一樣，脂肪也會出現在動物性和植物性的食物裡，或可以透過奶油和油的形式，額外添加到餐食中。所有脂肪都有高密度的能量（熱量），所以飲食中需攝取的脂肪量，應該要依個人體重而定。脂肪也會讓食物變可口，所以如果您需要特別挑食物，才吃的下的話，可以選擇脂肪含量稍微高一點的。脂肪是脂溶性維生素，如維生素 A、D 和 E 的一種來源，這些維生素對人體健康不可或缺。脂肪有許多類型，又分為健康的與不健康的。

飽和脂肪

這種脂肪通常是動物性脂肪或植物性脂肪經過加工處理（氫化）而產生的。含有飽和脂肪的食物有：

- 肉類（瘦肉的脂肪含量很低，但某些比較肥的肉類部位，像是肉眼可以看到油花的，或經過加工處理的肉，脂肪含量就比較高。）
- 乳製品，包含起司、鮮奶油、奶油和酥油（ghee）。
- 額外添加脂肪的加工食品，包括洋芋片和鹹香的零食、餅乾、蛋糕、酥派和巧克力。
- 氫化植物油和種籽油（包含抹醬），這些產品中的不飽和脂肪在氫化過程中，人為轉化為飽和脂肪。大部分用此方法製造的人造奶油或抹醬，都會同時含有飽和脂肪和不飽和脂肪。低溫下越硬的人造奶油，所含的飽和脂肪含量就越高。
- 椰子油，但它包含「中鏈三酸甘油酯」（medium-chain triglycerides）。這是一種可以直接被人體吸收的飽和脂肪，不需像脂肪一樣經過一般的消化作用。它對血液中膽固醇的影響似乎和其他飽和脂肪不同。因為它能耐高溫，所以適合用來烹調，但仍應酌量攝取。

人們已經注意到飲食中的飽和脂肪會提高血液中的膽固醇含量。此因素若再加上其他與健康有關的問題，如體重超標、高血壓、抽煙或缺乏運動，就有罹患心臟病的風險。對於已經被診斷出癌症，

和正在接受會影響體重和食物攝取之治療的病患來說，這個罹患心臟病的風險，順位可能會被暫時放到後面。某些人甚至會發現他們因癌症症狀或療程所造成體重減輕，會讓他們的膽固醇含量也跟著降低。然而，在治療之後，作為重返正常生活模式的一部分，就需要考慮飲食對於整體健康的影響。

不飽和脂肪：這種類型的脂肪通常可見於脂肪豐富的魚類、堅果、某些水果和蔬菜。這些油的化學成分有些微不同，且在室溫下通常是液態，而非固狀。它們同時包含單元不飽和脂肪（monounsaturated fats），如橄欖油，和多元不飽和脂肪（polyunsaturated fats），如葵花油和芝麻油。這類脂肪包含人體無法自行製造，需要從飲食中攝取的必需脂肪酸（essential fatty acids）。其中兩個主要類型為 omega-3 和 omega-6 脂肪酸。omega-3 脂肪酸會出現在脂肪豐富的魚類和亞麻油中。這些脂肪酸現已被證實可降低人體發炎反應，且人們對於用它來對抗類風濕性關節炎等炎症情況，或因為癌症而產生的發炎很感興趣。omega-6 脂肪酸會出現在禽肉、堅果和穀物，以及大豆、葵花籽和玉米製成的油中。過去幾十年來，飲食中 omega-6 和 omega-3 脂肪酸的比重已經改變。有人擔心這會影響我們的健康，特別是造成心臟疾病，但目前整體情況尚不明朗。不飽和脂肪有助於降低血液中的膽固醇。如果您需要增重，這些脂肪是很棒的能量來源，但如果您需要減重，則需留意攝取量。例如：

- 脂肪豐富的魚類，像是鮭魚、鱒魚、鯖魚、沙丁魚
- 堅果，包括巴西堅果、核桃、榛果和夏威夷豆
- 種籽，像是南瓜籽、葵花籽和芝麻
- 由堅果、種籽和果實提煉的蔬菜油，包括橄欖、核桃、葵花、芝麻和酪梨油
- 一些蔬果，像是酪梨和橄欖

反式脂肪

目前有越來越多人注意到反式脂肪，因為它已被

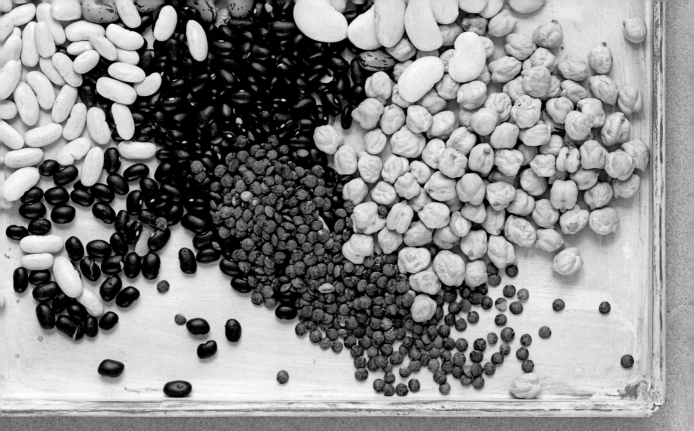

證實會造成血液中的膽固醇上升。它們會少量存在於肉類、乳製品，以及包含氫化植物油的加工食品中。許多製造商都已經移除其產品中的反式脂肪。如果不希望攝取到反式脂肪，以下是可以避免的方法：

- 不要購買成份表上包含部分氫化脂肪或油的商品
- 在家油炸食物時，請使用液態植物油；外食時，少吃炸物
- 少吃市售餅乾、蛋糕和酥派

膳食纖維

膳食纖維是水果、蔬菜和穀物中的一部分，且無法被消化道分解。根據其特性，和其在腸道中的作用，可分為水溶性與非水溶性。它可以幫助消化系統正常運作，保持規律排便、降低血液中的膽固醇量，並能防止消化道問題。大部分的人都沒攝取到足量的膳食纖維。

膳食纖維豐富的食物通常也是維生素與礦物質的重要來源。這些包括全穀類、水果和蔬菜（包含豆類）。大部分的食物中都同時包含非水溶性與水溶性纖維，所以我們要再一次強調，多樣化是確保在飲食中均衡攝取到各種不同類型纖維的關鍵。

水溶性纖維

這種纖維會出現在燕麥、豆類和一些蔬果中。水溶性纖維可讓麥片粥等食物變濃稠，能夠減緩消化與吸收葡萄糖的速度。這些慢慢消化的食物會延長飽足感，如果您想要吃少一點，這個方法很管用。

水溶性纖維會在大腸裡發酵，對於改善便秘和腹瀉都有效。這個發酵過程會增加糞便的體積並產生氣體和短鏈脂肪酸（short-chain fatty acids），短鏈脂肪酸會被腸子上排列的細胞利用，也會被吸收以及提供少量能量。

非水溶性纖維

這類纖維無法被消化系統分解且會增加糞便的體積。在膳食中包含非水溶性纖維可讓排便規律，避免便秘。含有大量非水溶性纖維的食物有全穀類、燕麥和其他高纖早餐穀片、全麥麵包、糙米和豆類。

維生素

維生素對於身體健康很重要。它們對於身體有許多不同的功用，且由於人體無法自行製造，所以我們的飲食便成為維生素的主要來源。有越來越多人想要知道維生素與某些礦物質是否能夠保護人體，免於癌症。有時維生素，尤其是抗氧化劑會被單獨挑出來，因為它們能夠幫助身體自我防禦，抵抗疾病入侵。一旦癌症被診斷出來，這些維生素，尤其是額外補充的營養劑，究竟有沒有好處，就變得不清楚，特別是在放射治療等治療期間。有越來越多人關切某些維生素提供給組織的防護力，是否會降低癌症治療的有效性。有個關於 β- 胡蘿蔔素與維生素 A 補充劑的研究認為罹患肺癌的患者，應該及早停止補充這兩種維生素，因為根據他們的研究顯示，服用這些補充劑會增加癌症復發的風險。但根據觀察，這些不樂見的結果在維生素以其天然原貌，讓人類從每日膳食中攝取時，並不會發生，所以這必然是取得人體所需維生素的最佳方式。選擇各式各樣、能提供許多不同營養素的食物，能確保您的飲食中，包含所有必需維生素與礦物質。

要吃什麼食物才能獲取維生素呢？所有的蔬菜水果，無論是新鮮的、冷凍的或罐裝的，都是維生素的重要來源，另外還有蛋、奶類、起司、魚類、豆類、紅肉和肝臟。有些維生素若接觸到氧氣久一點，就會變質。這就是為什麼您需要趁食物新鮮時，購買與使用。還有一些如果接觸到熱能，就會變質，所以使用最少量的水快速烹調，如清蒸或快炒，將有助於保留維生素含量。這些方法也有助於保留其他營養素，例如鉀等電解質。雖然生鮮食材包含非常多的微量營養素，但並不表示生的（未經烹調的）永遠比較好！有些食物，如胡蘿蔔和番茄經過烹調會更好，因為加熱過程會讓一些營養素，更容易被人體利用與吸收。使用的蔬果種類越多越好，這樣才能確保您攝取到所有必需微生素與礦物質。

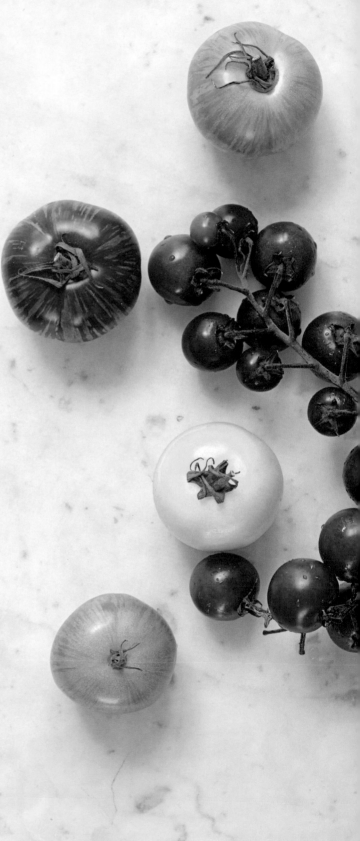

維生素 A（A 醇／視黃醇 [RETINOL]）

維生素 A 對於健康的皮膚和頭髮很重要，且具有抗氧化的特性，能保護細胞和組織。它是一種脂溶性維生素（A 醇），可在鯖魚、鱒魚和沙丁魚等脂肪豐富的魚類，以及蛋類和起司中找到。它也會出現在全脂的乳製品，如奶類、奶油和優格中。但是，如果您擔心脂肪攝取量，也可從一般飲食中獲取維生素 A。因為人體無法清除過量的維生素 A，所以在正常情況下，請切記不要以營養品的形式補充超高劑量的維生素 A。大量攝取維生素 A 會增加骨折的風險；您的飲食應該已經達到一日建議攝取量。

B - 胡蘿蔔素

β- 胡蘿蔔素是一種類胡蘿蔔素（carotenoids）。它們是一組色素，是許多種蔬果呈現黃色和橘色的原因。β- 胡蘿蔔素在人體內會轉化為維生素 A，因此若納入每日膳食中，會是非常有用的維生素，能提供大量人體一日所需的的維生素 A。如果人體吸收了太多 β- 胡蘿蔔素但未使用，就會儲存在脂肪中 —— 這就是為什麼攝取過量的 β- 胡蘿蔔素後，皮膚看起來會橘橘的。

有越來越多人注意到食物中的 β- 胡蘿蔔素，且想了解它的抗氧化作用，對於預防癌症有何助益。然而，目前尚不清楚在確診罹癌後，飲食中高含量的 β- 胡蘿蔔素是否能持續產生保護作用，預防癌症復發或避免發展出新癌症。但是，它是一種必需營養素，且存在於多種蔬果中。優質的來源包括黃色、綠色、橘色和紅色的蔬菜，如胡蘿蔔、南瓜、地瓜、菠菜、番茄、青花菜和紅椒。包含 β- 胡蘿蔔素的水果有芒果、杏桃和橘肉蜜瓜。

維生素 B

維生素 B 包括硫胺素（B1）、核黃素（B2）、菸鹼酸（B3）、泛酸（B5）、吡哆素（B6）、生物素（B7）、葉酸和氰鈷胺（B12）。這群水溶性維生素在人體中扮演許多種不同的角色，包含幫助人體獲取飲食中的能量。有些對於紅血球的形成和神經運作特別重要。能提供優質維生素 B 來源的食物有：

- 包含硫胺素和核黃素的全穀類、酵母和酵母萃取物。這些維生素 B 通常會額外添加在穀物和早餐穀片中。
- 豬肉和肝臟等肉類、海鮮、馬鈴薯和紅腎豆（kidney beans），都含有硫胺素。
- 乳製品、蛋類、肝臟、酵母萃取物和營養強化早餐穀片（fortified breakfast cereals）則包含核黃素。
- 肉類、魚類、麵粉和玉米粉、奶類和蛋類都含有菸鹼酸。

吡哆素則可見於多種食物中，特別是豬肉、雞肉、火雞肉、魚類、蛋類、蔬菜和全穀類，如全麥麵包和燕麥。

葉酸和維生素 B12 一起作用可形成紅血球。可在肝臟、青花菜、菠菜、球芽甘藍、豌豆、糙米和營養強化早餐穀片中找到。

維生素 B12 對於神經和紅血球很重要，可見於肉類、魚類、奶類和蛋類。要吸收食物中的維生素 B12 需仰仗胃和腸同時有效運作。如果您的治療和胃或腸的手術或放射治療有關，可能就需要額外注射維生素 B12。

維生素 C

維生素 C，或稱「抗壞血酸」，已經獲得許多和癌症相關的關注。這種水溶性維生素是抗氧化劑中的關鍵角色，能幫助人體吸收膳食中的鐵質，也有助於產生膠原蛋白 —— 軟組織成長和修復所需的必要蛋白質。膠原蛋白是傷口癒合的必要元素，所以在術後特別重要。營養學家和營養師會特別留意維生素 C，乃因有人提出高劑量維生素 C 可成為癌症治療方式的建議。某些研究曾讓維生素 C 以營養劑而非食物的形式，透過靜脈注射直接進入血液，或以口服方式補充，但結果並無法支持維生素 C 成為癌症治療方法的說法。維生素 C 是必要水溶性營養素，無法儲存在人體內，因此最好能每日補充需要的量。透過膳食補充維生素 C 對人體非常重要，且有證據顯示這麼做對於正從癌症中康復的患者而言，尤其重要。如果您飲食正常，且包含大量蔬菜水果，那麼就很容易攝取到足量的維生素 C。柳丁、葡萄柚、檸檬和萊姆等柑橘類水果的果肉及果汁，以及黑醋栗、奇異果、芭樂和芒果，都是非常好的維生素 C 來源。其他特別好的來源包括草莓、紅椒和青椒、青花菜、球芽甘藍和馬鈴薯。如果您無法吃到這麼多蔬果，喝果汁或果昔是能輕鬆確保您達到每日所需的方法。所有的蔬果都必須是新鮮的，這樣才能發揮最大效用，因為維生素 C 會被大氣中的氧氣，以及熱能破壞。如果您要烹煮食物，請選擇快速料理的方式，以保住維生素 C 含量。

維生素 D

人們因為維生素 D 可能會受癌症影響而減少，以及它對癌症病患的重要性，所以認真地想多了解它。維生素 D 是一種脂溶性維生素，以鈣化醇（calciferol）和膽鈣化醇（cholecalciferol）的形式出現於食物中。後者在人體曝曬到陽光時，也能自行製造。也就是說，體內維生素 D 的濃度和飲食與曬太陽都有關係。維生素 D 對於人體有幾個功用，包括控制人體從食物中吸收，以及儲存在骨頭裡的鈣與磷含量。它也會影響體內其他器官，包含

腸、腎和副甲狀腺（parathyroid gland）。

曬太陽後所產生的維生素 D，會受幾個因素影響：人的年齡、膚色、曝曬的皮膚面積、居住地、曬太陽的時間（幾點）和是否使用防曬品等。曬太陽時是一年中的哪個月份，也會影響，尤其是住在離赤道比較遠的人，他們體內的維生素 D 含量在冬天那幾個月通常會下降。

許多人血液中的維生素 D 不足，且經過證實，這種情況在某些癌症患者身上更為常見。這種情況會造成的後果要視癌症類型而定，但缺乏維生素 D 可能會造成癌症復發或其他健康問題，如骨折的風險。無論是從食物或陽光中獲得，維生素 D 都是一個非常重要的營養素。對於癌症患者，尤其寶貴，因為某些治療可能會影響他們的骨頭健康，讓骨頭變脆弱，增加骨折的可能性。如果您擔心自己的維生素 D，請務必諮詢您的醫療團隊。他們會和您討論最適當的方式，來檢測您的骨密度和維生素 D 濃度，以及如有需要，什麼樣的補充劑最適合您。要改善骨密度，同時需要鈣和維生素 D（請參考第 21 頁的「鈣」部分）。

維生素 D 天生存在於蛋類、奶油，和脂肪豐富的魚類，如鯖魚、沙丁魚和鮭魚等。它也會添加到加工食品，如人造奶油和某些穀物中。

維生素 E

維生素 E 又稱為「α- 生育醇」（alpha-tocopherol）和「γ- 生育醇」（gamma-tocopherol），是另一個不可或缺的抗氧化劑。它能夠保護人體組織，避免受到自由基的傷害，並能支持免疫系統運作，使身體免於細菌和病毒所害。和維生素 B12 一樣，它對於紅血球的形成也有幫助。脂溶性的維生素 E 存在於植物油中，如葵花油、紅花油（saffron oil）、玉米油、菜籽油（rapeseed oil）和大豆油，另外也能在小麥胚芽、杏仁、榛果、花生和葵花籽等種籽中找到。綠葉蔬菜，像是菠菜和青花菜也含有維生素 E。除此之外，某些營養強化穀片、人造奶油與抹醬，也會額外添加維生素 E。

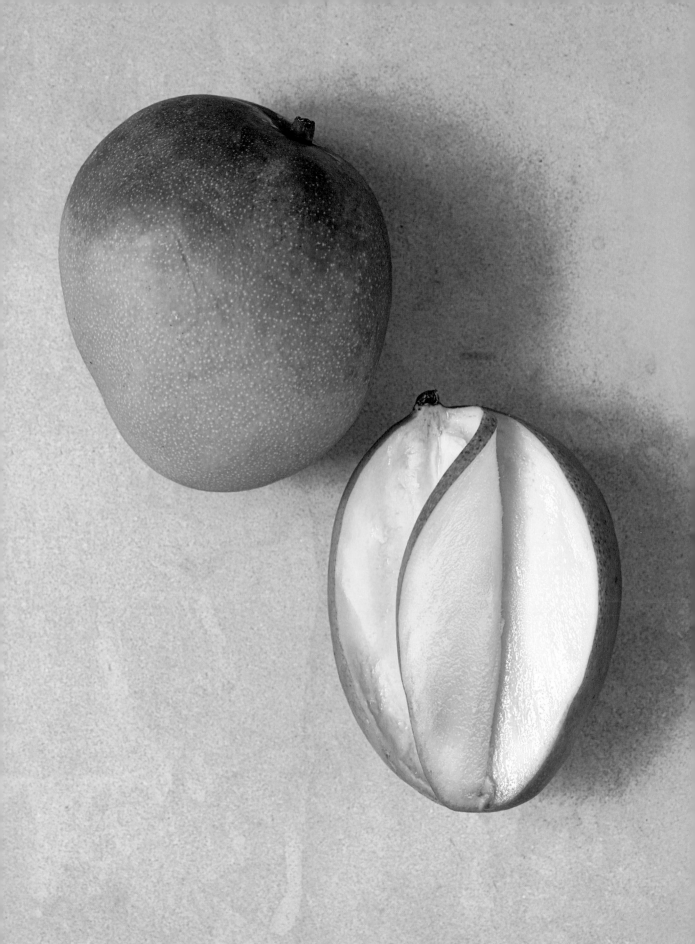

電解質

血液中的鹽類（或稱「電解質」）對健康特別重要。這些鹽類的濃度，包括鈉、鉀、氯化物和碳酸氫鹽，在人體中通常是由相當精準的機制控制。但是，它們也會受到許多因素影響，包括疾病、藥物和身體的耗損，例如因疾病、腹瀉或某些藥物所造成的後果。它們對於血液的組成很重要，並能支援肌肉、神經和組織的運作。

鈉

我們飲食中大部分的鈉都是氯化鈉 —— 食鹽。烹調時添加或食物上桌時再加的鹽，只是我們日常攝取中的一部分而已；我們會從其他食物獲取大部分的鹽，其中包括許多醃製或加工食品，像是火腿、培根、義大利臘腸和鹹魚；醃菜，如泡菜和醃橄欖；加鹽零嘴，如堅果、蝴蝶脆餅（pretzel）和洋芋片；和醬油、高湯塊以及酵母萃取物等調味料。我們當中大部分的人所攝取的鹽量都超過身體真正所需。在健康飲食中，限制鹽攝取量是有道理的，因為高攝入量可能會導致血壓升高。

鉀

鉀是一個特別重要的電解質，是神經和肌肉，包含心臟運作必不可少的營養素。它也可協助葡萄糖等營養素傳達到細胞。它會因為某些藥物（如利尿劑的作用）和腹瀉，以及癌症治療的常見副作用而自身體流失。

要將鉀納入膳食中並不難，因為它出現在許多蔬果中，特別是香蕉、杏桃乾、馬鈴薯和地瓜，也存在於豆類、堅果與種籽、果汁和果昔、咖啡、奶類和肉類等蛋白質食物中。

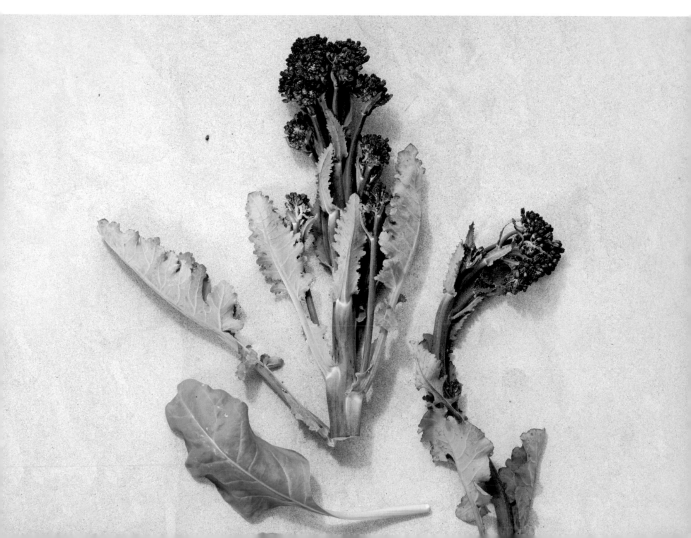

礦物質

鈣

鈣是人體中非常充足的礦物質。它會形成骨頭和牙齒的結構，幫助肌肉收縮，以及讓血液正常凝血。有越來越多人想知道鈣對於保護我們免於某些形式的癌症是否很重要，但關於它在罹癌後的防護力，目前幾乎沒有證據可以說明。然而，鈣對於骨頭健康仍扮演非常重要的角色（請參考第 18 頁的「維生素 D」），使它成為所有癌症病患的關鍵礦物質。話雖如此，有些人對於攝護腺癌患者攝取大量鈣質還是有疑慮，因為某些研究顯示高劑量的鈣和更末期或惡性的攝護腺癌有關。如果鈣攝取量特別高 —— 每日 1,500 ～ 2,000 毫克就可能會有風險（這個量比每日建議攝取量的兩倍還多）。

良好的鈣質來源包括奶類、起司、優格和其他乳製品，還有綠葉蔬菜，像是高麗菜和青花菜。大豆與額外添加鈣的豆漿（豆乳）飲品，以及骨頭可以吃的魚類，如沙丁魚都可以提供鈣質。

鐵

鐵在身體有幾個角色。它構成了血紅蛋白（haemoglobin）的一部份，這種色素在我們的紅血球內，對於將來自肺部的氧氣透過血液循環傳輸到身體各部分很重要。貧血（紅血球不足）是癌症患者的常見問題。它可能會因為飲食中缺鐵或其他營養素而發生，或手術後持續出血而造成。

膳食中的鐵質來源包括動物性蛋白質（血基質鐵 [haem iron]）和蔬菜（非血基質鐵）。來自食物的血基質鐵是最好吸收的，而且如果想讓吸收效果達到最高，可在同一餐中搭配維生素 C，如果汁。紅肉、肝臟和蛋類都是很棒的鐵質來源。良好的蔬菜來源包括全穀類，如全麥麵包和糙米、營養強化早餐穀片、豆類、果乾（譬如杏桃乾）、堅果，以及深綠色蔬菜，如菠菜和羽衣甘藍等。

硒

硒的重要性在於協助預防細胞和組織受到損害，它會和體內複合抗氧化系統（complex antioxidant systems）一起作用（請參考第 34 頁的「常見問題與解答 —— 什麼是抗氧化劑？」）它的另一個重要功用是確保免疫系統和甲狀腺正常運作。硒會出現在許多食物中，像是巴西堅果、魚類，肉類和蛋類。雖然我們從食物中攝取到的礦物質份量非常安全，但高劑量的硒有毒，所以如果要吃硒補充劑請務必小心。

體內硒的濃度在有壓力、生病或接受化療和放射治療時會下降，但並不是每個人都會有這種變化。在整個康復期中，您應該要從合適的來源將這種微量元素（trace element）納入膳食中，這樣才能補足任何短缺。

鋅

鋅是一種微量元素，對於製造新細胞、支援免疫系統正常運作、以及處理蛋白質、脂肪和碳水化合物等營養素極其重要。它也是癒合傷口和協助身體自行修復的關鍵角色。

有許多人想知道鋅是否會影響味覺改變。對於年長者所做的研究顯示它可能與某些味覺改變有關，而這也造成有些人推測它和化療時的味覺改變有關。但並沒有明確的關聯性可證明缺乏鋅與癌症造成的味覺改變有關。這些改變很複雜，且可能是由多種藥物和其他藥劑所引起的。同樣地，目前尚不清楚鋅濃度低究竟是發生在癌症發作前，抑或是癌症造成的後果。和硒一樣，血液中的鋅含量會因壓力、疾病和治療而減少。我們不清楚這會不會發生在體內細胞和器官。但可以確定的是，飲食中需要包含足夠的鋅，才能確保體內所有系統正常運作。

飲食中良好的鋅來源包括：紅肉、禽肉、豆子、堅果、某些海鮮，如龍蝦和螃蟹、全穀類、營養強化早餐穀片和乳製品。

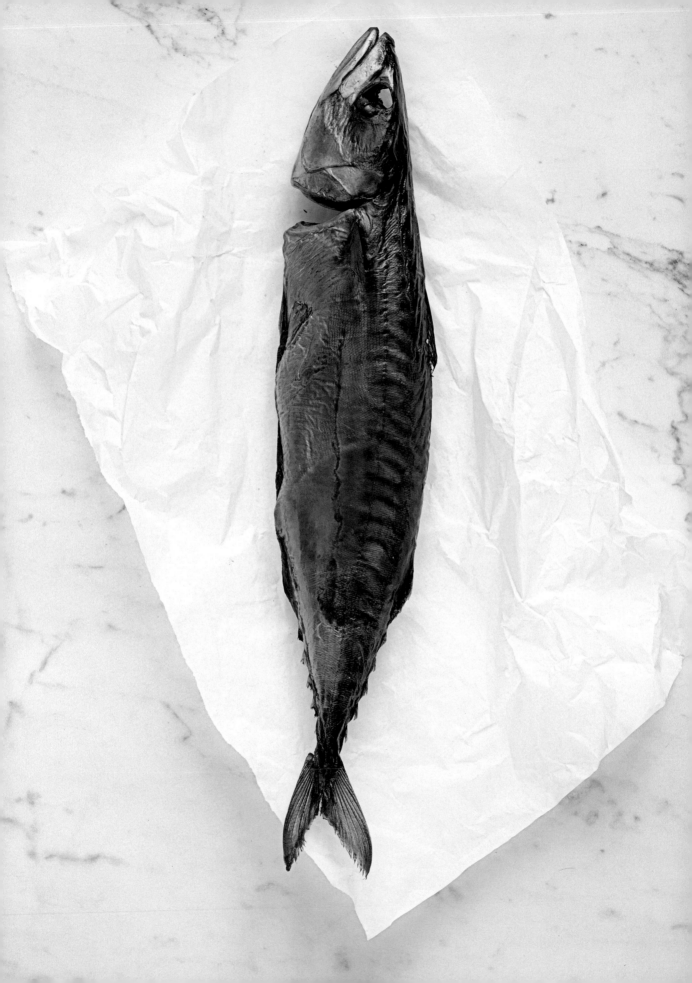

酒精

對於我們當中某些人來說，喝酒是社交生活的一部分。大家都知道酒精會影響我們的心情，且過量飲酒會在多方面影響身體健康，導致心臟病、癌症、高血壓和肝病，且有可能會造成體重增加。任何試圖想要吃得健康的人，都需要適量飲酒或完全不要碰酒精性飲料。

許多正在進行癌症治療的人會發現他們對酒精的渴望降低了。酒精對於口腔中的組織是一種刺激，且會造成口腔或喉嚨潰瘍的症狀惡化。但對於食慾不振的人來說，餐前一小杯酒，也許可以讓他們比較想進食。這並非對每個人都管用，只是有時和別人喝一杯的社交意義也許會有所幫助。

體重有多重要？

體重減輕可能是癌症的一種症狀，且有些人發現他們在被診斷出癌症之前，體重就已經減輕。這可能是因為沒食慾或進食／吞嚥困難，或是對生病的心理壓力所造成的。您的體重在治療期間和治療後都很重要。

當您站上體重計時，所顯示的數字是整個身體的重量：骨頭、肌肉、內臟和體脂肪。如果有人體重減輕，那麼他減少的不只是體脂肪，還有一些活動以及呼吸等重要功能所需的肌肉。雖然人們通常會把焦點放在總體重，但事實上，身體每個組成部分的重量更重要。單一部分的重量可以透過特殊的儀器來測量，但醫院通常只會使用簡單的總體重數值。

體脂肪和肌肉的減少可能是飲食改變造成的，但也常結合癌症和治療所造成的代謝效應。可能會發炎，加速骨骼肌流失，降低血液中的白蛋白（albumin，一種蛋白質）濃度，並會讓人感到虛弱和倦怠。某些研究測試了食物，特別魚油中的omega-3 脂肪酸是否能降低這種發炎反應，協助身體吸收與補充營養素。目前尚不清楚會有多大的幫助，但均衡飲食加上體能活動絕對是有用的。

這本書充滿了許多想法，可幫助您吃得健康，同時避免體重減輕。在任何治療的初期，除非您的醫生有特別的醫囑，否則即使您是過重，通常也會建議您盡量試著不要讓體重減少。研究結果也支持如果病患在治療期間，持續維持營養的飲食，他們比較容易應付治療，也會恢復得比較好。維持肌肉量尤其重要，這需要靠好的營養和體能活動才能達成。

癌症治療期間的身體活動

癌症治療的副作用，像是疲倦和虛弱，會讓您很難維持喜歡的生活模式。以前會建議您在治療期間多休息，但最近的研究發現，治療期間若能在充分休息和一些體能活動間取得平衡是有益處的。可以的話，試著計畫您的一日行程，這樣就能有休息時段，也有活動時段。運動並不意味著要去健身房，而是像散步或做一些家務也算。研究顯示有氧運動加上放鬆可同時減少不舒服和虛弱的持續期間。強化肌肉的運動也很重要，因為它能維持肌肉的大小和力量。至於哪種運動最好，我們還需要多研究，但重要的是在治療期間試著從事一些體能活動，而不是一直休息。

癌症治療期間若想健康飲食，會面臨什麼挑戰？

癌症治療期間吃得好，對身體至關重要，而本書的宗旨就是藉由提供一些開胃點子，做出好吃的料理，來幫您達到這個目標，並確保您能吃下多種營養素。本書中的健康飲食指南適用於您可以正常飲食，且沒有任何因治療而造成的胃口或症狀問題時。

症狀

如果您所遭受的症狀會影響您的食量，請和照護團隊的專家談談。讓他們知道您的症狀，如噁心、嘔吐、疼痛、口腔潰瘍、食慾不振和排便習慣改變等很重要，因為上述任何一個症狀都會嚴重影響您可以吃的東西份量以及種類，也會讓您比較難做到良好均衡的飲食。正確地處理這些症狀會讓您的感受以及進食難易度有極大的改變。

如果您吃不下東西，且覺得自己無法做到飲食均衡，可請您的全科醫生（General Practitioner，GP，又稱「家庭醫師」）轉介註冊營養師。營養師的專業是使用營養學來設計實際的飲食計畫，能符合您在治療期間的個人需求。他們會給您具體的建議和資訊，告訴您如何增加飲食攝取量，以及哪些維生素與礦物質補充劑可能會有所幫助。

食慾不振

單純因胃口欠佳而造成的厭食（anorexia，不要和神經性厭食症 [anorexia nervosa] 弄混）可能是影響您飲食攝取量的最常見因素之一。面對療程的壓力與焦慮可能會讓您不想吃東西。您也許想維持過去的飲食模式，但能吃的份量卻變少或沒吃完，也沒吃點心，所以整體飲食攝入量就減少了，體重也跟著減輕。有些人對食物完全失去興趣，用餐變成一件乏味的例行工作。家人和照護者可能會想鼓勵您多吃點，這當然是出於善意，但如果您已經發現因為沒胃口，吃東西變困難的話，這也會成為緊張的一個來源。若您有幾天胃口比較好，不

妨寫下一些吸引您的餐食和點心。當您沒胃口時，要想自己喜歡吃什麼是很困難的，這時候之前寫下的點子就能派上用場。

有助於處理食慾不振的建議：

- 給自己小份一點的餐點。盤子裡有太多食物可能會讓您感到洩氣，讓您不知所措，不曉得自己究竟被指望要吃多少。
- 選擇小一點的盤子，這樣就可以減少能放在上面的食物量，也能幫助家人和照護者判斷您能吃多少。
- 試著在白天時，將您的飲食模式改為「少量多餐」。藉由在白天多次進食小份量的餐食與點心，整天下來您可能就會吃下比較多的食物，也能攝取較多營養素。
- 避免用低能量的食物，如低卡湯、茶、咖啡和水填飽肚子。液體雖然很重要，但這些飲品會讓您覺得飽，但卻不能提供需要的營養。所以請試著喝高卡路里的湯品和飲料，這樣可以讓您同時補充水分和營養。
- 如果您的體重正在減輕，請選擇高能量的餐食與點心，這樣就不用大量進食。
- 選擇您想吃的食物。您可能會擔心那些不是最營養的，但重要的是您能吃得下。
- 對於自己的飲食模式要有彈性。重要的是，餓的時候就吃，所以請準備很多點心，需要的時候就能派上用場。

進食的情緒層面

不想吃東西可能會讓您與關心您，且花時間與精力勸您多吃東西的親友，產生摩擦與不和。吃得好是健康的同義詞，所以可以理解，為什麼每個愛您的人都覺得自己可以藉由這個方式提供協助。但是，這樣的勸說可能會在接近吃飯時間與用餐時造成緊張的氣氛。

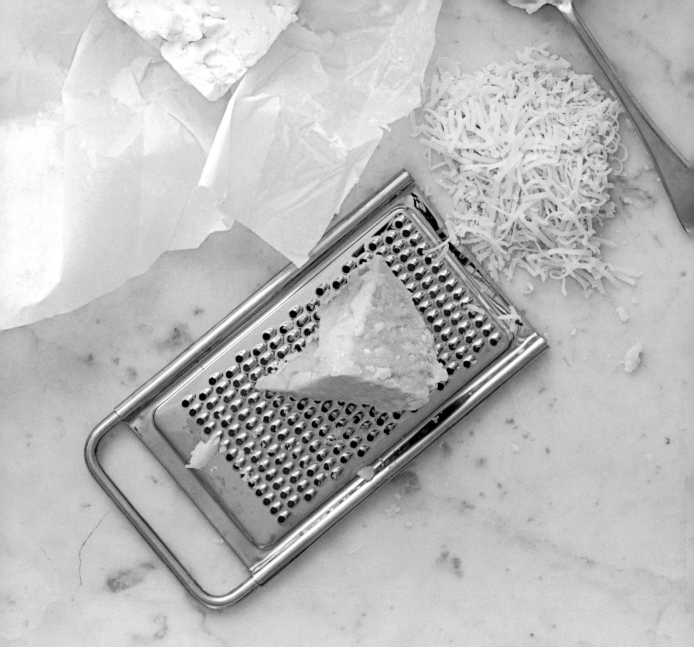

如何讓用餐時不要那麼有壓力：

- 和您的親友說說進食情況，以及您對於用餐時間的感覺。
- 和他們討論一天當中，什麼時間您比較吃的下。可以改變用餐時間到您最想吃東西的時候。

怎麼避免飽腹感

有時候，問題出在您真的想吃東西，但只吃一點點就飽了。這邊我們建議的方式與處理食慾不振時類似，但有更多具體的計畫可供您採用。

- 試著避免含有大量膳食纖維的食物，因為那會讓您在吃足夠食物之前就有飽足感。
- 避免吃東西前喝許多液體，包括水、茶、咖啡和湯。碳酸飲料中的氣體也有可能會讓您覺得飽，所以也最好避免。
- 試著整天都少量多餐（點心），而不是固定三餐。
- 選擇高能量的飲品，如奶類、果昔和果汁為底的飲料等；不要選擇以水為底的飲料。
- 如果湯品比較容易入口，就多加起司、鮮奶油或法式鮮奶油增加它的豐厚度和營養成分。

處理體重減輕

人們會在被診斷出癌症前就去看醫生的其中一個原因，就是他們發現體重減輕很多。如果您一直都是過重，過去您可能要想盡辦法才能減重，在染病後，您會突然間發現沒做什麼體重就變輕了。這樣的體重減輕會造成一些不良後果：

- 您會覺得虛弱疲倦，且肌肉量流失。
- 身體會比較無法承受手術或化療等治療。
- 您開始對自己的身體感到不自在或侷促不安，尤其如果體重掉得很快的話。

我們建議您試著在治療期間，不要讓體重減輕。通常變輕的原因是食慾不振、噁心或太累而無法準備食物。請盡可能在飲食中增加能量，才能避免體重減輕更多。

許多人會說建議的高能量食物不一定是「健康的」，但記住一點很重要，這些食物之所以被推薦，是基於特殊原因，且通常是在某一特定時間內適用。飲食的整體均衡還是很重要，且攝取足夠的能量和蛋白質是優先考量。如果您擔心不能吃到多種食物，以達到均衡飲食，您應該要尋求醫療保健專家，如營養師的建議。

讓進食變得比較輕鬆的小秘訣：

- 選擇比較軟且容易入口的食物。用醬汁或肉汁讓食物變得比較濕潤和美味。
- 一次做大量的醬汁，然後分成小份冷凍，這樣之後就可以使用。
- 飯後試著吃點甜品。如果您實在是太飽，沒辦法接著吃，那麼可以等個一小時左右再吃。冰箱裡隨時擺著高能量冰淇淋，這樣甜點的準備就可以簡單又快速。
- 製作一些可以久放的甜品，這樣點心或正餐時間要吃的話，就很容易。

增加食物能量的方法

- 盡量選擇能量密度高的食物。這些包括日常膳食的全脂版本，如奶類、優格、法式酸奶油和鮮奶油、抹醬與油品等。
- 增加每日飲食中的能量含量，例如加一點橄欖油、奶油、奶類、起司或醬汁到馬鈴薯泥中，或淋一些風味油到義大利麵上或北非小米（couscous）裡頭。
- 在本書裡找能量較高的料理，您可以吃少一點，但同樣可以獲得大量不可或缺的營養。
- 避免低脂或低能量的食物，例如低脂的沙拉醬、甜品、乳製品或鹹味零食。
- 餐與餐之間的點心請選擇高能量的食物，如堅果、果乾，或巧克力、自製餅乾等小點心。
- 多淋一圈鮮奶油到粥或甜品上，可添一分美味滑腴的口感與味道。
- 避免只喝湯當一餐，因為湯裡常常營養成分不足。多加一些蛋白質，像是雞肉、奶類和奶粉，或扁豆等豆類到湯裡，可增加營養。喝之前再刨一些起司。

料理建議

- 沖泡脫脂奶粉時，不要用清水，而改用一般全脂奶類。接著用這個營養強化乳品泡穀片、調醬汁和飲料與製作牛奶布丁。
- 植物奶的能量和蛋白質含量很低。請另外添加蛋白粉（例如豌豆、糙米、大豆或亞麻籽做的蛋白粉）到植物奶中。接著用這個營養強化乳品泡穀片、調醬汁和飲料與製作布丁。
- 馬鈴薯泥或飯端上桌前，加個雞蛋。要確定上述食物夠燙，這樣雞蛋才能被煮熟。
- 額外添加起司到馬鈴薯泥和醬汁中，其他熟食，如牧羊人派、農舍派（cottage pie）和魚派（fish pie）上頭也多加一點起司。把菲達起司撥碎加進配菜沙拉裡，在湯和義大利麵上面額外多加一些帕瑪森起司。

- 製作高蛋白飲料，像是添加奶類、優格、花生醬、堅果粉（如杏仁粉或腰果粉）或豆腐到新鮮水果中，再一起用果汁機攪打至滑順。
- 添加堅果和種籽到快炒料理、甜品、早餐穀片裡或直接當點心吃。

點心建議

- 餐間的鹹味點心可選擇餅乾配上起司、起司抹醬、冷（醃）肉、魚醬或蔬菜抹醬。在鹹味起司餅乾、薄脆餅乾（crispbread）、口袋麵包（皮塔餅）、烤麵包片或麵包上塗奶油。
- 橄欖、油漬日曬番茄乾、洋芋片、米果和蔬菜脆片都是很簡單又高能量的點心。
- 燕麥餅（oatcakes）、麵粉或裸麥做的餅乾、麵包或烤麵包片抹完奶油後，上頭再加其中一種配料：堅果醬（花生、杏仁或榛果）；起司或全脂奶油乳酪，疊上番茄、黃瓜、水果或酸辣醬（chutney）；冷（醃）肉，如火腿或義大利臘腸。搭配沙拉蔬菜（番茄、胡蘿蔔、西芹或黃瓜條）一起端上桌。
- 烤過的英式茶餅（teacake）[2] 加上奶油和果醬、蜂蜜或檸檬凝乳（lemon curd）。
- 小香腸或（英式）香腸捲（sausage roll）。
- 印度咖哩餃（samosa）或春捲。
- 加了奶油或糖漿的爆米花。
- 堅果（原味的、烘過的、含鹽的或無鹽的）── 可試試腰果、巴西堅果、核桃、榛果和杏仁。
- 種籽，包括南瓜籽、葵花籽或芝麻。
- 果乾（杏桃、西洋梨、芒果、椰棗、蘇丹娜葡萄乾 [sultana] 和 [一般] 葡萄乾）。
- 什錦零嘴（Trail mix）含有果乾、堅果和巧克力。
- 獨立小包裝的全脂優格、卡士達醬、慕斯、焦糖布丁、米布丁和「水果傻瓜」（fruit fool）[3]。

這些可以事先購入或製作，然後冰在冰箱就是簡單又營養的點心。如果您用的是植物奶做的優格，請選擇高能量（熱量）的。搭配新鮮／罐頭水果或水果庫利（fruit coulis）一起食用，以增添風味與多樣性。加點烤穀麥或切碎的堅果到希臘優格中。

- 自製燕麥酥（flapjack）或餅乾（把捲好的餅乾麵團冷凍，要吃的時候再烤）。
- 原味餅乾，如奶油酥餅。
- 蛋糕或瑪芬。
- 無調味什錦穀麥（muesli）或裹了優格的水果和堅果棒。
- 蘇格蘭鬆餅（Scotch pancakes）加奶油和果醬，或淋（撒）上水果、蜂蜜或楓糖漿。
- 烤過的英國洞洞餅（crumpet）或英式瑪芬（滿福堡麵包）塗上奶油、起司或果醬。
- 用新鮮水果或冷凍水果加上優格現打的果昔，或外面商店做好的果昔。
- 優酪乳。
- 熱的含乳飲品，如熱巧克力或麥芽牛奶飲（malted milk）。
- 奶昔 ── 加冰淇淋或水果，味道會更好。

2　譯註：含有葡萄乾的甜味茶點，加了酵母烘烤，和司康不同。

3　譯註：一種英式甜點，是鮮奶油 + 水果 + 糖漿。

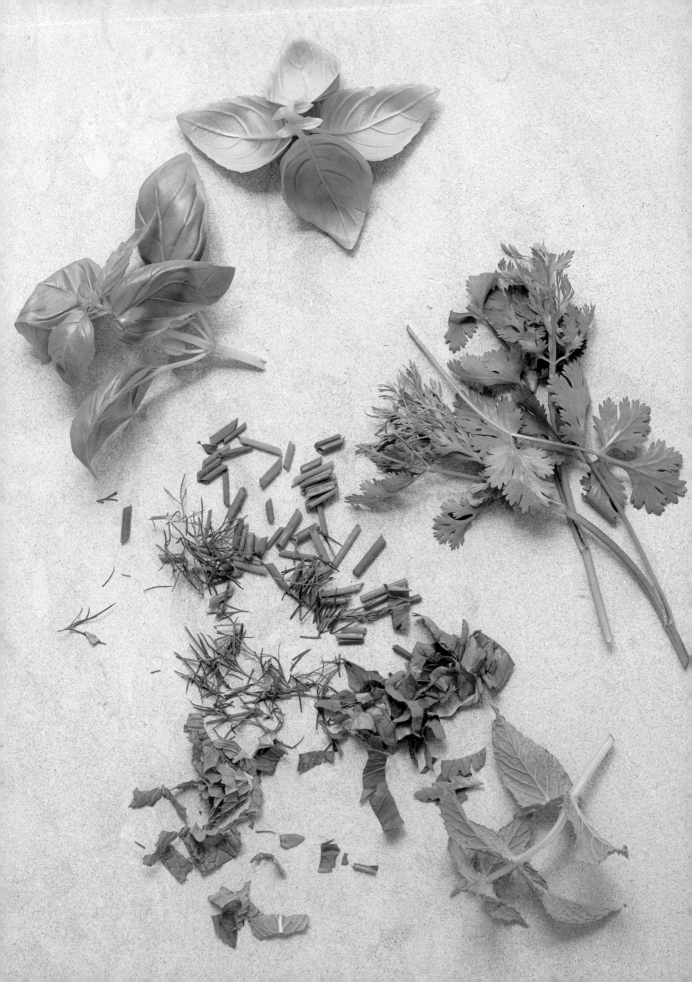

味覺改變

味覺改變不好處理。人們認為這是因為口腔內的細胞因癌症藥物或治療而受損或變得遲鈍。大部分的人都會經歷味覺改變,特別是正在進行化療的病患,但這樣的改變在任何癌症治療的期間或之後都有可能會發生。味覺改變會讓本來很美味的東西變得索然無味、完全沒有味道、吃起來怪怪的或甚至是不討喜的,會剝奪許多進食的樂趣。要對付味覺改變需要耐心,和嘗試新風味或食物組合的意願。

嗅覺也有可能會因癌症治療而改變。這會在許多方面影響一個人,會顯著地影響他的生活品質。首先,因為嗅覺與味覺密不可分,若嗅覺發生改變,也會影響食物嚐起來的味道,也會讓辨別味道變得比較困難。此外,若是食物聞起來令人不快或太過強烈,可能會造成噁心的感覺或對食物的厭惡。要處理這些反感的決定性做法就是試著避開這些氣味,但這並不容易。把目標放在不要聞到煮東西的味道、讓家裡隨時保持通風良好,和選擇沒什麼氣味的冷食,也許可以幫到一些人。

味覺和嗅覺會隨時間改變,而在治療初期經歷這些問題的人,或許症狀不會一直存在,但也有可能會產生新的問題。好消息是,這些副作用最後通常會減少,但在發生問題的時候,請試著不要讓它減少您的進食量,或改變飲食均衡。進食與食物的色香味有關,所以請選擇和準備能吸引所有感官的料理。希望本書中的一些點子能幫助您找出挑動您味蕾的風味。一般認為嘗試新的風味對於處理味覺改變和刺激味蕾是有用的。下面是一些已知的常見味覺改變,以及一些應對的建議:

東西吃起來索然無味

食物嚐起來和聞起來都沒什麼味道。這表示很難辨別出主要風味 —— 甜酸鹹苦。底下是一些小撇步,可增進食物風味:

- 使用香草(新鮮的或乾燥的)和香料。
- 選擇濕潤且有醬汁的食物。

- 在食物中多加一點點鹽。最好是用餐時再加,特別是當其他人也吃同一道菜時。
- 試試溫(熱)的食物 —— 我們的味蕾在嚐到溫熱的食物時,比較容易辨別出風味。
- 多加一點點糖,或使用蜂蜜或糖漿。這麼做能在餐食中添加更多能量和風味,而且有些人對糖食的接受度很高。
- 試著在甜品上加些水果庫利,可增添一分爽口的酸韻。可用紅莓或柑橘類水果來做庫利,適合口腔沒有潰瘍的人食用。
- 試試在烹調或用餐時,加一些醬汁或調味醬,如醬油或巴薩米克醋。
- 除非您口腔內有潰瘍,否則可試試加一點柑橘風味到食物中,如擠一些檸檬和萊姆汁,或喝點檸檬糖漿兌氣泡水和冰塊調成的飲料。
- 加幾片檸檬或萊姆到一壺冰水或冰綠茶裡。
- 在杯子裡把幾片薄荷葉搗碎,然後倒入沸水,就能做出一杯清爽的飲品。

食物嚐起來有苦味或金屬味

癌症病患常說肉類、柑橘類水果、巧克力、茶和咖啡變得不美味,或特別討厭某些食物,若是這些食物讓他們想吐或身邊一直有很重的味道繚繞(尤其是食物味或煮東西的味道),那就更糟了。有些人會覺得嘴巴裡苦苦的,這有可能會在用餐時,或餐與餐之間和點心時間發生,或某些食物本身,如肉類,嚐起來苦苦的。藥物是造成這些味覺改變的可能原因。

- 考慮更換食物,例如用蛋、優格和起司這類比較可口的食物來取代肉類。
- 試試第 169 頁的建議,以及喝點水果或花草茶、水果糖漿調成的飲品或果昔。
- 試試用熱巧克力或麥芽牛奶飲取代茶或咖啡,含乳飲料也有助您攝取較多的蛋白質與能量。
- 試試吃冷的或常溫的食物。
- 把肉泡在果汁或含水果的醃醬中,有助於減少苦味。
- 正餐和點心間含個糖果,有助於抵消口中不好的味道。

特別想吃某種食物

您可能會特別想吃平常不會選的甜（或鹹）食。敞開心胸，嘗試平常沒吃過的新風味，但同時注意整體飲食均衡，要盡量多元化進食。

口腔或喉嚨潰瘍

治療期間造成口腔或喉嚨潰瘍的原因有很多種。口腔粘膜的組織在化療時特別容易受到損害，例如針對口腔或喉嚨進行放射治療，或接受過口腔內注射。如果您發現進食或吞嚥有疼痛感，尋求協助是最棒的處理方式。下面是一些讓您吞嚥沒那麼困難或疼痛的方法：

* 持續喝大量的液體，如果嘴唇破了，可試著用吸管。
* 選擇味道淡、柔軟、濕潤和容易入口的食物。
* 如果您只能吃少量，請增加食物中的蛋白質和能量含量，可添加奶粉、全脂牛奶或鮮奶油。在湯上頭刨點起司或加一點到醬汁中也可以。
* 避免乾燥、粗硬且需要咀嚼很久的食物，像是麵包、無調味什錦穀麥或堅果。
* 避開柑橘類水果、番茄或以番茄為底的醬汁，這些帶有某種程度的酸，會造成口腔粘膜發炎。
* 減少鹹食中鹽巴和調味料的用量，因為這會刺激口腔粘膜。同樣地，辛香的料理，如墨西哥辣肉醬、酸辣醬或咖哩也不要吃。
* 用自製高湯來煮湯，因為市售高湯的鹹度頗高。加些牛奶或鮮奶油來增加蛋白質和能量。
* 如果您咀嚼有困難，可試著把馬鈴薯、地瓜、胡蘿蔔、瑞典蕪菁（swede）和山藥等蔬菜壓成泥，並拌入多一點的奶油、人造奶油或油，讓食物變軟。
* 把穀類煮軟，如粥和米布丁。
* 選擇好吞的甜點，如卡士達醬、焦糖布丁、烤布蕾、慕斯、全脂優格和冰淇淋。
* 如果您的牙齒對冰冷食物不敏感，可咬一點直接從冷凍庫拿出來的冷凍水果（鳳梨、葡萄、藍莓和覆盆莓）。也可以喝罐頭鳳梨裡的果汁。
* 甜點可選用芒果、蘋果或西洋梨等不太酸的水果做成的雪酪。

口乾或吞嚥困難

如果您口內發乾的話，進食和說話會變得非常困難。造成這種情況的原因有好幾個，像是對口腔或喉嚨的放射治療，或您服用的藥物，是特別容易造成口乾的原因。這裡有些讓您比較舒服的方法：

* 選擇非常濕潤且容易入口的食物。本書中有許多料理都很柔軟，且包含大量的醬汁或肉汁。
* 避免很乾或不好咀嚼的食物，如肉類，尤其是冷肉、酥派、麵包和薄餅乾。這些東西只會讓您的口內更乾而已。
* 選擇濕潤的魚類、蛋類和起司料理。印度豆泥糊（dahl）或燉菜裡煮到熟軟的豆類也很好入口。
* 多做一些醬汁或肉汁，再分成小份冷凍保存。這樣其他餐要用時隨時都有。
* 如果進食真的很困難的話，可試試把燉菜和煲類等餐點打成泥。或把料理的各部分單獨打成糊狀，這樣餐點的顏色和風味就會比較豐富有變化，看起來也比較好吃。
* 在餐與餐之間，多喝一些營養成分高的飲料或吃一下甜品，增加食物攝取量。

對抗噁心感

現在有許多不同的藥物可用來減輕反胃感和嘔吐，所以如果想吐的感覺讓您很難進食，尤其若還伴隨味覺改變或口內有不好的味道等副作用時，請務必讓您的醫生或護士了解。

對症下藥能大幅度改善您能進食的量，也能讓您重新找回吃東西的快樂。

其他會讓您想吐的原因包括某些氣味和刷牙。如果您能放鬆或利用電視節目或其他嗜好分散注意力的話，或許會有幫助。下面是當您噁心感特別嚴重時的一些食物或飲品選擇建議：

- 選擇調味很少或沒有強烈風味的清淡食物。
- 選擇碳水化合物型的食物，像是餅乾、麵包或烤麵包片。
- 可以的話，把蛋白質混到碳水化合物中，例如把起司加到馬鈴薯泥、烤馬鈴薯或義大利麵中。

- 試試優格或冷的甜品，如焦糖布丁、卡士達醬或慕斯。
- 古代人會用薑來治療噁心。可試試薑餅、薑汁啤酒、薑汁汽水或醃薑的糖漿。也可考慮用薑茶取代紅茶或咖啡。
- 喝一些含糖飲料，如果汁。可試試蘋果汁、葡萄汁、蔓越莓汁、紅莓汁、柳橙汁或葡萄柚汁。

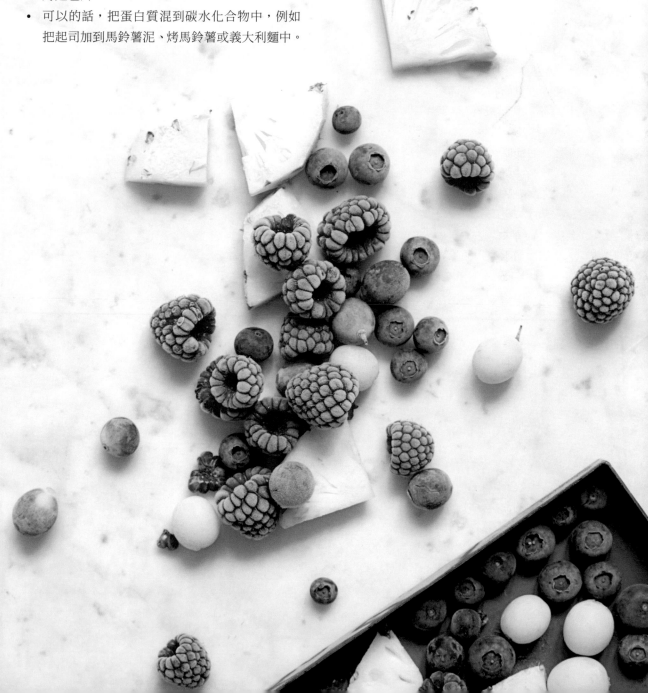

管理消化系統

消化系統對於飲食、藥物和治療的改變非常敏感。這裡有一些簡單的方法,有助於改善胃食道逆流和脹氣:

- 少量多餐
- 吃完東西後,不要馬上躺下
- 注意含氣泡或碳酸飲料,因為它們會造成腹脹
- 避免用吸管喝東西,因為這樣會喝下更多空氣

任何形式的癌症療法都會影響您的消化系統運作。消化問題也是化療、放射治療或處方止痛藥的副作用之一。這些都會改變您的食量、食物消化的速度,也很有可能影響您對食物中營養的吸收率。在化療期間,有小部分的人會產生乳糖不耐症。這通常是短期的,而且可以靠把牛奶換成豆漿、米奶、杏仁奶、榛果奶或燕麥奶來解決,一旦腹瀉問題解決了,就可以換回牛奶。許多人對於乳糖並不敏感,所以在改變飲食之前,值得和醫生談談。要記住某些牛奶的替代品,所含的能量和蛋白質等必需營養素也較少,所以一定要記得確認營養成份。

任何排便習慣的改變都一定要提出來與專業團隊討論。腹瀉可能是感染的徵兆或化療的後果,因此需要透過特定的應變措施來處理。同樣地,在針對腹部的放射治療後,若出現排便習慣改變,也需要透過專業團隊來處理。在這樣的情況下,您可能會想要透過改變飲食來試著控制排便問題,但目前對於改變飲食類型,或蔬果和全穀類等食物的攝取量,是否會造成顯著不同,還在持續討論中。

若在腹部或骨盆區域接受放射治療後的數月或數年間發生排便習慣改變,則稱為「骨盆放射疾病」(pelvic radiation disease,PRD)。每個人的症狀都不相同且差別很大,而且發生機率很高。就您的問題以及所造成的影響與醫學團隊討論非常重要。通常人們會擔心他們的症狀表示癌症復發,但未必如此。您可能需要一些進一步的檢測,才能找出造成症狀的原因或即早預防處理。有時藥物或飲食上的改變可以讓事情變好,但任何補救措施都必須在醫療保健專業人士的協助下才能執行。

如果您已經結束腹部的放射治療,但還是大稀便或會一直不斷地跑廁所,或半夜會醒過來去大便,請務必和您的家庭醫師討論。轉介到腸胃科尋求專家的建議和處理會對您有幫助。

限制性飲食

許多人發現自己的飲食在癌症治療期間越來越限縮。也許是因為口腔潰瘍、噁心或味覺改變,所以吃不下某些東西,或者是對特定食物產生反感。這些食物也許以前常吃,完全沒有問題,但突然之間就無法忍受,像是咖啡、茶、巧克力、柑橘類水果、肉類或奶類。您的膳食也有可能在治療前,就已經因為吞嚥問題或飽腹感而受到限制。除此之外,也有許多人本來就因藥物、宗教或文化因素而選擇不吃肉類和動物性製品、高脂肪食物、鹽或糖。

最好能找到這些常見食物的替代品,以維持飲食在味道和營養上的多樣性。只處理少數的食物通常會比較輕鬆,但不好玩也不夠營養。如果您真的無法找到替代品,或需遵照醫囑進行特殊飲食控制,那麼請您一定要諮詢註冊營養師的建議。本書中有許多食物與料理的建議,能引導您做出又好又有變化的選擇。

常見問題與解答

我要吃什麼才能改善指甲和頭髮？

這可能是所有問題中，最常見的一題，因為癌症治療會影響身體的許多組織，而您會特別感覺到皮膚、頭髮和指甲受損。許多人會掉髮或面臨頭髮變稀疏的問題，而指甲的變化也非常常見，像是變脆弱、凹凸不平和長得很慢。化療造成的掉髮和指甲變化在停藥後就會有所改善，但還是需要一段時間才能恢復到正常生長。目前尚不知飲食品質對於這種再生會有什麼程度的影響，但包含所有必需營養素的均衡飲食絕對能大大支援身體度過這段治療後的復原期。我們的組織是由蛋白質組成的，而它們的成分與健康會體現我們的飲食與血液中礦物質（鋅和硒）的濃度。試著攝取富含多種維生素和微量元素的食物，才能在癌症治療後，真正對指甲與頭髮再生產生幫助。關於良好的礦物質來源，可參考第 21 頁的說明。

有沒有可以幫助免疫系統的食物？

具備對抗感染的能力很重要，特別是對癌症患者而言。癌症本身，尤其是白血病、淋巴瘤（lymphomas）和癌症治療都會造成免疫系統低下，使人容易受到細菌、病毒或黴菌感染。重要的是要避免體重減輕，尤其是在不同的化療療程之間，否則會讓免疫系統更難復原。均衡飲食並照著本書所列的原則執行也會有所幫助，但現在尚未有特定的營養素或食物，能讓我們吃了就真正增強免疫系統。

不要讓食物成為感染的源頭非常重要，所以請遵照指引，減少食源性有機體（food-borne organisms）產生的機率。在治療期間，您可能會收到醫療團隊的具體飲食建議，要求您避開某些食物。請記得和醫生討論，這樣就能清楚知道不能吃某些食物的原因，以及要避食的時間。如果這些限制讓您很難做到多樣性飲食，可試著和營養師談談，他們會協助您做出完善攝取的飲食計畫。

有些食物很有可能會產生食源性有機體。良好的食品衛生對每個人都是不可或缺的，對於正在經歷癌症治療的患者更是重要。這裡是一些要避免的食物，因為它們很容易變成食源性病原體或病菌的源頭，包括生蛋（沙門氏桿菌的一種來源）、肝醬（liver pâté，李斯特菌的一種來源）、生乳（未經巴氏高溫消毒的奶類）做的起司，還有壽司。

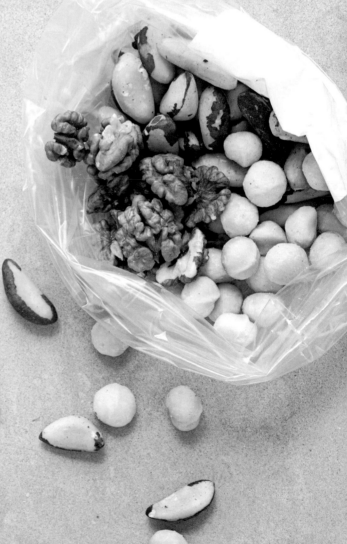

維持良好食品衛生的建議：

- 準備食物前，一定要洗手。這件事特別重要，且應該徹底洗淨，先使用肥皂和熱水，再用乾淨的毛巾擦乾。
- 在食物準備前後，都要用熱肥皂水清洗工作台和備料區。
- 經常清洗擦碗布和廚房布巾以保持乾淨，且需晾乾後再使用。
- 切生熟食的砧板需分開，肉類單獨再用另外一個。每次使用之間都需要洗乾淨並徹底晾乾。
- 生的肉類、雞肉和魚要和已經煮熟或可以直接吃的食物，如水果、沙拉、起司和麵包分開擺放。要確定生肉放在冰箱下層，這樣若有血水，才不至於滴到其他食物上。若有食物不經烹調就會食用，這點就尤其重要。
- 食物要完全煮熟，且上桌前要達到滾沸的狀態。肉類要煮到熟透，不再是粉紅色的程度。
- 冰箱（冷藏）要維持在 5°C 以下，以避免細菌滋生。買完菜回家後，一定要盡快把冰過的食物放進冰箱。如果不確定冰箱運作是否正常，可用冰箱溫度計確認。
- 任何煮熟後沒有馬上要吃的食物，都要盡快使其冷卻（在 90 分鐘內），接著放進冰箱或冷凍庫保存。本書中的一些料理是可以復熱的，所以記得要在幾天內食用完畢，如果不確定什麼時候要吃的話，就收到冷凍庫裡保存。復熱前先拿到冷藏解凍，然後在食用前，要確定整份食物都熱透了。
- 煮熟的飯如果冷卻後再復熱的話，風險特別高。把飯放在室溫下，很容易滋生仙人掌桿菌（Bacillus cereus），會造成食物中毒。
- 如果買了現成的熟食，請記得一定要在「賞味期限」前吃完。

飲食中的醣與癌症有沒有關係？

無論是健康的細胞或癌細胞都會使用葡萄糖（一種單醣）當作能量。而葡萄糖的來源是飲食中的醣類和澱粉類碳水化合物。有些人提出了戒醣就可以改變癌細胞成長的推論。然而，限制飲食中的醣類，目前尚無法證明能有效控制癌細胞的生長。醣自然存在於許多食物中。它是一種能量（熱量）的來源，也可以讓食物變可口，在您沒有胃口或體重減輕時，能有所助益，但如果在治療後要減重時，就要適量攝取。攝取醣類時，要搭配包含蛋白質、脂肪、維生素和礦物質等營養素的食物一起吃，才能達到均衡。

什麼是抗氧化劑？

氧化是一種化學反應，會發生在氧氣與分子相互作用時。這是一種很常見的現象，包含從食物中獲取能量等反應。氧化的過程會發生在全身，且在過程中會產生自由基。自由基通常會被視為壞東西，但其實不然。它們在體內有幾項功用，包括保護身體對抗細菌，而某些類型的癌症治療，如化療和放射治療則需藉由產生自由基才能發揮效用。然而，自由基也會傷害人體健康的組織，這也就是為什麼人們對維生素 C、硒和茄紅素（lycopene）等抗氧化劑趨之若鶩。這些營養素能直接在自由基上作用，或透過身體本身的化學反應，讓自由基失去活性。身體需要來自飲食的抗氧化劑，但目前有疑慮指出，透過補充劑的大量攝取，可能不會有什麼幫助。

治療接近尾聲時，要如何處理體重？

一旦您的治療結束，或開始維持治療（maintenance treatment）或監測期時，就是考慮體重的好時機了。如果在治療時，變輕許多，就需要繼續攝取高能量和蛋白質的飲食，才能幫助您恢復體重和找回體力。

相反地，如果您處於過重的狀態，請考慮將體重減至正常範圍內，可透過健康飲食和從事適合的運動來達成。請務必和醫生討論，以在刻意減重之前，先了解何時是正確時機。

為什麼不過胖那麼重要？

我們都知道過胖和某些類型的癌症形成有關，如乳癌和攝護腺癌。癌症治療，尤其是某些化療和荷爾蒙療法，會造成體重增加。可能會和化療一起使用，或少量提供當作止吐藥的類固醇，會增加食慾與體重，讓減重變得更困難。當您在治療尾聲，發現自己比治療初期重，且衣服都穿不下，特別令人沮喪不開心。有些人會對自己的身體意象（body image）產生負面的感受，覺得更難開始運動，最終就是不利於整體健康和恢復。

也有一些人擔心治療後額外增加的體重，會實際影響某些類型癌症復發的風險。且有越來越多的研究顯示，體重增加和過重對患有停經後乳癌的女性患者不利，對於大腸癌患者和攝護腺癌男性患者同樣有不良影響。這是一個複雜的主題，且情況會因癌症類型而有很大不同，所以在您計劃改變體重之前，和醫療團隊通盤討論至關重要。

要怎麼知道自己是不是過重？

身體質量指數（BMI）是可判斷自己是否過重的數據之一。它的算法是體重（公斤）除以身高（公尺）的平方。網路上很容易找到圖表和程式，讓您可以用自己的身高和體重算出 BMI 值。大部分成人的理想 BMI 值範圍是 18.5 ～ 24.9 公斤／平方公尺。如果您的 BMI 值超過 25 公斤／平方公尺，就表示您比您的身高所對應的理想數值還要重。

另一個更簡單確認自己是否過重的方法是量腰圍。腰腹有太多肥肉，會增加一些風險，包括罹患心臟病和第二型糖尿病（type 2 diabetes）的機率。

如果您的腰圍比下列數據粗，那麼健康出現問題的風險就比較高：

男性 —— 超過 94 公分（37 吋）

男性（非洲裔加勒比人 [African Caribbean]、南亞人、中國人和日本人）—— 超過 90 公分（35.4 吋）

女性 —— 超過 80 公分（31.5 吋）

請記住，如果您過重，且進食不成問題，那麼任何體重上的減輕，都會對您的健康有幫助。

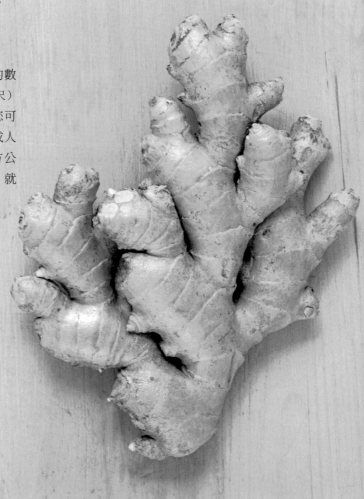

什麼是減重的最佳方法？

減重目標應放在減少總能量（熱量）的攝取，但同時要維持好的食物選擇，因此要在膳食中包含足夠的營養素。這可能包括規律地改變您吃的食物，還有減少數量或份量。關於減重有許多選項，且討論飲食控制的書也有好幾百本。但這些當中並不是每個都能給出良好、均衡的建議，所以很難知道哪個方法最適合。這些飲食建議中，許多都是短期內就能看到成效，但重點是，這些方法不能是極端、避開許多種食物，或給您一個很難持續下去的規則。真正健康的飲食必須充分包含所有營養素，且能量較低，這樣您才能燃燒身體儲存的體脂肪。

如果您體重過重，那麼即使只是減輕一點點，都能增加您的身體「不要」形成癌症、心臟病、高血壓和糖尿病的機率。對於被診斷出罹患荷爾蒙依賴型癌症（hormone-dependent cancer），如乳癌和攝護腺癌的患者來說特別有幫助。即時您覺得自己有太多公斤要減，也請不要再拖延；減重也許是長期抗戰，但最後一定是值得的，不僅身體變好，比較有體力，且穿衣服也會比較舒服。

關於什麼樣的飲食類型最適合減重的討論無窮無盡。但大家普遍同意健康的減重飲食應該是低脂低糖且植物性食物（蔬菜、水果、穀類和豆類）含量高的，精瘦的蛋白質食物也很重要，因為它會讓您在用餐後有飽足感。

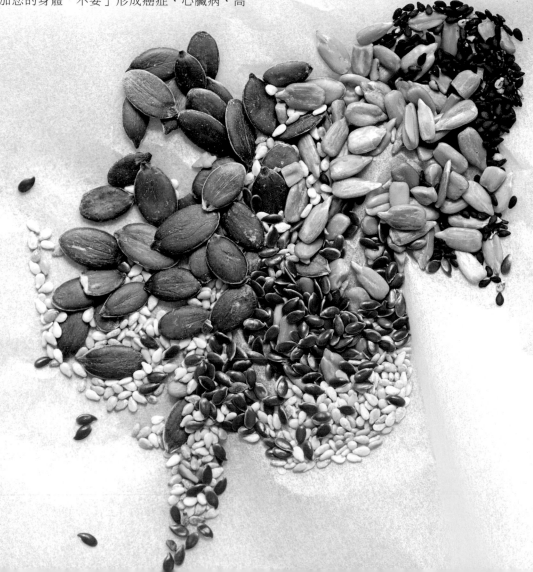

最近有越來越多人喜歡使用「間歇性」飲食法，如 5：2 原則（5:2 principle），這是一週內 5 天攝取均衡的地中海型飲食，然後另外 2 天進行低碳水飲食，把熱量攝取限制為一天 600 ～ 650 千卡（大卡），等於 2,500 ～ 2,700 千焦（kilojoule）。有些關於乳癌女性患者的研究發現這個方法與每日都限制熱量攝取的效果不相上下。要判斷這些飲食法的安全性與效果還需要更多的研究，但初步成果是能產生鼓勵作用的。

減重最重要的部分或許是改變您的行為。確診癌症也許能成為一個動力，促使您改變生活的各個層面，其中飲食和運動就是一部分。您也許需要協助才能做出改變，所以請諮詢醫療保健團隊的建議。減重互助社團或親朋好友的鼓勵能大大幫助您達成目標。

若要長期做出改變，有覺察的的飲食（mindfulness in eating）會是重要的一部分。這包括一個人思考食物選擇的因素，例如習慣、樂趣、生活型態、同儕壓力和份量大小，以及會觸發暴飲暴食的原因等。這在飢餓時管理食物選擇特別管用，且可以讓您真的了解為什麼在某些時機下，您會選取特定食物。了解這些影響因素通常是在飲食做出有效改變的第一步。

在您試著減重時，增加運動量，也能真的改善您的健康。它會幫助您維持肌力和燃燒能量，讓您的體重減少。

如果您過重，且已經完成治療，那麼請一定要和醫療團隊討論，確認是否已經可以試著把您的體重減到健康範圍。有些治療，如使用類固醇或荷爾蒙療法會讓減重變得比較困難，但這並不表示不能做到。您可以從一些支援服務中獲益，無論是來自醫院、社區衛生中心（community health care）或透過網路上的減重互助社團都可以。請記得確認它們的名聲，選擇不會給出太嚴格建議，造成您飲食不均衡的團體。如果他們的建議和本書所列的原則差異甚大，那可能就不是最適合您的飲食控制方法。

這裡是一些能協助您減重的小秘訣：

- 事先規劃，這樣冰箱和櫥櫃裡就會有對的（好的）食物，能避開吃零食的誘惑或做出不好的選擇。
- 全天候規律進食，而且一定要吃早餐（當然是健康的！）
- 選擇含有澱粉類碳水化合物但同時膳食纖維也高的食物 —— 穀物粥、無糖什錦穀麥、全麥麵包、烤馬鈴薯、糙米和豆類。
- 餐食中要包含蛋白質 —— 魚、雞肉、瘦肉、蛋、起司、豆類（豆子和扁豆）和豆腐，這樣才會有飽足感。
- 用餐時注意份量，且吃得比平常少一點 —— 用小一點的盤子會有幫助。
- 要減少脂肪的攝取，包含油和抹醬。
- 避免含糖食物與飲料。
- 不要對自己太嚴格 —— 否則您會覺得維持這樣的飲食控制很困難。
- 目標放在一週減掉 0.5 ～ 1 公斤（1 ～ 2 磅）。
- 跟著本書裡的餐食建議和食譜做，會讓您獲得營養價值高的飲食，且能確保您攝取到所有必需維生素和礦物質。
- 慢慢吃 —— 放慢進食速度，讓您的身體能有時間知道什麼時候吃飽了。
- 如果您肚子餓了，想吃些點心，請把高油脂、高糖份的食物換成低脂低糖的。如果想要快速吃點甜的，可以吃一些新鮮水果或果乾。想吃些鹹的點心的話，可選擇羽衣甘藍脆片、烤的洋芋片、蔬菜棒、無鹽堅果和種籽、爆米花、無鹽米餅和燕麥餅。
- 選擇升糖指數低（低 GI）的食物 —— 它們被吸收入血液的速度較慢，因此能夠減少身體產生的胰島素反應。它們也要花比較久的時間才能消化，所以有助於減少飢餓感。低 GI 的食物包括蔬菜、豆類、全穀類食物（包含穀物粥）、無糖什錦穀麥和某些水果。升糖指數並非選擇健康飲食時的唯一重要考量，所以重點是不要只注意這一項。

- 喝足夠的水 —— 一天最好能喝 1.5 ～ 2 公升（50 ～ 68 液量盎司）的液體。這可包含茶、咖啡、水和其他飲料。要記住如果天氣熱或您做了運動，則會需要更多的水分。
- 減少飲酒量。
- 偶爾可以犒賞自己 —— 這樣能幫助您長期進行健康的飲食改變。

治療之後最適合從事什麼體能活動？

目前已經有大量的研究在評估癌症治療後採取健康的生活型態，是否有助於對付副作用和減少復發風險。雖然還沒有證據顯示這個推論適用於所有類型的癌症，但有正面跡象顯示結合健康飲食與規律運動可對復原和健康產生重大影響，也能幫助您維持正常的體重。

目前的健康指南建議每個人每週至少要運動 5 次，每次 30 分鐘。這聽起來好像很多，但每個 30 分鐘又可拆成 3 個 10 分鐘的片段。一般來說，這些建議也適用於所有結束治療的癌症患者，但研究會因不同腫瘤類型來進行。

究竟什麼形式的運動最適合，目前還在研究中，但一般建議是從事強度適中、可增加心率，會讓您有點喘但還能夠說話，且可完成一整個句子的運動。

一些不同類型運動的建議：

- 園藝活動，像是翻土或用耙子掃落葉
- 家務如換床單、擦窗戶或吸塵
- 快走
- 騎腳踏車
- 跳舞
- 瑜珈
- 游泳
- 打保齡球
- 球拍運動，如網球和羽毛球

我應該要吃多少蔬菜水果？

一講到蔬菜水果，多少算是「足夠」，常讓人搞不清楚。如果您進食沒有問題，那麼就試著每餐都吃點蔬菜或水果，中間再吃一些當點心。這樣您應該會發現，很容易每天就吃到至少 5 份蔬果 —— 算是一個好的開始。5 份之外的額外蔬果能提供您更多必需維生素與礦物質，以及它們所含的植化素（phytochemicals）。無論是蔬菜或水果都能提供水分和纖維，讓您有飽足感，這對試著減重的人很有幫助。如果您進食有困難，可試著把蔬果加在湯品、燉菜、砂鍋煲、焗烤料理、甜品和果昔中。您可以在本書找到許多點子，幫助您把蔬果納入一天飲食中。

什麼是「一份」蔬菜（水果）？

計算蔬果時，通常會用「份」來算。無論是蔬菜或水果，一份的重量大概是 80 克（3 盎司），這是根據世界衛生組織（WHO）的建議，該組織認為我們一天至少需攝取 400 克（14 盎司）的蔬果。有些衛生組織認為我們的一日攝取量應該更高，所以請把 WHO 的建議量視為基本的每日攝取量。

蔬菜和水果可以是新鮮的、冷凍的、罐裝的或乾燥的。150 毫升（5 液態盎司）以上的果汁也能納入計算，但最多只能算一份，因為喝果汁無法讓您補充完整水果能提供的膳食纖維。豆類也算，但無論您吃了多少（最少要 3 尖匙），都是一份。這是因為豆類所包含的營養素不如其他蔬果。

澱粉類植物性食物，如馬鈴薯、山藥、大蕉（plantain）和木薯，都不能納入每日攝取量的計算，因為它們的主要成分是澱粉。要試著多吃各種不同的蔬果，因為每種蔬果的營養價值都不同。

我該採取「植物性飲食」嗎？

「植物性飲食」（plant-based diet）是指飲食中包含很少或零動物性食物。人們選擇植物性飲食的原

因各不相同，如動物福祉、養生或環境考量。植物性飲食是癌症預防的建議項目，但不一定要排除雞肉、火雞、魚、蛋和少量紅肉等所有動物性食物。被診斷出癌症後，有些患者的飲食會改以植物性食物為主，但重點是，要確認什麼樣的飲食能提供您足夠的營養素。如果您吃純素，且已經持續這個飲食法一段時間了，那麼您會發現繼續以植物性食物為基礎的飲食對您來說很容易。但如果您是對平時的飲食內容做出改變，就需要多一點計畫，才能確保膳食中包含足夠的蛋白質（從豆類、豆腐、堅果、種籽、大豆做成的素肉中攝取）與讓您不至於在治療期間變瘦的足夠能量（熱量），還要滿足多樣化，才能攝取到足夠的維生素與礦物質。純素飲食需包含額外添加維生素 B12 強化的食物，因為這個營養素無法只靠植物性飲食取得。其中一個選項是每天補充一顆維生素 B12 的維他命，這樣就能確保獲得足夠的營養。植物性飲食中的維生素與礦物質含量要視食物類型而定。有些植物性食物中的營養素比較難被人體吸收，如鐵質，但若在同一餐中，多攝取好的維生素 C，如柑橘類水果、黑醋栗和青花菜、椒類、馬鈴薯和沙拉等蔬菜，就會有所幫助。

如果您沒胃口，那麼吃足量食物以取得全部所需維生素與礦物質，對您來說可能是一項挑戰。可參考第 26 頁的建議，在食物裡多加一些能量和蛋白質。

植物性飲食的蛋白質來源

- 豆類，如鷹嘴豆、白豆、紅腎豆和焗豆（baked beans）
- 堅果和種籽，包括杏仁、榛果、巴西堅果、亞麻籽或葵花籽
- 花生和粉狀花生醬
- 大豆和大豆製品，如毛豆、豆漿、豆腐和天貝
- 植物性絞肉或香腸（由大豆、豌豆和米蛋白 [rice protein] 製成）
- 藜麥或翡麥（freekah）

有什麼蔬菜或水果是我一定要吃的嗎？

我們常會在各種媒體上看到「超級食物」（superfoods），但這個詞究竟是什麼意思，然後我們應不應該把這些食物納入日常飲食中呢？超級食物是據稱其特性對健康有益的食物，因為它包含對人體特別有幫助的維生素、礦物質或其他物質。若提到與癌症的關係，某些特定的莓果、石榴、小麥草、青花菜還有綠茶，都被認為是超級食物。然而，如果我們進一步仔細檢查，通常會發現這些主張的立論基礎是少量的研究、動物性實驗或大眾意見。目前的證據尚不夠確鑿，無法讓我們下定論，確定這些東西可以減緩人類身上的癌細胞生長。在歐洲，從事超級食物的行銷活動是違法的，除非有足夠的研究結果可支持其觀點，證明這些食物能對某種特定的病況產生重大影響。當然，這樣的食物在膳食中仍有其寶貴之處，因為它們是優質的維生素或礦物質來源，且重要的是，它們很好吃。下面我們會深入探討一些有益於癌症病患，建議他們納入膳食的的食物。

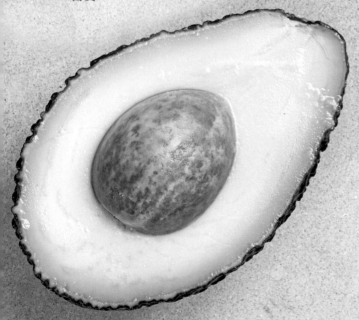

石榴與莓果

人們對石榴的注意力會放在多酚含量上。多酚是一種植物營養素，作用和抗氧化劑一樣。目前根據實驗室以及動物實驗的成果顯示，它能限制癌細胞的生長。大家對石榴汁特別感興趣，因為它包含多種水果的果皮和果汁會有的多酚類複合物。有些中東料理會使用石榴糖漿，也含有多酚。

石榴以及覆盆莓和藍莓等莓果中的多酚類複合物包括鞣花酸（Ellagic acid）和木犀草素（luteolin）。天然水果中的化學組成各異，目前尚無法確定吃這些水果所得到的好處是否來自這些物質中的一或多個，或有沒有可能是這些水果中的營養素綜合在一起而造成的。某些研究已使用石榴萃取液來製成一種藥錠，讓人比較容易把大量的複合物，以補充劑的方式納入飲食中。

就攝護腺癌來說，會以觀察一種名為攝護腺特定抗原（Prostate Specific Antigen，PSA）的蛋白質是否出現，來追蹤攝護腺癌的活動。它並不能保證癌細胞的活動，但能扮演指引的角色，且時常用於觀測石榴萃取液效果的研究中。和吃安慰劑的患者相比，石榴萃取液似乎能減緩攝護腺癌患者的攝護腺特定抗原上升。若要證明石榴萃取液能夠減緩癌細胞的生長，還需要更多的試驗。雖然在這個特定領域的研究仍在進行中，但可以確定的是石榴和莓果能提供許多營養素和植物營養素，會影響整體健康。它們很美味，也是膳食纖維的來源，加在沙拉、甜點或穀片與優格中，還能增添刺激食慾的顏色。

大豆製品

大豆製品特別受到荷爾蒙依賴型癌症患者（尤其是乳癌）的關注。異黃酮（Isoflavones）會出現在大豆製品，如大豆和大豆仁、豆漿與豆乳優格、豆腐、天貝、植物組織蛋白（textured vegetable protein）和味噌中，另外在其他豆類裡也能找到少量。異黃酮，或稱「植物雌激素」（phytoestrogens）的作用是在許多方面，模仿人體本身有的雌激素。實驗室實驗指出異黃酮可能會激發乳癌細胞的生長，但這些實驗並未模擬現實生活中的情況。針對初期乳癌患者的大量研究顯示，每天食用適量的大豆製品，事實上是能夠減少乳癌復發的風險。

芸薹屬植物（BRASSICAS）

芸薹屬的蔬菜如青花菜、白花椰菜、高麗菜、羽衣甘藍、球芽甘藍和青江菜，已經引起許多人的注意。這些葉菜類是許多營養素的優質來源，包括維生素 C 和葉酸，以及維生素 A 和 K、β- 胡蘿蔔素、鈣質和纖維。它也包含其他抗氧化劑，如異硫氰酸鹽（isothiocyanates），在實驗室實驗和動物實驗結果中，能有效預防癌症，只是在人體試驗上，尚未出現同等成效。芸薹屬植物的高營養價值表示它們很適合成為多樣化飲食的一員。它們的用途非常廣泛，不用燙也可以吃。可試試生食、快炒、清蒸或烘烤。

大蒜

對於大蒜特性的實驗室實驗吸引了許多注意。這個嗆鼻球根的價值在於可以降低血壓和減少動脈硬化的潛力。大蒜當成草藥使用的歷史已有千年之久。有證據顯示它可以降低膽固醇、讓血液不易結成血塊，因此對於有循環問題的患者很有用，只是到目前為止，還沒有什麼證據指出大蒜對於癌症患者有特別的益處。它的確可以增加醬汁、砂鍋煲和燉菜的風味，且對於治療過後、味覺遲鈍的時期，特別有幫助。

綠茶

綠茶和其他所謂的「超級食物」一樣，被認為與癌症預防有關。它含有具珍貴抗氧化效果的多酚，是其他熱飲的美味替代品，但每日攝取量應限制為不超過 6 杯，因為某些品牌的綠茶含有大量的咖啡因，攝取過量可能會造成胃痛、睡眠模式改變，也有可能會影響心率。

番茄

番茄是茄紅素等一些天然類胡蘿蔔素的極佳來源，茄紅素賦予番茄獨特的紅色，且因其抗氧化特性而引起眾人濃厚的興趣。茄紅素是身體可以直接吸收的營養素，特別是在加油烹煮過後。這就能解釋為什麼番茄糊、日曬番茄乾和番茄醬汁中常出現大量的茄紅素。

對於茄紅素的研究，焦點主要放在包含大量番茄的膳食和減少罹患攝護腺癌風險之間的明顯連接。但罹患攝護腺癌的男性患者能不能從高茄紅素的飲食中得到好處，目前尚不明朗。研究時常把茄紅素當成一種膳食補充劑，然後監控攝護腺癌標記（如上一頁提過的 PSA），因此對於應不應該鼓勵大量攝取番茄，或其他含有茄紅素的食物，像是西瓜、芭樂和粉紅葡萄柚等，迄今仍未有共識。即便如此，番茄仍是高營養價值的食物，是維生素 C 和鉀的優質來源，且很容易納入飲食中，熟食或生食皆可，能夠增加美麗的顏色與風味。

薑黃

薑黃素（curcuminoids）是薑黃與芥末中的活性物質。薑黃中的薑黃素已被接受放射治療的病患當成補充劑服用。雖然薑黃素很難被消化道吸收，但有許多人想知道它若和放射治療與化療等療法一起搭配使用，能不能增強療法殺死癌細胞的功用。研究已經顯示薑黃素可以在治療期間減少發炎，至於這是不是它最重要的作用，或它的效用有多大，目前尚未完全明朗。

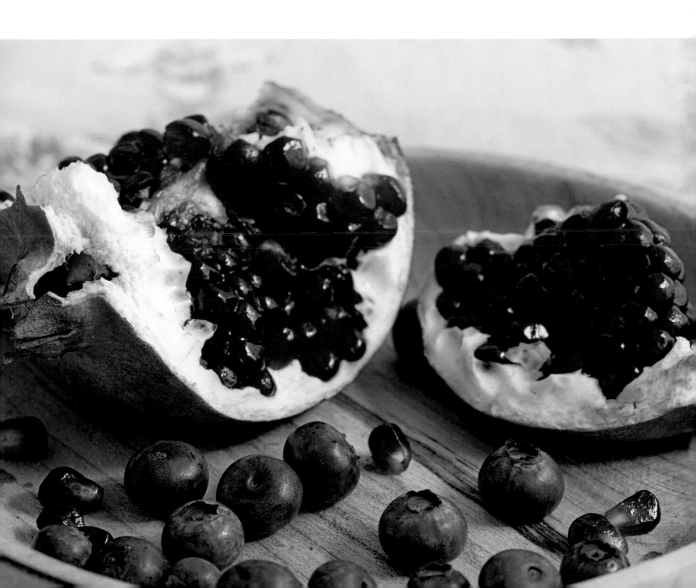

我需要服用維生素和礦物質補充劑嗎？

這本書裡有很多美味又營養，富含維生素與礦物質的餐食與點心。透過好的、健康的食物，以及每日多樣化攝取來獲得所有必需營養素是最好的方法。但有時要做到飲食均衡並不容易，特別是在治療後，受副作用所苦時，那麼您可能就需要額外服用維生素和礦物質補充劑。記得在服用任何補充劑前，一定要先和醫療保健團隊談談，因為這些補充劑可能會與您正在服用的藥物或治療相互產生不良反應。

食物中的生長因子會影響我的癌症嗎？

人造生長因子（artificial growth factors）被賣給酪農以增加牛隻的奶量。包含美國的一些國家，是允許這些產品的使用的，但在歐洲、加拿大和其他一些其他國家則是不合法的。目前已有人擔心使用這些物質的人類，會受到什麼影響，因為這些東西是透過一種名為 IGF-1、類似胰島素生長因子的激素來讓奶量增加。有些人的血液中已被偵測到含有高濃度的 IGF-1，但並沒有任何證據顯示這和飲食有關，因為有些喝很少或不喝牛奶，或喝豆漿等植物奶的人，血液中同樣被偵測出含有高濃度的 IGF-1。關於牛奶中的 IGF-1 是否會被人類吸收，目前尚不明確，且人體也會自行製造 IGF-1，所以若要說血液中的高濃度 IGF-1 是牛奶造成的，可能性非常小。總的來說，在允許使用生長因子的國家中，這些物質似乎不會影響癌症的進展。

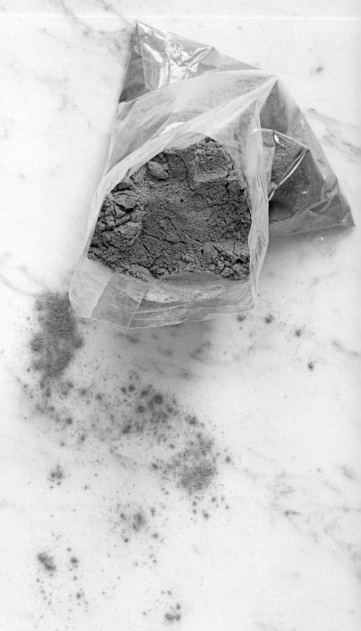

生食比熟食更能夠提供良好的維生素嗎？

就同一種蔬果而言，新鮮的比久放的，含有較多的維生素和礦物質。這就是為什麼有些人喜歡用新鮮蔬果榨汁，因為這樣才能趁營養成分最高時，獲取維生素和礦物質，還有植物營養素，而這些營養素經烹調後也常會流失。多蔬果的均衡飲食很有可能就包含所有必需維生素和礦物質。榨汁是個容易讓您達成每日 5 份蔬果目標的方法，且

如果您在治療後，咀嚼或吞嚥有困難的話，蔬果汁能幫上許多忙。不過，吃完整原型的蔬果還會讓您獲取營養素和有助於消化系統正常運作的膳食纖維。烹煮蔬菜水果，尤其是長時間烹調，會造成水溶性維生素減少，尤其是維生素 B 和 C，但烹煮也會讓一些營養素更容易被人體吸收，如 β-胡蘿蔔素。就營養均衡的完整膳食而言，應該同時包括煮熟的與生鮮的蔬菜水果。

發酵食物和益生菌如何？

我們的消化系統需要許多種不同的菌。菌的其中一個作用是分解食物中一些無法消化的膳食纖維。益生菌是特別的菌株，如比菲德氏菌（Bifidobacteria，又稱「雙歧桿菌」）和乳酸桿菌（Lactobacillus），這兩種菌被認為對消化系統有益。促進這些微生物的成長被認為是減少腸道中壞菌產生的可能性。

益生菌通常是以飲品或膠囊的形式販售，可以和一般的健康膳食一起服用。這些菌的完整潛在好處，目前仍在試驗研究階段，研究對象是沒有罹患癌症的人，以及接受癌症治療的患者。一般認為益生菌會影響消化系統運作的方式、和身體的免疫系統互動，或改變服用抗生素等藥物後，體內的菌種平衡。有人擔心益生菌對於正在接受高強度癌症治療的患者，可能會是一種感染源。老話一句，我們建議您與醫生討論過後，再服用益生菌。

有越來越多人把優格、德國酸菜、辛奇（韓國泡菜）和克菲爾奶（kefir）等發酵食物添加到日常飲食中。這些食物中，有一些仰賴食物裡天然存在的菌種發酵，例如辛奇、德國酸菜和醃菜。其他則是額外添加特殊菌株，例如優格、起司、大豆製品、康普茶（kombucha）／發酵茶，以及葡萄酒。這樣做出來的食物具有獨特的味道，是發酵產品的副產品，譬如乳酸。發酵食物中的菌會因食物、發酵時間長短和發酵後的任何其他加工過程而不同。

有些研究指出若時常攝取發酵食物，就可以改變腸道中的菌，然而定義這些改變能如何影響健康的研究還太少。

要如何避免浪費食物？

沒有人想浪費食物，尤其好的食物通常都很貴。試著在購物前先規劃每一餐的內容，然後列出需要買的食材。選擇可以吃超過一餐的食譜，這樣就能把多的留下來之後再吃，但請遵守良好食品衛生準則（請參考第 34 頁）。本書裡有的建議適合當正餐，或如果當輕食，剩下的也足夠留下來當隔天的午餐，這樣就可以避免浪費，同時又比較省事。

如果您胃口不好，就會很難知道要買什麼。請選擇耐放的食材，以避免浪費。利用一些罐頭食品或可以常溫保存的食材，這樣就能有所選擇，但又不用擔心浪費。

把做好的料理分成小份冷凍保存，之後可以解凍再利用。請務必將食物放在冷藏解凍，以確保它擁有正確的溫度。復熱時，一定要加熱到滾燙。

太累不想煮飯怎麼辦？

癌症治療期間與治療後的疲憊常會讓人很虛弱。保持活躍是幫助處理這種情況的一種方法，但會讓您太累而無法準備食物。別怕偷吃步 —— 現在這時候，能吃到好的餐點比擔心用現成食品還重要。知道一些省時省力的方法，加上一些現成的品項，能讓您備餐更容易。

請接受家人與朋友提供的援助。如果他們可以幫忙準備食物，並放在冷藏或冷凍庫保存，會對您的食物攝取產生極大的影響。您也可以買只需要簡單加熱的現成食品 —— 只要另外加一些蔬菜、沙拉或水果到餐點中，或把這些方便的食品當成兩餐間的點心。

櫥櫃、冷藏庫與冷凍庫常備食物的建議

當您太累或沒有胃口時，其中一項最艱難的任務就是決定要買什麼和要吃什麼（無論是正餐或是快速的點心）。手邊隨時都有正確的食物，會大大改善這個情況，讓您可以快速變出簡單又營養的餐點。如果您有體力較好的時期，不妨盡量利用這段時間，為之後特別累的階段，尤其是療程一結束的時候，預作準備。

線上購物也能提供實際的幫助。下面會建議一些可買來保存的食物。隨時在櫥櫃裡存放足夠的罐頭食品，如：

- 油脂豐富的魚類（鮪魚、沙丁魚、鮭魚、鯖魚和鯷魚）
- 李子番茄（plum tomatoes）和番茄糊
- 蔬菜，如甜玉米和馬鈴薯
- 豆類，像是鷹嘴豆、扁豆、皇帝豆（butter beans）、白腎豆（cannellini beans）和紅點豆（borlotti beans）—— 使用前只需把罐頭裡的水倒掉，再用冷水徹底將豆子沖洗乾淨即可。（如果您覺得罐頭豆子太鹹，或想要找更經濟實惠的替代品，可買乾燥的豆子，泡水煮熟之後，分成小份冷凍，這樣就可以隨時拿出來加到湯品、沙拉或砂鍋煲裡。）
- 水果（新鮮的或罐頭的）也特別好用 —— 可配著冰淇淋、鮮奶油或全脂優格吃。大部分的水果也適合加熱做成甜點，如烤奶酥（crumbles）、派和烤布樂（cobbler）。
- 真空包裝的米、北非小米、扁豆、洋薏米／珍珠麥（pearl barley）和甜菜根等蔬菜，做成熱食或冷食都很方便 —— 加進沙拉裡，或把蔬菜和酸奶油或法式酸奶油（crème fraîche）一起打成泥，就是很好吃的蘸醬。
- 保存期限長的起司，像是哈魯米（halloumi）或菲達，很快就能讓您補充到蛋白質。把起司冷藏保存，並記住開封後，一定要放回冰箱，然後在 3 ～ 5 天內食用完畢。
- 北非小米、米和麵條等乾貨，能快速又簡單幫一餐打底（當主食）。真空包裝的「炒麵調理包／快煮麵」也很方便。

冷凍食品是很棒的備用品，當您太累，無法購買或現煮新鮮料理時，就能派上用場：

- 蔬菜趁最新鮮的時候冷凍，不用費力就能輕鬆增加膳食的多樣性。好選擇包括豌豆、甜玉米、蠶豆、大豆、菠菜、四季豆或綜合蔬菜。
- 奶油酥皮只要加新鮮食材就能做出烤布丁或法式鹹派。
- 「半熟小麵包」是您太累，無法出門去買新鮮麵包時的救星。
- 香草和調味香料確實能增加料理的風味，但家裡很難隨時都有新鮮的食材可用。可找找冷凍的香草或綜合香草，就能減少浪費。讓您能用便宜又方便的方法來使料理多點美味。
- 如果您的冷凍庫有位子，就可以冰一瓶塑膠罐裝的牛奶（半脫脂牛奶 [semi-skimmed milk] 比全脂牛奶適合冷凍）。一定要冷藏解凍，通常需要 12 ～ 24 小時（視容量大小而定）。
- 寬口玻璃罐裝的油漬或鹽水泡蔬菜，是很實用的現成食材，例如朝鮮薊心（artichoke hearts）、日曬番茄乾、甜椒和橄欖。同樣地，罐裝義大利青醬、原味番茄泥（passata）或義大利麵醬也很適合囤貨。不過，有些可能鹹度較高，不適合所有治療中患者的口味，但它們可以減少做菜備料的壓力。罐裝花生醬、杏仁醬或腰果醬能做出美味，又能補充蛋白質和能量的點心。試試將它們加進沙拉醬、醃醬和甜點裡，或直接塗在烤過的麵包片或薄餅乾上。它們搭配甜食或鹹點都很棒，如起司和果醬。
- 其他可長期保存的醬，如果醬、蜂蜜或檸檬凝乳（lemon curd）等，不只是麵包、烤麵包片和薄餅乾的美味夥伴，也可以加在優格、粥、米布丁和卡士達醬上，增加額外的風味和能量。蜂蜜也是很棒的糖替代品，可當成花草茶等飲品的甜味劑。
- 如果您喜歡優格，那就在冰箱擺一大桶希臘或全脂優格。加些蜂蜜、無調味什錦穀麥、烤穀麥、水果或水果泥就是一份美味的早餐或點心。
- 堅果（有鹽或無鹽）和果乾可以當營養的點心。

我應該吃有機食物嗎？

人們出於許多不同的原因而購買和食用某（些）食物，譬如文化影響、個人喜好和價格。

選擇要吃有機食物，可能是因為環境考量，尤其是關係到非有機耕作所使用的化學物質或集約農

法、關心乳品或肉品用動物的福祉、想要支持當地農家與生產者，以及意識到氣候變遷和一些大規模農耕方式對能源及水資源利用的影響。

不同國家對「有機」一詞的定義也不同。對於某些人而言，「有機」等同於「健康」，而這個想法從食物生產延伸到盥洗用品、化妝品和織物。最近的研究顯示有機生產的穀物、水果和蔬菜比非有機生產的作物，含有較高濃度的抗氧化劑和較少量的農藥。這也許是某些人選擇有機食物的主要原因。

然而，到目前為止，對於只吃有機膳食與癌症生成風險之間關係的研究，數量很少也無定論，而且也沒有針對癌症患者做的實驗，無法得知改成有機飲食是否會讓未來的致癌風險有所不同。目前只知道高蔬果比例的膳食，無論是有機栽種或傳統農法的，都對我們的健康有益。如果您擔心食物上的農藥殘留，那就把蔬果完全洗淨後再吃。

如果您擔心的是食物的栽種方式與來源，那就選擇向信賴的生產者或商店購買新鮮食材，這樣您就會有把握食物能提供最佳營養素。

能喝茶或咖啡嗎？

許多人在被診斷出罹癌後，就開始減少茶和咖啡的攝取量。患者覺得這些飲品的味道改變是常見的原因，使他們改變飲用習慣，變成喝比較多水和無咖啡因飲料。這也許是因為他們擔心攝取過多咖啡因，也因為他們感覺咖啡／茶的味道，變得和以前不一樣了。

除了咖啡外，一些飲料也含有咖啡因，包括茶（紅茶和綠茶都有）、可樂和其他能量飲料。因為咖啡因是一種興奮劑，所以它會對人體產生一些影響，若是對咖啡因敏感的人，通常在攝取多一點後，會出現暫時性的心跳加速和血壓上升。有些人發現咖啡因會影響他們的睡眠，所以會避免在睡前喝這類飲料，但對於其他某些人而言，咖啡因似乎對他們的睡眠品質或睡眠時數完全沒有影響。

對於大多數的人來說，適量的咖啡因應該是滿安全的，而且也沒有確切的研究指出，癌症患者應該避免攝取咖啡因。那些喝大量含咖啡因飲料的人，若突然減少攝取量，可能會面臨一些戒斷症狀，包括頭痛、疲憊、焦慮和心情沮喪。這些症狀和某些癌症治療的副作用類似，因此滿難判斷成因究竟是什麼。

癌症患者通常會覺得咖啡／茶喝起來不一樣了，變得比較難喝，這或許是他們放棄的最顯著原因。如果您有這類問題，可參考第 29 頁的「味覺改變」，了解可以試試的替代性好喝飲料。

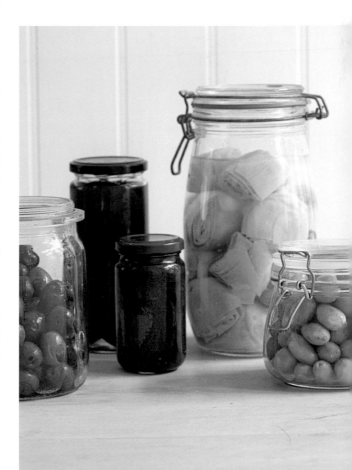

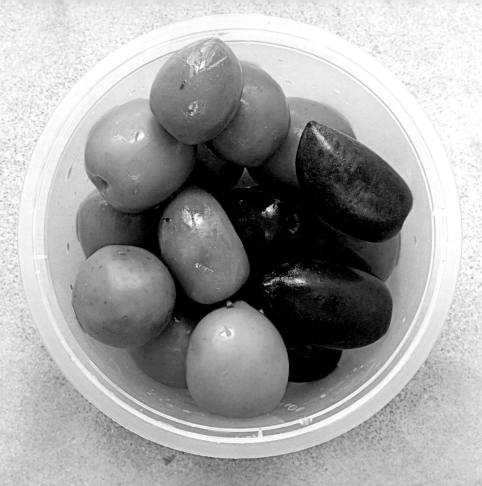

確定罹癌後的情緒層面

這本料理書主要著重於癌症治療期間的實際層面：烹飪、進食及怎麼好好吃飯。然而，癌症會大大影響心理，對於許多人來說，這比因癌症和其治療所引起的生理症狀還難以應付。有許多事是一個人在被診斷出罹患癌症後，可以為自己做，用來幫助調適心靈的。有些生理症狀會影響患者的情緒和他處理情緒的方式。比如說，癌症造成的疲憊和體重減輕會深深影響一個人面對逆境與壓力的復原力和心情。能幫助處理這些問題的方法與時俱進，例如，以前因癌症治療而感到疲憊的人，常被建議能休息就多休息，但研究顯示，活動和運動才是真正能幫助人們對抗因癌症和治療而引起的疲憊。避免體重流失也能讓人覺得更強壯有力、改善心情，以及更經得住癌症治療。

和生理症狀會影響一個人的感受一樣，心理技巧（psychological techniques）也會影響個人體會和處理生理症狀的方式。放鬆、諮詢、瑜珈或按摩能同時幫助心理和生理。另一個常見的心理途徑（psychological approach）是「正念」（mindfulness）—— 這是一種冥想的形式，目的在於接受現狀，而不是逃避或壓制所發生的事。這些方法對疼痛、壓力、焦慮、噁心和不良的睡眠模式會產生幫助，讓人們產生正面積極的態度，對於處理罹癌後的情緒是極有用的。

這些能夠給予支援的不同方式，加上正面、健康的飲食，能提供最佳的環境，幫助您身心靈強壯，無論未來發生什麼事都能好好處理。

把烹飪當成一種治療

在癌症治療期間與之後，人們常常需要找回一些生活的常態。您會想回到正常的軌道，從事每天的日常活動。準備食物和烹飪是重拾正常生活不可分割的一部分。許多人喜歡烹飪，也喜歡和家人及朋友一起共享料理。對於一些人來說，這份樂趣在癌症治療期間減少或消失了，但重新回到備餐的行列、試做新菜，以及為健康下廚是非常療癒的。在您試著與疲憊和持久力差等治療副作

用抗戰時，下廚對您的身體可能是一項挑戰。即使只是準備簡單的一餐也會很累人，但這些事對您日後從事其他活動的體力和耐力會有幫助。回到正常生活並不簡單，特別是在治療到達尾聲時，但好的食物與營養會扮演很重要的角色。下廚是一項很棒的情緒調節劑，它需要創意，且可以和其他人一起做，或為了他人而做，帶來的好處是不容忽視的。它能夠凝聚人群，讓大家有強烈的使命感和成就感。分享食物是人生中最基本的需求，也是人生中最棒的樂趣之一。

資源

BOWEL CANCER UK

Bowel Cancer UK 的宗旨是拯救生命和改善所有結直腸癌（bowel cancer）患者的生活品質。它致力於提高大眾對結直腸癌篩查的認識，因為許多人覺得要討論病情與症狀很難為情。www.bowelcanceruk.org.uk

BREAST CANCER NOW

研究與照護的慈善機構。https://breastcancernow.org

CANCER RESEARCH UK

Cancer Research UK 是一個慈善機構，旨於找出預防、診斷與治療癌症的新方法。在癌症及其治療上，它多方面提供優質、可信賴的資訊。www.cancerresearchuk.org

BLOOD CANCERS UK

Blood Cancer UK 是設於英國的慈善組織，致力於資助各種血癌的研究，包括白血病、淋巴瘤和多發性骨髓瘤（myeloma），以及提供血癌患者資訊與協助。https://bloodcancer.org.uk

MACMILLAN CANCER SUPPORT

這是一個能夠在人們被診斷出罹癌後，提供建議與支援的慈善團體。他們會提供癌症患者日常生活各方面的優質資訊，包括工作、財務管理、癌症資訊，以及精神上的支持。www.macmillan.org.uk

PELVIC RADIATION DISEASE ASSOCIATION

這個慈善組織的目的是在整個英國，為受「骨盆放射疾病」所苦的人，建立支援小組互聯網。www.prda.org.uk

PROSTATE UK

向關心攝護腺癌或攝護腺問題的人，提供一系列的資訊和支援協助。www.prostatecanceruk.org

THE ROYAL MARSDEN

The Royal Marsden 是世界一流的癌症中心，專門從事診斷、治療、照護、教育與研究。www.royalmarsden.nhs.uk

THE SOIL ASSOCIATION

The Soil Association 是一個慈善組織，會發起健康、人道、綠色飲食、農法和土地使用的相關運動。提供有用且有趣的資訊，給想要知道更多關於食物及其生產方式的人。www.soilassociation.org

WORLD CANCER RESEARCH FUND

World Cancer Research Fund 是一個慈善組織，著重於癌症預防，尤其是透過改變生活方式，如膳食和運動。它們編寫的資訊 Cancer Prevention for Cancer Survivors 對於曾罹患癌症，或想要透過改變生活方式來改善健康的人很有幫助。若想知道在癌症與味覺改變期間，怎麼好好吃飯，可在這裡找到許多食譜以及餐食建議。www.wcrf-uk.org

進食問題 治療期間

早餐	食慾不振	味覺改變	噁心	口腔潰瘍	口乾	高能量	低能量
肉桂法國吐司	●	●	●			●	
美式瑞可塔起司鬆餅	●	●	●	●			
芒果椰子米布丁	●	●		●	●	●	
詹姆斯·拉姆斯登的櫛瓜瑪芬	●						
藍莓酪梨果昔	●	●	●	●	●	●	
蜜桃薄荷薑味果昔	●	●		●	●	●	
拉西	●			●	●	●	
西比·卡普爾的糖煮西洋梨與藍莓	●	●	●				

輕食	食慾不振	味覺改變	噁心	口腔潰瘍	口乾	高能量	低能量
塊根芹菜湯	●	●	●	●	●		
奈潔拉·勞森的白花椰菜湯	●			●	●		
露絲·羅傑斯的番茄麵包濃湯	●	●		●	●	●	
酪梨冷湯	●	●		●	●		
喬·普拉特的烤甜椒湯		●	●		●	●	
猶太丸子雞麵湯	●	●			●	●	
坦恩·普林斯的煙燻黑線鱈巧達湯	●			●	●		
珍·巴斯科特的義大利貓耳朵麵					●		
焗蛋	●	●	●	●	●		
奶油菠菜蛋	●	●	●	●	●		
休·法恩利-惠廷斯托的南瓜	●	●		●	●		
煙燻鱒魚與馬鈴薯沙拉	●	●					
薄麵餅披薩	●	●	●				
快速番茄醬汁		●					●
菠菜雞蛋薄麵餅	●	●					
「白」披薩	●	●					
辣羊肉薄麵餅	●						
鮭魚（或豆腐）蕎麥麵	●				●		
肉丸的多種吃法	●				●		
素食選項	●				●		
瑪莉亞·埃利亞的西瓜黑豆塔可	●	●	●		●		

正餐	食慾不振	味覺改變	噁心	口腔潰瘍	口乾	高能量	低能量
皇家馬斯登的慢燉蒙古蔬菜	●	●			●	●	
瑪麗·康蒂尼的菠菜瑞可塔起司義大利可麗餅	●				●	●	
傑克·門羅的大麥燉飯	●	●		●	●		
傑米·迪恩的奶油瓜千層麵	●	●				●	
蕈菇瑞士甜菜塔	●	●				●	
水波煮魚佐巴西利醬汁	●	●		●	●		
喬·伍德豪斯的焗烤皺葉高麗菜	●	●				●	
茴香新馬鈴薯一鍋烤魚	●	●		●			
保羅·梅雷特的恰摩拉鯖魚	●	●			●		

	食慾不振	味覺改變	噁心	口腔潰瘍	口乾	高能量	低能量
簡易英式魚派	●	●		●	●		
韭蔥、新馬鈴薯、葡萄與雞肉一鍋煮	●						
敏迪·福克斯的雞肉大麥溫沙拉	●	●				●	
南瓜雞肉咖哩	●	●		●			
維勒莉·貝瑞的烤雞	●	●				●	
大衛·塔尼斯的火腿起司麵包布丁	●					●	
皇家馬斯登的英式烤堅果捲	●	●					
安琪拉·哈內特的豌豆義大利培根燉飯	●			●	●	●	
砂鍋煲香腸普伊扁豆	●				●	●	
傑瑞米·李的豬五花茴香香草溫沙拉	●					●	
燉羊肉佐烤塊根芹菜及菲達起司	●					●	
提姆·海沃德的牛肉烤布樂	●					●	
豌豆乾咖哩	●						

甜品	食慾不振	味覺改變	噁心	口腔潰瘍	口乾	高能量	低能量
黃瀞億的椰奶布丁佐堅果芝麻	●		●		●	●	
普魯·利斯的馬斯科瓦多黑糖天堂	●	●	●		●	●	
實用蘋果醬	●		●		●		●
舒心水果沙拉	●		●		●		
湯姆·艾肯斯的焦糖蜜李	●	●			●		
甜茴香義大利奶酪佐糖煮櫻桃	●		●		●		
烤蜜李八角奶酥	●				●	●	
蜜桃藍莓烤布樂	●		●			●	
露西·楊的夏日水果與檸檬帕芙洛娃	●			●	●		
喬治亞·葛林-史密斯的巧克力水滴	●	●			●		
巧克力杯	●			●	●		
綠茶（抹茶）蜜桃冰棒			●		●		●
蜜瓜椰子薄荷冰棒			●		●		●
香蕉冰淇淋	●		●			●	
芒果印度牛奶冰淇淋	●		●			●	
迪亞·夏馬的草莓開心果優格冰淇淋	●		●		●	●	
接骨木花果凍	●		●		●		●
南瓜餅乾	●					●	
瑪麗·貝瑞的週日香料柳橙蛋糕	●	●				●	
理查·貝爾蒂內的薑餅麵包	●	●				●	

點心	食慾不振	味覺改變	噁心	口腔潰瘍	口乾	高能量	低能量
熱鯷魚蘸醬	●			●	●	●	
希臘蘿蔔黃瓜優格醬	●		●				
土耳其起司（或菲達起司）佐檸檬與橄欖	●		●				
甜菜根鷹嘴豆泥	●		●	●	●		
小茴香辣椒烤甜椒	●						
扶霞·鄧洛普的酪梨豆腐	●		●	●	●		

	食慾不振	味覺改變	噁心	口腔潰瘍	口乾	高能量	低能量
潔卡·麥克維卡的菠菜魚醬	●	●				●	
英式起司抹醬	●		●	●	●	●	
椰棗楓糖漿燕麥棒	●	●				●	
麥芽奶昔	●			●	●	●	
香蕉楓糖奶昔	●			●	●	●	
巧克力花生醬奶昔	●				●	●	
傳統冰茶			●	●	●		●
水果冰茶			●	●	●		●
助眠熱飲			●	●	●		

治療後

早餐

	食慾不振	味覺改變	噁心	口腔潰瘍	口乾	高能量	低能量
什錦果麥粥	●		●		●	●	
自製烤穀麥	●					●	
雜糧種籽麵包	●		●			●	
土耳其式水波蛋	●	●	●	●			
印度綜合香料歐姆蛋		●					

輕食

	食慾不振	味覺改變	噁心	口腔潰瘍	口乾	高能量	低能量
扁豆蔬菜蕃茄濃湯			●	●	●		●
雷蒙·布朗克的香葉芹蔬菜湯			●	●	●		
瑪麗·麥卡尼的藜麥羽衣甘藍豆子湯							●
山姆·蓋茲的美味豌豆餛飩湯		●			●		
黃瀞億的海鮮醬青花菜炒蝦及杏仁片	●	●					
西瓜冷湯佐菲達起司奶霜		●					●
馬丁·莫拉雷斯的藜麥酪梨沙拉			●				●
盧卡斯·霍爾韋格的羊奶起司沙拉	●		●		●		
明的香料香菇糙米飯	●		●				●
菲麗希緹·克洛克的菠菜番茄豆泥糊		●	●				●
自製杯麵		●	●				●
葛妮絲·派特洛的中式雞肉沙拉		●				●	
亨利·丁布林比的傑克遜波洛克風沙拉	●		●	●	●		
高湯煮淡菜	●	●					●

	食慾不振	味覺改變	噁心	口腔潰瘍	口乾	高能量	低能量
煙燻鯖魚、甜菜根與蘋果沙拉	●	●	●			●	
湯瑪西娜·米爾斯的香料扁豆和飯	●					●	
辣味牛肉沙拉	●						●
義式烘蛋	●	●					

正餐

	食慾不振	味覺改變	噁心	口腔潰瘍	口乾	高能量	低能量
釀茄子	●	●					●
快炒夏日蔬菜			●				
白花椰菜、鷹嘴豆及菠菜咖哩			●				●
帝歐·藍道爾的海鱸魚	●	●			●		
香酥羅勒萊姆鮭魚	●	●					
阿蕾格拉·麥克伊韋迪的塞餡鱒魚					●		
山姆與山姆·克拉克的鯛魚	●	●					●
瑞克·史坦的馬德拉斯咖哩笛鯛		●					
安賈姆·阿南德的緬甸咖哩雞		●				●	
優格醃雞	●	●	●	●	●		
鍋烤雞	●					●	
克勞蒂亞·羅登的摩洛哥燜雞		●				●	
牧羊人派					●		●

甜品

	食慾不振	味覺改變	噁心	口腔潰瘍	口乾	高能量	低能量
黑莓蘋果雪酪			●				●
香草燉西洋梨佐巧克力醬	●	●		●			
巧克力甜菜根蛋糕	●	●		●			
煎鳳梨佐生薑及薄荷		●		●			
蜂蜜燕麥烤蘋果	●		●				

點心

	食慾不振	味覺改變	噁心	口腔潰瘍	口乾	高能量	低能量
凱蒂與賈恩卡洛·卡爾德西的葉門辣醬	●	●					●
多款地中海風普切塔	●		●				
香蕉燕麥蜂蜜果昔	●			●	●	●	
綠果昔（綠拿鐵）				●			
鷹嘴豆丸子	●	●				●	
麗茲·厄爾的爽口青汁		●	●				
水果軟糖	●	●					●
能量球	●					●	

食慾不振：這些料理很容易調整為小份量或點心份量

味覺改變：多著重於雞肉、魚和蛋，而非紅肉

噁心：多著重於雞肉、魚和蛋，而非紅肉

口腔潰瘍：柔軟、容易入口，且不會太辣的食物

口乾及吞嚥困難：濕潤、容易入口的食物

高能量：適合要增重的人

低能量：適合減重者

營養素　治療期間

早餐	β-胡蘿蔔素	硫胺素	核黃素	菸鹼酸	葉酸	維生素C	維生素E	鈣	鐵	鋅	硒
芒果椰子米布丁	●										
藍莓酪梨果昔							●				
拉西								●			

輕食	β-胡蘿蔔素	硫胺素	核黃素	菸鹼酸	葉酸	維生素C	維生素E	鈣	鐵	鋅	硒
酪梨冷湯							●				
喬·普拉特的烤甜椒湯	●						●	●	●		
猶太丸子雞麵湯	●										
珍·巴斯科特的義大利貓耳朵麵	●			●			●				
焗蛋							●	●	●	●	
奶油菠菜蛋	●						●	●	●	●	●
休·法恩利-惠廷斯托的南瓜	●	●	●				●	●			
瑪姬·比爾的黑葉甘藍	●			●				●			
菠菜雞蛋薄麵餅	●						●				
肉丸的多種吃法									●	●	
素食選項									●		
瑪莉亞·埃利亞的西瓜黑豆塔可					●						

正餐	β-胡蘿蔔素	硫胺素	核黃素	菸鹼酸	葉酸	維生素C	維生素E	鈣	鐵	鋅	硒
傑米·迪恩的奶油瓜千層麵	●						●	●			
蕈菇瑞士甜菜塔	●						●		●		
水波煮魚佐巴西利醬汁							●				
茴香新馬鈴薯一鍋烤魚							●				
簡易英式魚派							●				
韭蔥、新馬鈴薯、葡萄與雞肉一鍋煮			●	●							
敏迪·福克斯的雞肉大麥溫沙拉	●			●						●	
南瓜雞肉咖哩	●										
維勒莉·貝瑞的烤雞	●	●	●	●			●		●		
大衛·塔尼斯的火腿起司麵包布丁							●	●	●		
安琪拉·哈內特的豌豆義大利培根燉飯		●									
砂鍋煲香腸普伊扁豆	●			●		●			●	●	
傑瑞米·李的豬五花溫沙拉		●								●	●
燉羊肉佐烤塊根芹菜及菲達起司	●	●							●	●	
提姆·海沃德的牛肉烤布樂	●	●	●	●					●	●	●

甜品	β-胡蘿蔔素	硫胺素	核黃素	菸鹼酸	葉酸	維生素C	維生素E	鈣	鐵	鋅	硒
普魯·利斯的馬斯科瓦多黑糖天堂							●				
舒心水果沙拉						●					
湯姆·艾肯斯的焦糖蜜李	●								●		
甜茴香義大利奶酪							●				
烤蜜李八角奶酥	●						●				
芒果印度牛奶冰淇淋	●										
理查·貝爾蒂內的薑餅麵包							●		●		

點心	β-胡蘿蔔素	硫胺素	核黃素	菸鹼酸	葉酸	維生素C	維生素E	鈣	鐵	鋅	硒
甜菜根鷹嘴豆泥							●		●		
小茴香辣椒烤甜椒	●						●				
扶霞·鄧洛普的酪梨豆腐							●				
潔卡·麥克維卡的菠菜魚醬	●						●				
英式起司抹醬								●			
麥芽奶昔			●					●			
香蕉楓糖奶昔			●					●	●		
巧克力花生醬奶昔			●	●				●	●		
助眠熱飲								●			

上方料理入選的原因是它們皆含有顯著份量的特定營養素。許多料理都能提供多種維生素與礦物質，但某些料理，例如點心，因為攝取的是小份量，所以可能無法提供足量的維生素或礦物質，因此未出現在上方表格中。

許多料理因為用了蔬菜和水果，所以都包含維生素C。料理中維生素C的量將取決於幾個因素，包括蔬菜的新鮮度、烹調方法和食物處於高溫下的時間長短。因為這些因素，所以只有包含未烹煮蔬果的的料理，才被認為能提供大量的維生素C。

鐵

指料理中所包含的鐵質總量，但來自血基質（haem）的鐵質（肉類）會比存在於植物性食材裡的鐵質好吸收。

治療後

早餐

	β-胡蘿蔔素	硫胺素	核黃素	菸鹼酸	葉酸	維生素C	維生素E	鈣	鐵	鋅	硒
什錦果麥粥							●	●	●		●
自製烤穀麥							●	●	●		●
雜糧種籽麵包							●	●	●		●
土耳其式水波蛋			●			●		●	●		
印度綜合香料歐姆蛋	●		●		●			●	●		

輕食

	β-胡蘿蔔素	硫胺素	核黃素	菸鹼酸	葉酸	維生素C	維生素E	鈣	鐵	鋅	硒
扁豆蔬菜蕃茄濃湯	●			●		●			●	●	●
雷蒙·布朗克的香葉芹蔬菜湯	●			●					●		
瑪麗·麥卡尼的藜麥豆子湯	●					●					
山姆·蓋茲的美味餛飩湯						●					
西瓜冷湯佐菲達起司奶霜					●						
馬丁·莫拉雷斯的藜麥酪梨沙拉						●		●			
盧卡斯·霍爾韋格的羊奶起司沙拉	●			●				●	●		●
明的香料香菇糙米飯		●	●								
自製杯麵	●			●	●	●					
葛妮絲·派特洛的中式雞肉沙拉						●	●				
高湯煮淡菜		●	●			●		●	●		●
煙燻鯖魚、甜菜根與蘋果沙拉			●		●			●	●		●
湯瑪西娜·米爾斯的香料扁豆和飯	●	●	●			●			●	●	●
辣味牛肉沙拉	●			●		●			●	●	
義式烘蛋	●				●	●					

正餐

	β-胡蘿蔔素	硫胺素	核黃素	菸鹼酸	葉酸	維生素C	維生素E	鈣	鐵	鋅	硒
釀茄子	●				●		●	●	●		
快炒夏日蔬菜	●	●				●		●			
白花椰菜、鷹嘴豆及菠菜咖哩				●		●		●			
帝歐·藍道爾的海鱸魚						●					
香酥羅勒萊姆鮭魚	●		●			●		●	●		●
山姆與山姆·克拉克的鯛魚	●		●	●				●			
瑞克·史坦的馬德拉斯咖哩魚			●			●					
安賈姆·阿南德的緬甸咖哩雞			●								
優格醃雞									●	●	●
鍋烤雞	●		●			●					
克勞蒂亞·羅登的摩洛哥燜雞			●			●		●	●		
牧羊人派	●							●	●		●

甜品

	β-胡蘿蔔素	硫胺素	核黃素	菸鹼酸	葉酸	維生素C	維生素E	鈣	鐵	鋅	硒
香草燉西洋梨佐巧克力醬							●				
蜂蜜燕麥烤蘋果							●				

點心

	β-胡蘿蔔素	硫胺素	核黃素	菸鹼酸	葉酸	維生素C	維生素E	鈣	鐵	鋅	硒
香蕉燕麥蜂蜜果昔								●	●	●	●
綠果昔（綠拿鐵）	●					●	●				
鷹嘴豆丸子	●						●				
麗茲·厄爾的爽口青汁	●						●				

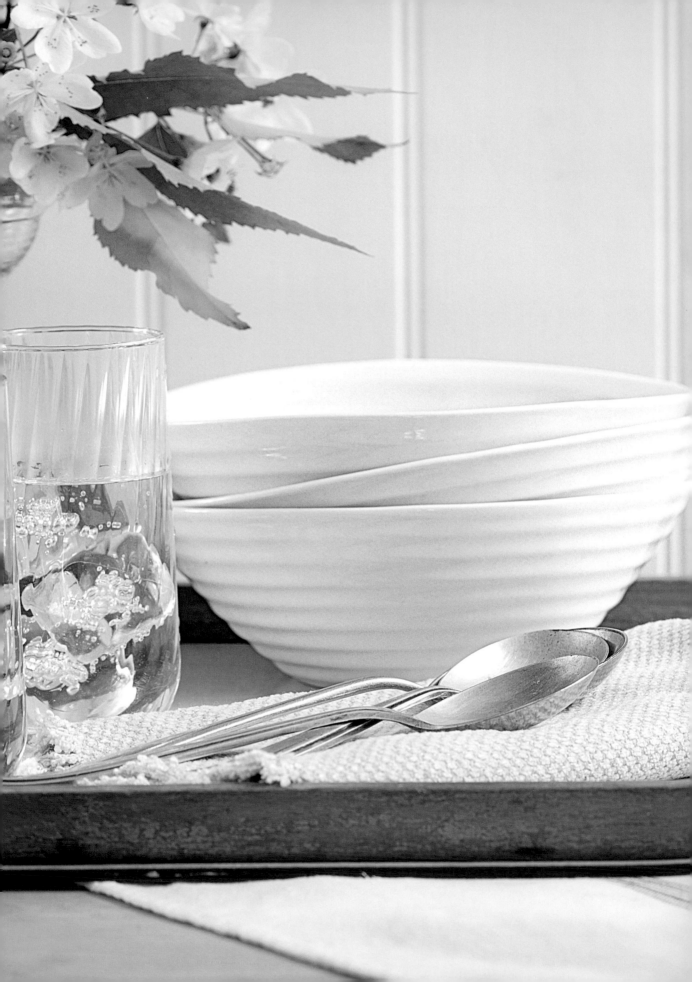

治療期間適合的料理

這部分的料理適合進食比較困難的時期。

以高蛋白質和高能量（熱量）為設計出發點，

同時又能提供大量的維生素與礦物質。

請記住，這些料理都可以與全家人一起共享！

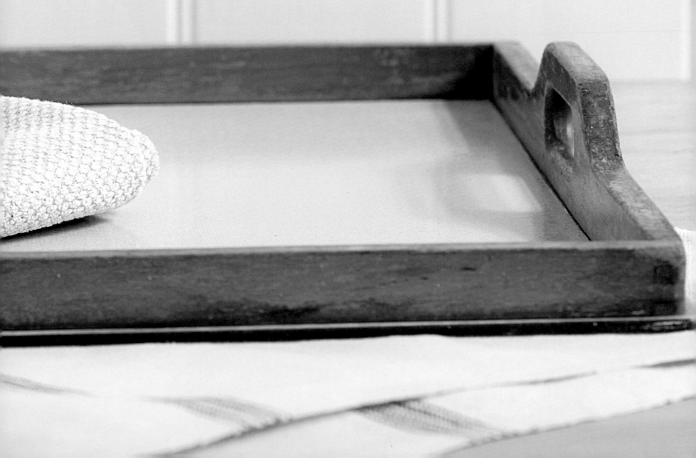

早餐

以優質的早餐開啟每一天。通常這是一天中最美好的時段，胃口比較好，體力也最充沛。如果您無法一起床就吃東西，那就盡量利用晚早餐（late breakfast）或早午餐來讓自己好好進食。這當中的某些料理也可以在稍晚當成點心或輕食。熟食早餐是一個美味又絕佳的好方法，讓您為接下來的一天做好準備。

底下提供一些想法：

麥片粥、小米粥或（白）米粥。上頭加點糖煮水果、水果庫利或果乾。拌入一些鮮奶油可以增加能量。

炒蛋可另外加料，讓營養與風味更充分：

- 煙燻鮭魚或鱒魚和香草，如蒔蘿或蝦夷蔥
- 起司細絲或奶油乳酪
- 煮過的番茄、甜椒或洋蔥
- 高品質的培根或火腿
- 豆腐

全熟白煮蛋加抹了鰻魚醬的烤麵包片（建議使用 Gentleman's Relish 牌的鰻魚醬）。

酸種麵包加蘑菇、煮軟的菠菜和小番茄，最後擺一顆水波蛋。

烤培根條配番茄或焗豆。

鬆餅加楓糖漿、香蕉和藍莓（請參考第 57 頁）。

也可視產季，添加草莓或其他水果。

果乾與堅果做的瑪芬，可以一次烤一批，接下來好幾天的早餐或點心就有著落了。可單吃或配上果醬或起司。

烤過的英式瑪芬（滿福堡麵包）抹奶油、堅果醬（如花生醬、杏仁醬或腰果醬）或起司。

烤過的貝果抹奶油乳酪。加上燻鮭魚或燻鱒魚能讓風味更好，也補充蛋白質。

法國吐司和／或糖煮水果與希臘優格（請參考第 55 頁和第 64 頁）。拌入一些肉桂粉、楓糖漿或蜂蜜可增添風味。

如果您覺得自己早上真的吃不下這麼多食物，本章最後也會提供一些果昔和拉西的食譜，您可以加很多冰塊，然後整個早上慢慢喝完就好。

肉桂法國吐司

佐糖煮蘋果與黑莓

這道料理因為柔軟又蓬鬆，沒有乾硬的邊角，所以很容易入口，不想吃烤麵包片的時候，就可用這個代替。這裡我加了糖煮蘋果與黑莓，但您可以用任何您喜歡的水果，或只用蘋果就好。食譜的量可做出滿多的糖煮水果，因為它有許多用途，所以冰箱放一罐很實用。

作法：2 人份（會多出很多糖煮水果，可冷藏或冷凍保存）

糖煮水果：將蘋果放在大醬汁鍋中，均勻撒上黃糖。倒入檸檬汁和 60 毫升冷水，慢慢煮 20 ～ 25 分鐘，或到蘋果開始軟化，但還沒解體。放入黑莓，再中小火煮幾分鐘，直到黑莓開始出水。嚐嚐甜度，可視個人口味再多加一些糖。

將厚片麵包切成兩半。把蛋液倒入淺碗中，再加牛奶、糖、肉桂粉和肉豆蔻粉（若用）。將麵包浸入蛋奶液中，往下壓並靜置幾分鐘，讓整塊麵包都能吸到蛋奶液。

奶油放入大煎鍋中，以中火融化。取出吸了蛋奶液的麵包，並刷掉多餘的液體。將麵包放入煎鍋中，每面煎 2 分鐘至金黃。搭配糖煮水果和法式酸奶油或希臘優格一起享用，如果您喜歡，也可以在麵包上淋一圈楓糖漿。

TIPS

- 楓糖漿和法式酸奶油或優格能提供額外的營養素。
- 這道糖煮水果非常適合冷凍。

糖煮水果：

大的布拉姆利蘋果（Bramley apples）**3 顆**，去皮去核後，切片
質地柔軟的黃糖 [1] **2 大匙**
（或視個人口味增加）
檸檬 **½ 顆**，榨汁
黑莓 **200 克**

法國吐司：

稍微有點乾硬的白麵包或布里歐許麵包厚片 **4 片**，切邊
放牧蛋 **2 顆**，打散
全脂牛奶 **50 毫升**
細砂糖 **1 大匙**
肉桂粉 **½ 小匙**
現刨肉豆蔻粉（可省略）
無鹽奶油 **1 大塊**

佐食建議：

法式酸奶油
或希臘優格
楓糖漿

熱量 486 大卡／ 2049 千焦
蛋白質 16.3 克
脂肪 11.8 克
飽和脂肪 4.3 克
碳水化合物 84.9 克
纖維 7.0 克

上述 2 人份的營養素資訊只使用了一半的糖煮水果

1　譯註：國外的黃、紅、黑糖，因加了糖蜜，所以比較濕潤柔軟，質地與台灣的結晶黃糖或二砂糖不同，若不易取得，坊間烘焙專家建議，可用「日本三溫糖」代替。

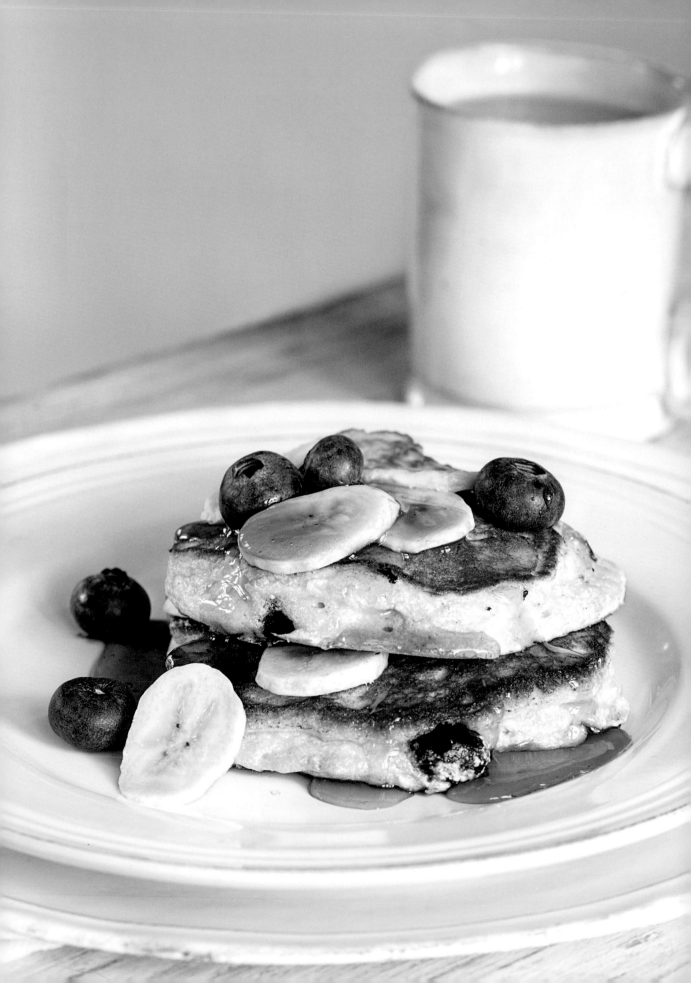

美式瑞可塔起司鬆餅

瑞可塔起司 **250 克**
全脂牛奶 **125 毫升**
放牧蛋 **3 顆**，蛋黃和蛋白分開
香草精 **½ 小匙**
中筋麵粉 **100 克**
泡打粉 **1 小匙**
鹽 **1 小撮**
細砂糖 **1 大匙**
藍莓 **1 小盒**（200 克）
無鹽奶油 **25 克**

佐食建議：
香蕉 **2 根**，切片
楓糖漿
奶油或法式酸奶油

熱量 90 大卡／378 千焦
蛋白質 3.8 克
脂肪 4.7 克
飽和脂肪 2.5 克
碳水化合物 8.9 克
纖維 0.6 克

這些美式鬆餅比英國的鬆餅厚上許多，但因為輕柔又蓬鬆，所以非常容易入口。如果您喜歡原味鬆餅，那就不要加藍莓到麵糊裡，改將水果放在旁邊就好。鬆餅麵糊因為加了蛋白，所以需要馬上用完，但是做好的鬆餅放冰箱或冷凍庫保存都適合。復熱一下（最好用鋁箔紙包起來，放進溫熱的烤箱裡），就能恢復輕柔的質地。

作法：可做 16 片鬆餅

把瑞可塔起司、牛奶、蛋黃和香草精放入大碗中混合至相當滑順。

另取一個碗，將麵粉、泡打粉和鹽一起過篩到裡頭。放入糖攪拌均勻。用叉子，慢慢地將乾粉拌入濕料中，攪拌至麵糊沒有粉粒。

把蛋白打到乾性發泡。用金屬湯匙舀幾匙蛋白到麵糊中攪散，然後再把剩餘的蛋白和麵糊拌合（手勢越輕越好）。放入一半的藍莓，翻拌入麵糊。

奶油放入煎鍋中，以中火融化。將融化的奶油倒入鬆餅糊中，混合均勻。把鍋子擦乾淨後，將麵糊舀入鍋中，成為一個個圓餅。請記得不要一次做太多個 —— 麵糊需要攤開的空間。鬆餅每面煎 3 ～ 4 分鐘到呈現深金黃色。

將剩下的藍莓、香蕉片和鬆餅一起擺到盤中，淋一大圈楓糖漿後即可端上桌。

TIPS

- 用香蕉、楓糖漿和法式酸奶油來增加額外的營養素。
- 如果要多攝取一些熱量，也可以在鬆餅上加一些融化的奶油或法式酸奶油。

芒果椰子米布丁

米布丁或燉飯用米 **100 克**
罐裝椰奶 **400 毫升**
全脂牛奶 **400 毫升**
香草莢 **½ 條**，從中間剖開
未上蠟的萊姆 **1 顆**，取皮屑
肉桂粉 **1 小撮**（可省略）
小荳蔻粉 **1 小撮**（可省略）
薑粉 **1 小撮**（可省略）
丁香粉 **1 小撮**（可省略）
未精製金細砂糖
（golden unrefined caster sugar）**2 大匙**
重乳脂鮮奶油（double cream）
100 毫升（可省略）

佐食建議：
芒果
萊姆汁（若用）

熱量 367 大卡／ 1533 千焦
蛋白質 6.5 克
脂肪 18.3 克
飽和脂肪 11.1 克
碳水化合物 45.1 克
纖維 1.9 克

我知道大家會把米布丁和甜品聯想在一起，且一天中任何時候吃都可以 —— 但我要再說一次，如果您早上不喜歡吃燕麥粥，這道米布丁就是很好的替代品。因為它需要花一點時間烹煮，所以最好能前一晚預先製作，不過，它復熱後的效果很好 —— 您只需多加一點液體就好。我給的食材份量足夠製作 4 個米布丁，因為花這麼多功夫卻做一點點而已，好像有點傻。只要確定沒有要馬上吃，把成品放涼後，就盡快放入冰箱冷藏。

這道米布丁加一點香料，味道會很棒，但您不一定要加全部食材表列出來的，也可以選擇完全不加。最後添加萊姆，可多一點維生素 C，而芒果是很好的 β- 胡蘿蔔素來源。

作法：4 人份

把米放入大醬汁鍋或砂鍋中，接著倒入椰奶和全脂牛奶蓋過。放入香草莢、萊姆皮屑和香料（若用）。慢慢加熱到快滾沸，接著將火力調小，加蓋用最小的火煮 1 小時左右。需定時查看，以避免米黏住鍋底。

稍微將鮮奶油打發（若用），拌入煮好的米布丁中。這麼做能同時增加奶香與爽口度。如果您會把米布丁放冰箱冷卻，或想吃冷的，就在上桌享用之前再加鮮奶油，因為鮮奶油可幫助把米布丁攪散。

芒果用萊姆汁調味後（若用），加到米布丁上

TIPS

- 您可以一次多做一點，冷藏或冷凍保存都可以。只是要確定，米布丁一旦煮好放涼後，就要盡快放入冰箱。
- 當甜品或兩餐間的點心也很適合。

克洛達・麥肯納（Clodagh McKenna）的水波蛋佐辣味義大利臘腸茄汁與皇帝豆

如果沒嚐過辣味義大利臘腸（'nduja），現在正是好機會！它是一種美味，辣度非常高、可塗抹的豬肉臘腸，來自義大利卡拉布里亞大區（Calabria），您可以買罐裝的，然後（開封後）放冰箱保存。臘腸和大蒜、孜然與煙燻紅椒粉（paprika）一起放入濃郁的原味番茄泥（tomato passata）裡，幾分鐘就能做出超棒的辣味濃茄醬汁。擺一個半熟蛋在上面，再加一些皇帝豆，就是簡便又有飽足感的一餐。

作法：2 人份

將橄欖油倒入中型醬汁鍋中，以中火燒熱。放入辣味義大利臘腸炒 1 分鐘，邊炒邊用湯匙壓碎。放入大蒜炒 30 秒，炒出香味。加入香料，再拌炒 30 秒。倒入原味番茄泥和巴薩米克醋，攪拌均勻後，微滾 5 分鐘。

同時，把蛋打入滾水中，以中小火泡煮 4 分鐘，即成水波蛋。

把皇帝豆放入番茄醬汁中，徹底攪拌讓豆子熱透，加適量鹽和黑胡椒調味。

把番茄醬豆子舀進兩個碗中，各加上一顆水波蛋，撒一點點煙燻紅椒粉和海鹽，最後加些巴西利即完成。

TIPS

- 如果您找不到辣味義大利臘腸，可用烹煮用的西班牙臘腸（chorizo）切丁代替。素食版本則改用 ½ 小匙的乾燥辣椒片。

橄欖油 1 大匙
辣味義大利臘腸 2 大匙
大蒜 1 瓣，拍碎
孜然粉 ½ 小匙
煙燻紅椒粉 ½ 小匙，另外準備
一些份量外的，上菜時裝飾用
原味番茄泥 150 克
巴薩米克醋 1 小匙
罐裝皇帝豆 400 克，瀝乾後洗淨
大顆的蛋 2 顆
平葉巴西利 1 大匙，切碎
海鹽和現磨黑胡椒

佐食建議：
香蕉 2 根，切片
楓糖漿
奶油或法式酸奶油

熱量 270 大卡／1129 千焦
蛋白質 15 克
脂肪 18.45 克
飽和脂肪 2.7 克
碳水化合物 26.6 克
纖維 6.6 克

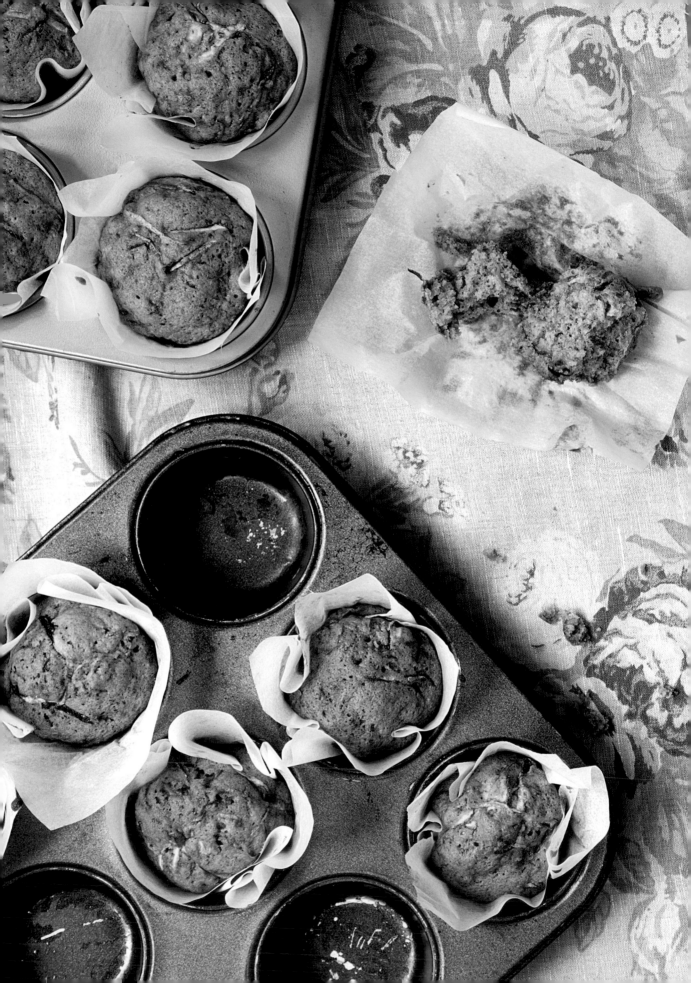

詹姆斯·拉姆斯登（James Ramsden）的櫛瓜瑪芬

放牧蛋 **2 顆**，打散
細砂糖 **200 克**
葵花油 **100 毫升**
香草精 **½ 小匙**
中筋麵粉 **250 克**
小蘇打粉 **1 小匙**
肉桂粉 **½ 小匙**
肉豆蔻粉 **1 小撮**
綜合香料（mixed spice）**1 小撮**
鹽 **1 小撮**
櫛瓜 **200 克**，刨成絲

熱量 230 大卡／965 千焦
蛋白質 3.5 克
脂肪 9.9 克
飽和脂肪 1.4 克
碳水化合物 34 克
纖維 1.1 克

「這道料理的食譜來自我母親。我覺得最適合配杯茶一起吃。它也不含乳製品，除非您是那種覺得蛋是牛生的人。」——詹姆斯·拉姆斯登

作法：可做出 12 個瑪芬

將烤箱預熱至 180°C。在瑪芬烤盤中，放入 12 個紙模。

把蛋、糖、油和香草精一起用打蛋器攪拌均勻。

麵粉過篩到另一個碗中，加入小蘇打粉、香料和鹽，接著倒入濕性材料翻拌均勻。最後加入櫛瓜絲拌勻。把麵糊均分到 12 個紙模中，烤 20 ～ 25 分鐘，直到用探針（金屬籤）測試，已無粉糊沾黏。

將烤好的瑪芬倒在冷卻架上，放涼後收進密封金屬罐中（可保存 3 ～ 4 天）。

果昔與拉西

果昔是當您不想吃東西時，用來增加熱量攝取的好方法。如果您用的是新鮮水果，甚至有可能把一日所需的所有維生素 C 都裝入一杯中。果昔通常很濃稠，但您隨時可以依個人喜好加一點果汁或水稀釋。若要增加果昔的甜度（當您所使用的水果都偏酸時，就有必要）可使用糖、蜂蜜或楓糖漿，但有一種來自秘魯、名為蛋黃果（lucuma，即俗稱的「仙桃」）的奇妙水果，它和楓糖漿一樣甜，且您可以在網路上或保健食品店買到粉末狀的蛋黃果。它是一種很棒的天然甜味劑，可以撒在任何東西上。

下面三個食譜的作法皆相同：用果汁機打勻即完成！

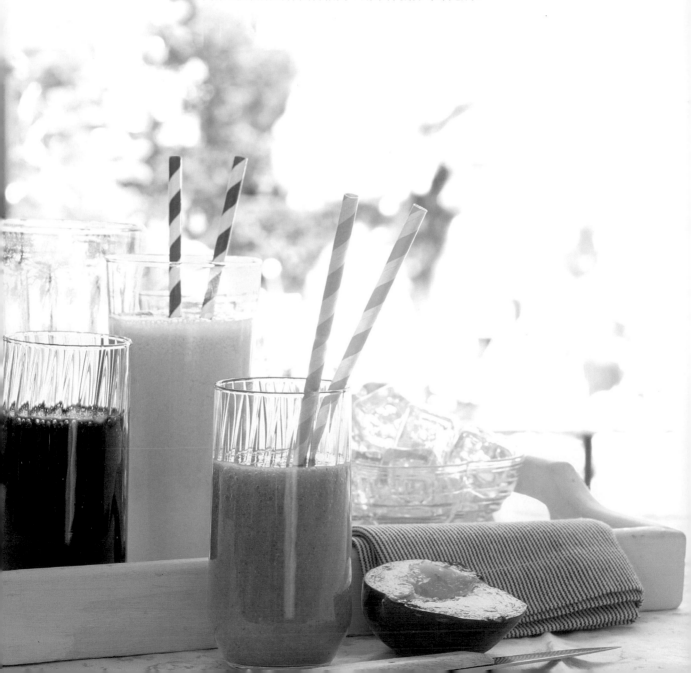

藍莓酪梨果昔

我們都知道酪梨是高熱量的水果，但它們很營養，富含維生素 E 和膳食纖維。放在果昔裡，效果驚人地好。果汁可使用任何您喜歡的，但顏色深一點的，會讓打出來的果昔更漂亮。

作法：一人份

能量 300 大卡／ 1262 千焦　**蛋白質** 2.8 克　**脂肪** 10.3 克
飽和脂肪 2.1 克　**碳水化合物** 55.2 克　**纖維** 6.3 克

酪梨 ½ 個，去皮
香蕉 ½ 根
藍莓 150 克
果汁 200 毫升 —— 櫻桃、
藍莓或石榴汁都很適合
冰塊 1 把

蜜桃薄荷薑味果昔

這是一杯很清爽，充滿夏日感的果昔，在蜜桃盛產期時，最適合製作。如果您想在冬天喝這杯果昔，最好用罐頭蜜桃。

作法：一人份

能量 138 大卡／ 592 千焦　**蛋白質** 2.1 克　**脂肪** 0.3 克
飽和脂肪 0 克　**碳水化合物** 34.0 克　**纖維** 4.2 克

蜜桃 2 顆，切半去核
葡萄 150 克，徹底洗淨
薄荷葉 1 把
現磨薑末微量
冰塊 1 大把

拉西（Lassi）

拉西基本上就是優格版的果昔。您可以簡單把優格、牛奶和冰塊打勻，也許加 1 小撮鹽，就是一杯很清爽的飲品，或加點蜂蜜，就是甜拉西。這杯飲料是很好的蛋白質與鈣質來源。用糖、蜂蜜或水果來增加額外的熱量（水果還能增加維生素與纖維）。

作法：2 人份

傳統鹹拉西：加 1 小撮鹽和 1 大撮孜然粉與薑黃粉。

甜拉西：加 1 大匙糖或蜂蜜。也可以加幾滴玫瑰水（rosewater）和 1 小撮小荳蔻粉（cardamom）。

抹茶拉西：在甜拉西中加 1 小匙抹茶粉，並擠一點萊姆汁。也可以把抹茶粉和萊姆汁加到一般優格裡，然後配著水果或烤穀麥一起吃。

水果拉西：把香蕉或熟芒果，或任何您喜歡的軟質水果加到甜拉西中。這樣打起來會比一般的拉西濃稠，但您可以隨喜好，多加一點水或牛奶稀釋。

一杯基本拉西能提供：

能量 140 大卡／ 588 千焦　**蛋白質** 9.2 克　**脂肪** 6.2 克
飽和脂肪 4.0 克　**碳水化合物** 12.6 克　**纖維** 0 克

原味優格 250 毫升
（非濃稠或凝固型優格 [2]）
全脂牛奶 125 毫升
水 125 毫升
冰塊 2 塊

2　凝固型優格（set yogurt）：指的是牛奶和生產發酵劑一起加入容器中，封裝後在原容器內發酵的優格。

西比・卡普爾（Sybil Kapoor）的檸檬香茅糖煮西洋梨與藍莓

這道風味細緻的糖煮水果，能做出美味的早餐，和一些天然希臘優格或法國白乳酪（fromage frais）一起吃特別棒。

作法：4 人份

檸檬香茅梗洗淨整理後，縱切成兩半或用擀麵棍大力打一打以幫助風味釋出。處理完後和糖與 300 毫升冷水一起放入醬汁鍋中，用小火煮到糖溶解，中途需偶爾攪拌一下。然後稍微把火力調大一點，讓液體冒小滾泡煮 10 分鐘。置於一旁備用。

煮檸檬香茅的同時，把檸檬汁倒入小碗中。西洋梨一次削一顆，切成四等分後，去掉中心的核。把每 ¼ 個西洋梨，切成稍微比藍莓大一點的塊狀，放入碗中裹上檸檬汁，這樣才不會變色。其他的西洋梨重複同樣的步驟。

把檸檬香茅糖水過濾到遇酸不會腐蝕（non-corrosive）的寬口醬汁鍋中，擠壓一下濾網上的檸檬香茅，以濾出所有汁液。把西洋梨和碗中的汁水一起倒入醬汁鍋中，用中小火煮 3 ～ 5 分鐘，或煮到西洋梨剛好熟軟。放入藍莓，繼續煮到微冒小滾泡，然後馬上移鍋熄火，並將水果倒到大的濾網上，留下所有果汁糖水。

把水果放入上菜碗裡冷卻。果汁糖水再倒回鍋中，大滾約 10 分鐘，或滾到變成濃稠的糖漿。加熱時間會因水果釋出的果汁量而異。把煮好的濃糖漿和上菜碗中的水果一起拌勻，放涼。加蓋放入冰箱冷藏，要用時再拿出來。

上桌時，依自己的喜好，舀點糖煮水果到碗中，再隨個人口味，加幾匙優格或白乳酪。

TIPS

- 糖煮水果放冷藏可保存好幾天，所以可以預先做好，等要吃的時候再拿出來。
- 用優格或白乳酪來提供額外的蛋白質、能量和鈣質。

檸檬香茅梗 **4** 根
砂糖 **85** 克
檸檬 **1** 顆，榨汁
熟的西洋梨 **4** 顆，
如考密斯（Comice）
或康科德（Concorde）品種
藍莓 **450** 克

佐食建議：
天然希臘優格或法國白乳酪

熱量 200 大卡／847 千焦
蛋白質 1.3 克
脂肪 0.3 克
飽和脂肪 0 克
碳水化合物 53.2 克
纖維 6.7 克

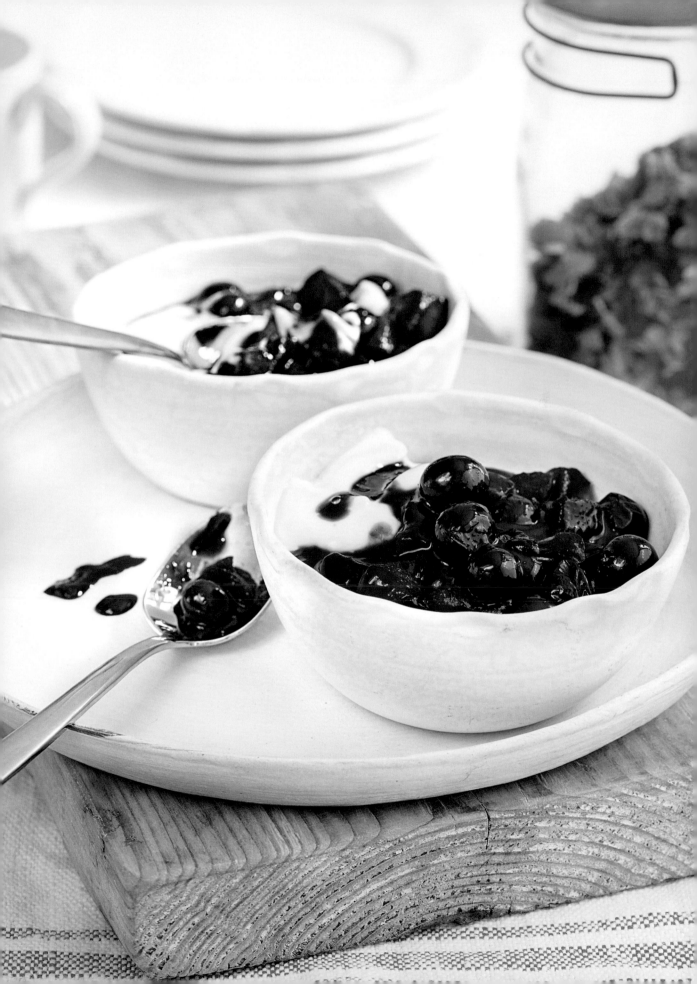

輕食

當您食慾不振，就是不知道要吃什麼時，輕食是最簡單，達成目標是好好吃飯的好方法。在治療期間，可能會把重點放在攝取高能量的食物上，但如果您的體重穩定，落在正常範圍內，那就可以提高蔬菜和沙拉的比例，然後吃小份一點的高脂肪、高蛋白質餐點（請參考第 180 頁）。如果您在正常用餐時間不想吃東西，也不用太擔心，但要試著在一天中少量多餐，定時吃點小份量的食物。

烤過的麵包片或皮塔口袋餅（酸種麵包或裸麥麵包也可以），另外再加一些沙拉蔬菜增加顏色和風味。

- 融化的起司與番茄、酸辣醬和酸黃瓜，或烤過的火腿和起司
- 全脂起司抹醬和黃瓜、蝦夷蔥或鳳梨
- 蒜味蕈菇 —— 試試橄欖油漬的蕈菇和大蒜，再加鮮奶油和巴西利碎，然後整體熱透再食用
- 焗豆 —— 加點現刨起司細絲
- 鷹嘴豆泥（hummus）或希臘黃瓜優格醬（tzatziki）配黃瓜與番茄
- 沙丁魚 —— 選用魚罐頭，就是快速簡單的一餐
- 鮭魚醬 —— 把鮭魚和美乃滋、法式酸奶油、甜椒和檸檬汁一起打成醬
- 希臘「塔拉馬」紅魚子沙拉（Taramasalata）加上黃瓜、橄欖和番茄
- 煙燻鯖魚醬 —— 把去皮的煙燻鯖魚和法式酸奶油或奶油乳酪、甜椒和檸檬汁一起打成醬
- 稍微烤過的麵包片上先抹鮪魚美乃滋沙拉，再一起烤到燙口（加青蔥到鮪魚沙拉中，可增添風味）
- 蛋沙拉
- 自製蕈菇或蔬菜醬，懶的弄的話，買市售的也可以

生菜沙拉 —— 搭配麵包、烤帶皮夾餡馬鈴薯（jacket potato）或北非小米（couscous，也稱「庫斯庫斯」）一起吃。用油和醋，或美乃滋增添風味與能量。

- 蝦仁酪梨美乃滋沙拉（加點番茄醬或萊姆味道會更好）
- 雞肉、酪梨和培根
- 菲達起司和橄欖
- 水波煮鮭魚或蝦仁，佐萊姆美乃滋
- 法式鹹派 —— 買現成的奶油酥皮或塔殼，再加打散的蛋液、牛奶或鮮奶油，以及您喜歡的餡料

烤奶油馬鈴薯或地瓜，上面加多種簡單的料：

- 起司細絲或放軟的奶油乳酪與蝦夷蔥
- 加了額外份量起司或熟培根碎的焗豆
- 鮪魚美乃滋沙拉加蝦夷蔥花或萊姆汁與香菜提味
- 與奶油乳酪／法式酸奶油和青蔥混合的煙燻鯖魚
- 加冕雞（Coronation chicken，雞肉加上美乃滋和少許不辣的咖哩粉）
- 牛絞肉做的義大利波隆那肉醬或墨西哥辣肉醬 —— 上面加起司細絲

加醬的義大利麵 —— 醬汁可一次大批製作，再分裝成單人份冷凍保存，如果太累不想做飯，買市售的也可以。配上生菜沙拉或可簡單、快速處理的蔬菜。下面的醬汁配上義式麵疙瘩（gnocchi）也很適合：

- 起司醬 —— 添加烤過的番茄、熟培根、白花椰菜或香草與蒜味奶油乳酪
- 波隆那肉醬
- 青醬或日曬番茄乾紅醬（red pesto）
- 鮮奶油番茄醬汁（粉紅醬）與帕瑪森起司細絲
- 培根蛋汁（Carbonara）

塊根芹菜湯
椰子檸檬香茅生薑風味

蔬菜油或椰子油 **1 大匙**
小型塊根芹菜（celeriac）
1 個，去皮後切成小方塊
大馬鈴薯 **1 個**，去皮後切成小方塊
洋蔥 **1 顆**，切末
大蒜 **3 瓣**，切末
生薑 **1 小段**，磨成泥
薑黃粉 **¼ 小匙**
檸檬香茅梗 **2 根**，
去掉外面的葉子，
切成非常薄的片狀
香菜梗 **2 大匙**，切末
未上蠟的萊姆，磨出皮屑 **1 小匙**
罐裝椰奶 **400 毫升**
牛奶或水 **200 毫升**
鹽和現磨黑胡椒

香草油：
新鮮香菜 **1 把**
新鮮羅勒 **1 把**
橄欖油 **2 大匙**
萊姆汁少許

熱量 217 大卡／905 千焦
蛋白質 6.1 克
脂肪 11.2 克
飽和脂肪 2.6 克
碳水化合物 24.7 克
纖維 2.7 克

營養素依據為使用牛奶煮的湯

這是一碗香氣四溢，有淡淡香料味的湯，是能激發您食慾的完美料理。如果您敢吃辣，那麼除了大蒜和薑以外，也可以加一點辣椒。而如果您和喜歡吃辣的人一起享用這道湯品的話，就在桌上另外擺一些辣油。

作法：4 人份

把油倒入大醬汁鍋中燒熱，加入塊根芹菜、馬鈴薯和洋蔥，慢慢炒 10 分鐘左右，需炒到每樣食材的邊緣都變軟。放大蒜和薑，再多炒幾分鐘，然後加入其餘食材。加鹽和黑胡椒調味後，煮到大滾，接著調成中小火，微滾到所有蔬菜都完全軟化 —— 大概需要 10 分鐘。

把煮好的湯和料倒入果汁機（可能需要分成兩批），攪打至滑順。如果您覺得不夠稀，可以多加一點牛奶或水。將打好的湯放回鍋中，加熱至滾沸。

香草油：把香草和橄欖油放入小果汁機中，並加 1 小撮鹽調味。擠少許萊姆汁後，將所有食材攪打到相當滑順的程度。在湯上淋一些香草油即完成。

奈潔拉・勞森（Nigella Lawson）的白花椰菜大蒜薑黃湯

蒜球 1 個
橄欖油 3 大匙
中型洋蔥 1 顆，切碎
白花椰菜 1 個，分成小朵
薑黃粉 1 小匙
大馬鈴薯 1 個，去皮後切丁
熱的蔬菜高湯 1 公升
（用 Marigold 牌的高湯粉也可以）

熱量 187 大卡／ 780 千焦
蛋白質 6.9 克
脂肪 9.6 克
飽和脂肪 1.4 克
碳水化合物 19.6 克
纖維 5.0 克

「這道湯裡有滿滿的蔬菜和植物營養素，喝起來絕對是暖胃又營養，簡單又令人滿足。大蒜先烤過會讓味道有深度許多，因為能夠去掉任何可能存在的苦味與辛辣；很奇怪地，薑黃似乎能減少（如果不能完全去除的話）煮白花椰菜時會產生的學校走廊味。而且，這道湯的顏色接近「酸蝕金」（acid gold），又閃又美。」── 奈潔拉・勞森

作法：4 人份

將烤箱預熱至 200°C。把蒜球的頂部切掉，要能看到一點點裡頭的蒜瓣。把蒜球放在 1 大張鋁箔紙上（亮面朝上），淋少量橄欖油。將鋁箔紙的四角往上拉，像做個上緊下寬的包裹一樣將蒜球包住。將包好的蒜球放入預熱好的烤箱，烤 40 分鐘。時間到後，取出蒜球並稍微放涼。同時，繼續其他煮湯的步驟。

把剩下的油倒入寬口醬汁鍋中，放入洋蔥慢慢炒 10 分鐘至軟化，但仍未上色。放入切成小朵的白花椰菜，和已經裹了油的洋蔥翻炒。倒薑黃粉，繼續拌炒，接著放入馬鈴薯攪拌均勻。加蓋，用中小火煮約 10 分鐘。

把蓬鬆香甜的烤蒜瓣擠入鍋中（蒜瓣的頭朝下，直接擠進鍋中），接著倒高湯。煮到大滾後，改為中小火，加蓋繼續煮 15 分鐘左右。用食物調理機或果汁機把煮好的湯打勻，或如果您喜歡湯中多一點口感，可直接把手持調理棒放入鍋中打，或用老式馬鈴薯壓泥器搗一搗就好。吃的時候，加點現切碎的巴西利或香菜到碗裡。

TIPS

* 上桌前加一點法式酸奶油或起司細絲，能增加蛋白質和能量。
* 也可以配著麵包、選幾款冷肉或起司，或鷹嘴豆泥，就是無負擔的一餐。

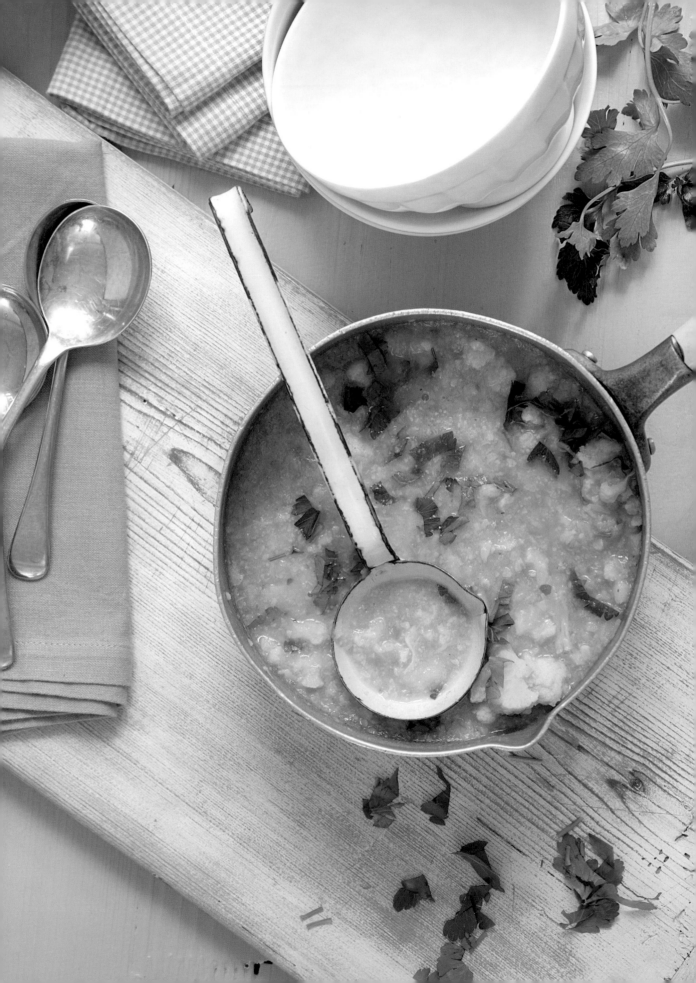

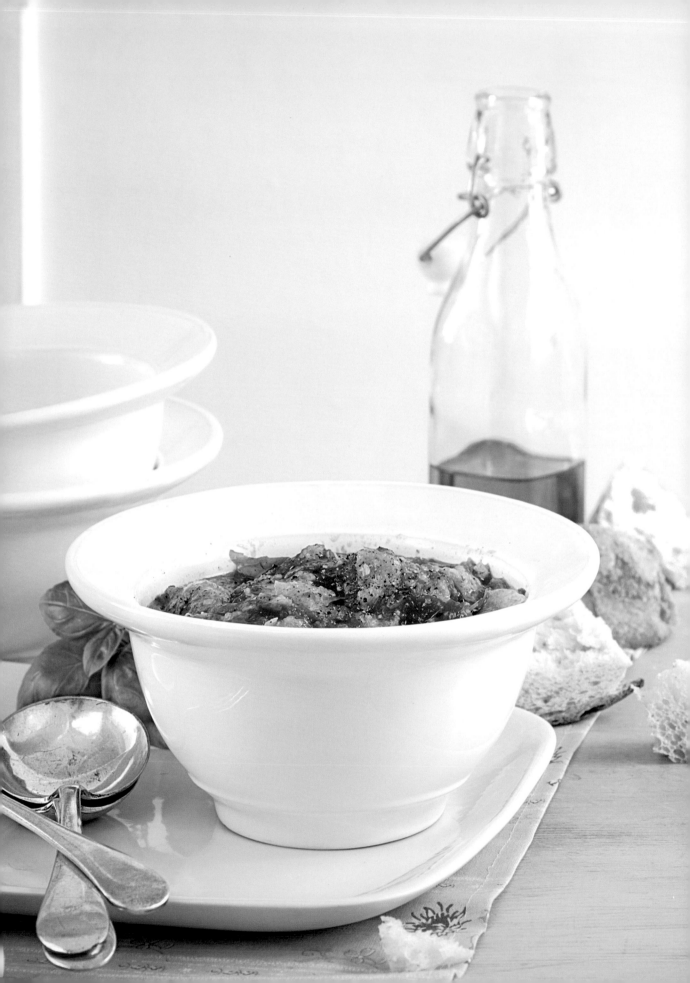

露絲・羅傑斯（Ruth Rogers）的番茄麵包濃湯

要做這道湯品，您需要軟甜完熟的番茄，所以，如果您用的是罐頭番茄，請盡量買預算內品質最好的。如果番茄偏酸，可加 1 小撮糖。不要擔心要把麵包邊丟掉——可以放進烤箱用低溫烘，然後打成麵包粉。

作法：6 人份

把油倒入厚底的大醬汁鍋中燒熱，然後放入大蒜。慢慢加熱幾分鐘，要注意大蒜不能變色，只要稍微變軟即可。下番茄，接著用中小火燜煮 30 分鐘，偶爾攪拌一下，直到番茄變濃稠。加鹽和黑胡椒充分調味，接著倒入 300 毫升清水，煮到大滾。

切除大部分的麵包邊。把剩下的麵包手撕或切成大塊。把麵包放入番茄糊中，攪拌直到麵包吸飽汁液，如果太濃稠，就加一點滾水。移鍋熄火，稍微放涼。

羅勒葉中如果有非常大片的，請先撕成小塊。將羅勒葉拌入湯中，並淋上大量的冷壓初榨橄欖油——3～5 大匙都可以。端上桌前，先讓湯靜置一下，讓麵包有時間吸收羅勒和橄欖油的風味。

TIPS

- 上桌時，在每個碗中多加一點冷壓初榨橄欖油，能增加能量。

橄欖油 **5 大匙**

大蒜 **3 瓣**，切薄片

軟甜完熟的番茄 **2 公斤**，去皮去籽，或高品質的罐頭去皮李子番茄（plum tomatoes）**1 公斤**，濾掉大部分的汁液

乾硬的普格利澤麵包（Pugliese bread）**2 條**

羅勒 **1 大把**

冷壓初榨橄欖油

鹽和現磨黑胡椒

熱量 385 大卡／1625 千焦

蛋白質 11.5 克

脂肪 14.4 克

飽和脂肪 2.3 克

碳水化合物 56 克

纖維 7.5 克

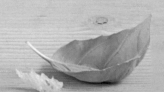

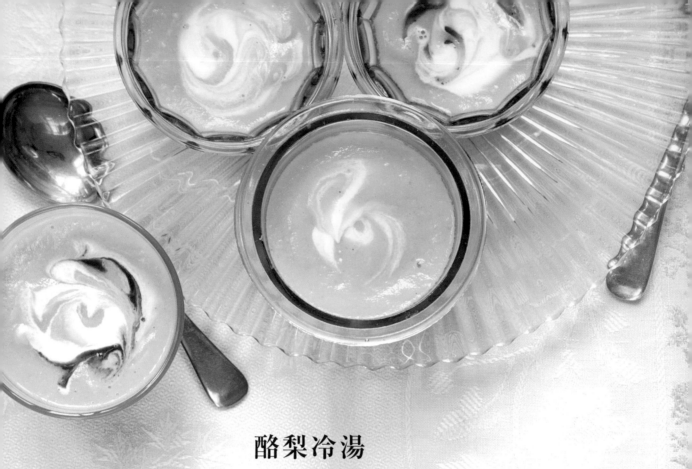

酪梨冷湯

我知道有些人不喜歡冷湯，但當您在大熱天，需要容易入口的食物時，它喝起來真的非常清爽且富含好的熱量。如您所見，這道湯做起來誇張地快，而且也很簡單。配著大蒜麵包或軟的薄麵餅一起吃就超美味。如果您苦於口腔潰瘍，但又想喝碗舒服的湯，就拿掉 Tabasco 辣醬／辣椒醬和萊姆。為了不讓黑胡椒顆粒毀了湯的顏色，所以我用了白胡椒，但如果您要用黑胡椒也可以。酪梨是很棒的維生素 E 和單元不飽和脂肪（monounsaturated fat）來源。

作法：4 人份

把酪梨和高湯放入果汁機中，攪打至滑順。加優格或法式酸奶油攪拌均勻。倒入碗或醬汁鍋中。用鹽和白胡椒調味並擠點萊姆汁，喜歡的話，也可加幾滴 Tabasco 辣醬。確認一下稠度 —— 可能需要加一點高湯或水稀釋。下手輕一點，不要蓋過酪梨的風味。

很熟的酪梨 **2 個**，去核去皮
冰的蔬菜高湯或雞高湯 **500 毫升**
優格或法式酸奶油 **2 大匙**
萊姆 **½ 顆**，榨汁
Tabasco 辣醬或辣椒醬幾滴（可省略）
鹽和白胡椒

熱量 230 大卡／956 千焦
蛋白質 4.8 克
脂肪 21.4 克
飽和脂肪 4.8 克
碳水化合物 5.4 克
纖維 4.6 克

喬·普拉特（Jo Pratt）的烤甜椒湯
佐南瓜籽與菲達起司「偽烤麵包塊」

紅甜椒 **4 個**，切半後去籽
胡蘿蔔 **3 根**，去皮後，縱切成 4 等分
長紅辣椒 **1 根**，切半
大蒜 **2 瓣**，連皮
完熟番茄 **500 克**，切半
煙燻紅椒粉 **2 小匙**
橄欖油 **3 大匙**
熱的蔬菜高湯 **800 毫升**
鹽和現磨黑胡椒

偽烤麵包塊：
菲達起司 **100 克**
南瓜籽 **50 克**
橄欖油 **1 大匙**
辣椒粉和鹽膚木粉（sumac）

熱量 356 大卡／1480 千焦
蛋白質 10.9 克
脂肪 23.6 克
飽和脂肪 6.3 克
碳水化合物 26.2 克
纖維 9.6 克

營養素依據為成品的 ¼

這道料多味美的湯，有滿滿的 β- 胡蘿蔔素和維生素 E，且作法超簡單。可以直接單喝，但如果您想讓湯更上一層樓，集鹹辣酸脆於一身的「偽烤麵包塊」，可謂是真正的亮點，能幫成品畫龍點睛，所以絕對值得花點時間製作。

作法：4 ～ 6 人份

將烤箱預熱至 200°C。

把甜椒、胡蘿蔔、辣椒、大蒜和番茄一起放入大的深烤盤中，與煙燻紅椒粉和橄欖油翻拌均勻。加鹽和黑胡椒調味後，放入烤箱烤 40 分鐘至蔬菜軟化，且邊邊開始有焦痕。

偽烤麵包塊：把菲達起司掰成小塊，輕輕地和南瓜籽、橄欖油、辣椒粉與鹽膚木粉拌勻。把拌好的起司塊單層放在不沾烤盤上，放入烤箱烤 10 ～ 12 分鐘，中間翻面一次。要烤到菲達起司的某些地方開始變成金黃色，且南瓜籽變脆又膨脹。

將烤好的蔬菜和高湯一起倒入果汁機中（蒜瓣擠出蒜肉就好，皮丟掉）。視您的機器大小，可能需要分成兩批。依照您的喜好，稍微攪打，保留一點顆粒狀食材，或把整體攪打至滑順，打好後倒入乾淨的醬汁鍋中。

小火加熱蔬菜湯，接著舀到碗中，隨意撒上「偽烤麵包塊」即完成。

TIPS

- 這道湯很適合冷凍，但「偽烤麵包塊」最好新鮮現做。
- 如果您把湯解凍後，想要快點吃到餐點，可直接把菲達起司掰碎加進湯裡，或加真正的烤麵包塊。

猶太丸子雞麵湯

一碗好的雞湯是每個人身體不舒服時會想喝的。這裡示範的是傳統經典作法，但您當然可以加以調整 —— 請參考食譜最後的一些建議。而且拜託，一定要試試在湯裡加一些碳水化合物，無論是麵條或是我們建議的其中一項。雖然成品的份量感覺很大，但它紮實地把一整餐變成一碗容易入口的湯。裡頭充滿了蛋白質、能量和 β- 胡蘿蔔素。

作法：8 人份（雞湯 —— 最適合冷藏或冷凍的料理之一。）

把全雞放入大醬汁鍋中。倒入雞高湯，要確定液體量完全蓋過雞。把高湯煮到大滾後，開始把蘑菇色的浮末撈出來 —— 等湯變白後，就不用撈了。把火力調小，改成中小火煨煮 30 分鐘。

放入所有蔬菜、大蒜和香草，繼續用中小火煮 30 分鐘，或直到蔬菜變軟。用鹽和白胡椒充分調味。將煮好的湯過濾。把雞肉從雞架子上拆下來後，一半放回湯裡，其他的留作他用。將蔬菜也放回湯中，再加義大利直麵或細麵條。用中小火再煮 10 分鐘，直到麵條煮軟（如果用猶太丸子的話，完成前 5 分鐘再加）。

能加到這個高湯裡的東西真的很多種，這是一份營養強化、味道更飽滿的雞高湯，所以幾乎可成為所有料理的基底。可加進湯裡的食材有：

義大利麵 —— 任何種類皆可，包含有餡的義大利麵，如義大利餛飩（tortellini）

米和其他穀物 —— 如磨去穀皮的斯貝爾特小麥（spelt）或大麥，或藜麥

馬鈴薯或其他根類蔬菜 —— 切丁，如果是嫩幼的馬鈴薯，可整顆或切片使用

綠色蔬菜 —— 可加很多新鮮的牛皮菜（chard）、羽衣甘藍和春綠甘藍（spring greens）

肉丸 —— 請參考第 94 ～ 95 頁的食譜，找尋一些靈感

香料 —— 加 1 小撮番紅花的效果真的很棒，特別是加了米的話

檸檬香茅、大蒜和生薑能夠徹底轉換風味，尤其是加了一些椰奶和醬油之後

小麵團 —— 任何種類的皆可，但下頁圖片裡的是，使用猶太無酵餅粉（matzo meal）做出來的小麵團，非常輕柔又蓬鬆。

放山雞 **1 隻**
熱雞湯 **2 公升**
大洋蔥 **1 顆**，切成 **8** 等分舟狀塊
大胡蘿蔔 **2 根**，切成塊狀
西芹 **3 根**
蒜球 **1 個**，從中間橫剖成兩半
巴西利 **1 大枝**
百里香 **1 大枝**
義大利直麵或細麵條
（猶太蛋麵 [lokshen]）**1 把**
鹽和白胡椒

雞湯本身的營養素資訊：

熱量 337 大卡／ 1404 千焦
蛋白質 27.5 克
脂肪 18.0 克
飽和脂肪 4.8 克
碳水化合物 17.1 克
纖維 3.1 克

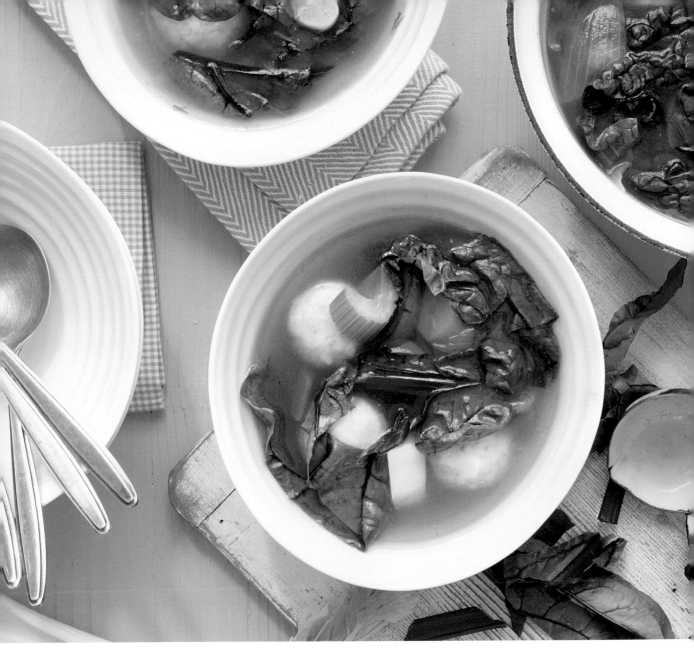

猶太丸子（matzo balls）：

中顆粒的猶太無酵餅粉 **110 克**

泡打粉 **1 小匙**

無鹽奶油 **50 克**，融化備用

大顆的放牧蛋 **1 顆**，打散

巴西利或蒔蘿（dill），切末

鹽和現磨黑胡椒

作法：

將猶太無酵餅粉與泡打粉一起放入碗中，並用鹽和黑胡椒調味。倒入 150 毫升冷水，混合均勻。取另一個碗，將奶油與蛋混合均勻，然後和巴西利一起倒進麵團中。讓麵團吸收水分 20 分鐘左右。

把麵團搓成核桃大小的小球。做到這個步驟，如有需要，可將丸子冷凍。把做好的丸子放入冒小滾泡的熱高湯或熱水中，中小火煮熟。等丸子浮起來，就是好了。

1 份猶太丸子的營養素：

熱量 36 大卡／149 千焦　　**蛋白質** 0.8 克　　**脂肪** 2.0 克

飽和脂肪 1.1 克　　**碳水化合物** 3.9 克　　**纖維** 0.2 克

坦恩・普林斯（Thane Prince）的煙燻黑線鱈巧達湯

除了這道湯以外，我想不到太多更傳統或更療癒的選擇了。坦恩用 Tabasco 辣醬（可省略）變了點花樣 —— 它在湯裡的味道很細微，不太容易感覺得到，但確定您敢吃辣再加。這碗湯裡的魚是很棒的蛋白質來源，再加上馬鈴薯和蔬菜，真的是把一餐濃縮到一碗中。

作法：4 人份

把魚單層放入大鍋中，倒入冷水蓋過後，煮到大滾。改成中小火煮 1 分鐘後，關火。靜置 10 分鐘。

把魚自鍋中取出，等稍微放涼到手可以觸摸的溫度後，仔細去掉魚皮和魚刺。盡量讓魚肉保持大塊，因為再加熱時，魚肉會散開。將煮魚的湯汁留下來。

將油和奶油放入大醬汁鍋中燒熱，放洋蔥、韭蔥、西芹和馬鈴薯，拌炒幾分鐘至蔬菜開始變色。倒入預留的煮魚湯汁，將火力調小到鍋中液體冒小滾泡的程度，續煮 10 分鐘至蔬菜完全變軟。

用馬鈴薯搗泥器，輕輕地壓鍋中的一些馬鈴薯塊，以釋出澱粉。倒入適量鮮奶油，並確認鹹淡（要記住黑線鱈本身帶有鹹度）。加幾滴 Tabasco 辣醬增加一點後勁，或把辣醬放在桌上，讓喝的人自己加。

拌入巴西利，最後再加大塊魚肉，把湯加熱到冒小滾泡後，再繼續煮幾分鐘，最後盛到預熱過的湯碗即可。

TIPS

- 這不是一款最適合冷凍的湯，因為冷凍會讓魚肉過度解體，且解凍後，馬鈴薯的口感也不佳。如果要避免上述情況，可以在復熱前或復熱後，把湯打成濃湯，這樣就能得到一碗柔順滑口的魚湯。您也可以把湯汁再稀釋一點。

煙燻黑線鱈（haddock）魚排 **750 克**，未染色的尤佳
橄欖油 **2 大匙**
無鹽奶油 **2 大匙**
洋蔥 **2 顆**，切末
韭蔥 **2 根**，縱切成兩半後，再切成薄片
西芹 **3 根**，切成薄片
馬鈴薯 **4 個**，去皮後切丁

收尾：
重乳脂鮮奶油
Tabasco 辣醬
鹽和現磨黑胡椒
巴西利碎

熱量 425 大卡／ 1788 千焦
蛋白質 41.5 克
脂肪 13.7 克
飽和脂肪 6.8 克
碳水化合物 36.2 克
纖維 6.9 克

史坦利・圖齊（Stanley Tucci）的番茄烤鱈魚

香烤鱈魚菲力（merluzzo al forno）是一道經典的義大利里窩那（Livornese）料理。您可以用任何肉質緊實的白肉魚來製作，像是紅鯛魚（red snapper）或大比目魚（halibut），但我最喜歡用鱈魚來做。如果想要酸一點，可以加酸豆。

冷壓初榨橄欖油 **4 大匙**
中型洋蔥 **1 顆**，切碎
大蒜 **1 ～ 2 瓣**，切碎
海鹽
罐頭整顆聖馬札諾（San Marzano）
番茄 **400 克**，用手捏碎
月桂葉 **1 片**
高品質的黑橄欖 **85 克**
現磨黑胡椒
鱈魚排 **4 ～ 6 片**（每片約 150 克）
切碎的新鮮平葉巴西利 **1 大匙**

熱量 293 大卡／ 1125 千焦
蛋白質 29 克
脂肪 17 克
飽和脂肪 2.5 克
碳水化合物 7.75 克
纖維 1.95 克

作法：4 ～ 6 人份

在醬汁鍋中，用中火燒熱 3 大匙橄欖油。放洋蔥和大蒜，炒到變軟但未上色的程度，約需 5 ～ 7 分鐘。加一點鹽，攪拌均勻，讓所有蔬菜都裹上油。同時，把番茄放入碗中，用手捏碎。將碎番茄、月桂葉和鹽，一起倒入醬汁鍋。將每樣食材混合均勻，煮到大滾後，把火力調小至冒小滾泡的程度，繼續煮 15 ～ 20 分鐘。拌入橄欖，移鍋熄火，並加鹽和胡椒調味。

將烤箱預熱至 175°C。

舀一層薄薄的番茄醬汁在深烤盤底部，接著擺上魚排，再把剩餘的醬汁舀到魚排上。要確定每一片魚排上都至少有一層薄薄的醬汁覆蓋。淋上剩下的 1 大匙橄欖油，用鋁箔紙蓋住烤盤後，放入烤箱烤 15 ～ 20 分鐘，直到魚肉幾乎熟透。將烤魚排自烤箱取出，靜置一下，這樣魚肉可以靠醬汁的餘溫加熱至全熟，又能保持濕潤。撒上巴西利葉裝飾後，即完成。

珍・巴斯科特（Jane Baxter）的義大利貓耳朵麵

與紫球花椰菜

橄欖油 **2 大匙**
大蒜 **4 瓣**，切薄片
乾辣椒 **2 條**，
把蒂頭摘掉後，切成辣椒圈
鯷魚 **8 條**
紫球花椰菜
（purple sprouting broccoli）**400 克**
義大利貓耳朵麵 **350 克**
鹽和現磨黑胡椒
帕瑪森起司細絲，端上桌前裝飾用

熱量 **300 大卡／1272 千焦**
蛋白質 **15.3 克**
脂肪 **5.3 克**
飽和脂肪 **0.5 克**
碳水化合物 **51.2 克**
纖維 **4.7 克**

貓耳朵麵（Orecchiette）是一種比較罕見的義大利麵，但您可以用任何喜歡的短麵代替。小貝殼麵也很合適，因為可以好好留住醬汁。這道麵濃重的風味讓它成為味覺疲乏者的最愛。它也能提供豐富的葉酸和 β- 胡蘿蔔素，裡頭的鯷魚則含有少許鈣質。

作法：4 人份

將烤箱預熱至 200° C。

把油倒入醬汁鍋中燒熱，放入大蒜和辣椒。用小火炒到大蒜有點軟化，但仍未上色。放入鯷魚，然後把鍋子從火源移開，大力攪拌，讓鯷魚融入油中。

另外把一大醬汁鍋的水燒滾後，加鹽。放入紫球花椰菜煮 4 分鐘到剛好變軟。瀝出後，把葉梗的部分稍微分切一下。把花椰菜放入大蒜辣椒鯷魚油中，用小火煮 5 分鐘。

同時，開始煮貓耳朵麵，大概需要 12 分鐘（或根據包裝說明），煮到快要熟透，但還保有一點彈牙的程度。把水徹底瀝乾後，將貓耳朵麵倒入裝有花椰菜和醬汁的鍋子裡。嚐一嚐味道（鯷魚可能已經讓醬汁滿鹹的），視情況加鹽和黑胡椒調味。撒上大量帕瑪森起司細絲後，即可端上桌。

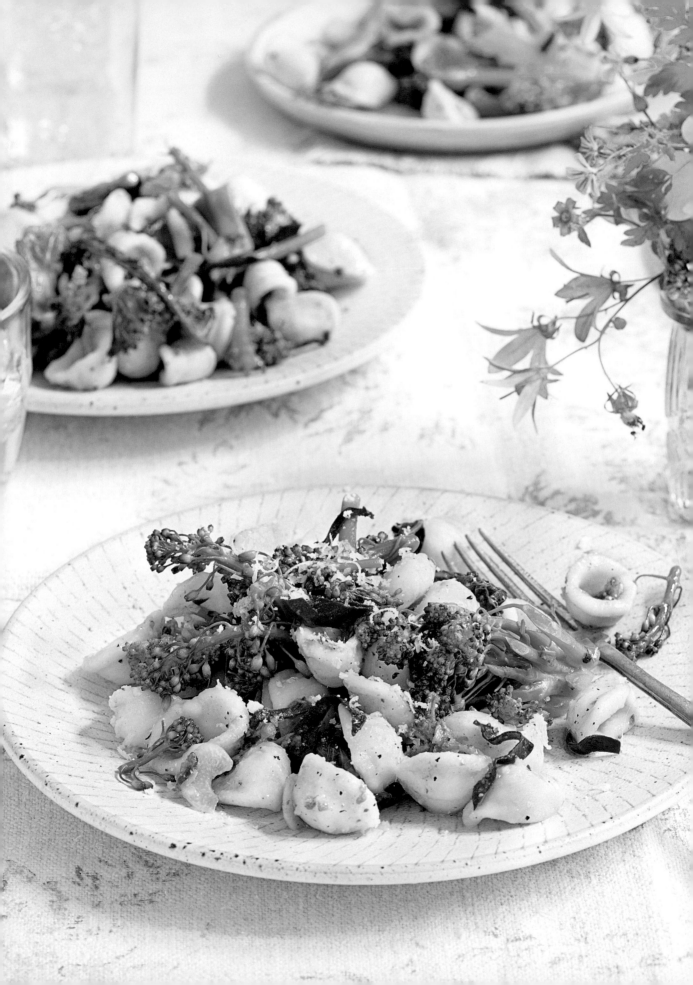

焗蛋

這些小盅焗蛋的變化無窮無盡;您真的可以把任何喜歡的食材都放進來。用一人份的小陶瓷烤盅烹調,或用稍大一點的橢圓形烤盤都可以。請用融化效果好的起司 —— 葛瑞爾起司(Gruyère)是很理想的選擇。蛋是極佳的營養來源,蛋白質含量高,也是鐵質和維生素 D 的良好來源。不用擔心蛋裡的膽固醇;有越來越多的近期研究顯示,食物中的膽固醇並不是影響血液中膽固醇和健康的主要原因。下面是一個很棒的基礎食譜,您可以隨自己的口味喜好調整。

作法:4 人份

將烤箱預熱至 160°C。

在每個烤盅裡塗抹大量奶油。放入一或數種建議餡料,並撒上鹽和黑胡椒調味。您也可以做出多種組合搭配。例如,菠菜配任何肉或魚都可以;西班牙臘腸加上番茄的味道很棒。

把蛋打進每個烤盅裡,淋鮮奶油,再撒上起司細絲。把烤盅放在烤盤上,如果想要蛋白剛好定型,但蛋黃還是流動的狀態,請烤 10 分鐘。想要蛋黃熟一點,就再多烤幾分鐘。

端上桌時,搭配烤麵包條、稍微蒸過的蘆筍或青花筍一起享用。

基本焗蛋的營養素:

熱量 284 大卡／ 1179 千焦　　**蛋白質** 18 克　　**脂肪** 23.4 克
飽和脂肪 12.3 克　　**碳水化合物** 0.6 克　　**纖維** 0 克

每份焗蛋:
無鹽奶油,塗抹烤盅用
大顆的放牧蛋 1 顆
淡鮮奶油(single cream) 1 大匙
硬質起司細絲,如切達或
葛瑞爾起司 1 大匙
鹽和現磨黑胡椒

餡料建議:
火腿、高品質的培根或西班牙
臘腸,切成小方塊,煎好備用
拆成片狀的熱煙燻鮭魚或煙燻鱒魚
煮熟的煙燻黑線鱈
煮軟的菠菜(刨一點肉豆蔻粉)
蘑菇,先用蒜味奶油炒過
番茄丁

佐食建議:
烤麵包條 [3]
蒸好的蘆筍
蒸好的青花筍

奶油菠菜蛋

這是焗蛋的變化版,但濃郁許多,也比較有飽足感。這是一道經典的療癒食物,我在裡頭加了很少量的香料,因為我婆婆是這麼做的—— 而且真的很好吃。不加香料當然也可以。您也可以不加蛋,直接把焗烤奶油菠菜當配菜端上桌。這些食材組合成一道營養價值很高的料理,富含蛋白質、鐵質、鈣質、β- 胡蘿蔔素和維生素 E。

無鹽奶油 1 大塊
洋蔥 1 顆,切末
菠菜 300 克,清洗乾淨,
或冷凍菠菜 420 克,解凍後瀝乾
薑黃粉 1 小撮
孜然粉 1 小撮
肉桂粉 1 小撮

3　譯註:英國有道很有名的早餐叫 Eggs and Soldiers,即「麵包條蘸溏心蛋」,麵包條之所以稱為士兵,是因為戰士走路都是一排一排,而麵包條也是一排一排地整齊排列。

淡鮮奶油 **150 毫升**

切達或葛瑞爾起司
100 克，刨成細絲

放牧蛋 **4 顆**

鹽和黑胡椒

═══════════

熱量 308 大卡／1278 千焦

蛋白質 17.4 克

脂肪 24.3 克

飽和脂肪 12.5 克

碳水化合物 5.7 克

纖維 2.8 克

作法：

把奶油放入大煎鍋中加熱融化。加洋蔥，用小火炒到軟化、變透明。下菠菜，用木煎鏟翻攪，讓菠菜軟塌，然後均勻撒上香料。加鹽和黑胡椒調味後，繼續煮到水分全部蒸發。

倒入鮮奶油，繼續用小火煮，邊煮邊攪拌到鍋中的液體量減少，菠菜也變紮實、不再出水後，就倒入一半的起司。攪拌到起司完全融化。在菠菜中挖出 4 個洞，每個洞裡打入 1 顆雞蛋，並用剩餘的起司將雞蛋蓋住。在爐上繼續加熱幾分鐘後，改放到燒熱的炙爐（烤箱上火）底下（可能需要把煎鍋的把手包住，以免燒焦）。加熱到起司融化並上色，蛋白剛好熟的程度。

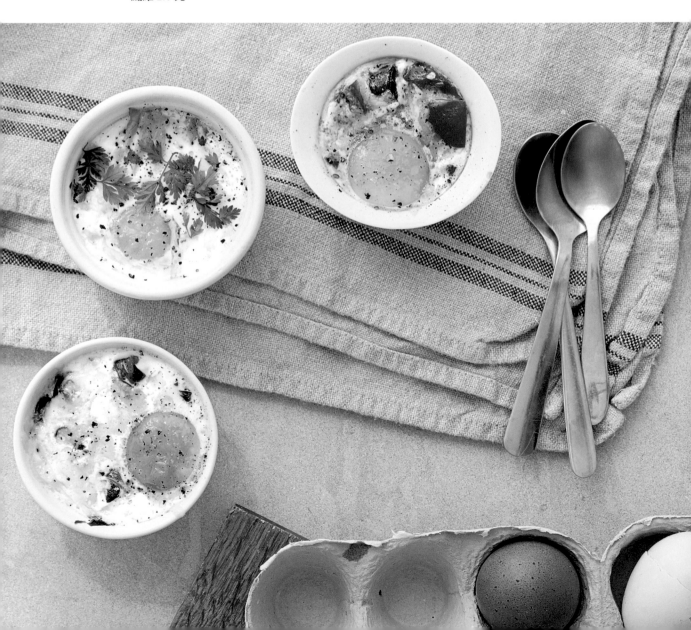

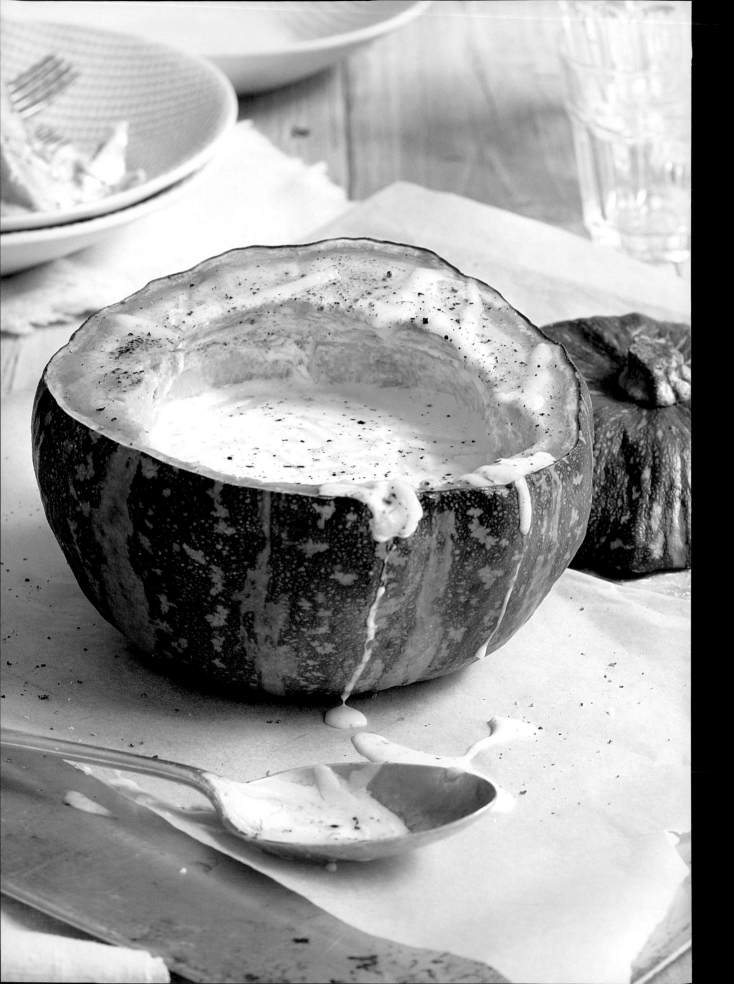

休・法恩利-惠廷斯托（Hugh Fearnley-Whittingstall）的烤整顆南瓜與鮮奶油

食譜中的確說把起司和鮮奶油填到南瓜的三分之二滿，但這樣滿膩的：您可以只放您覺得自己有辦法吃下肚的起司和鮮奶油量就好。這道湯確實是湯中之王，裡頭有大量的蛋白質，也充滿了 β- 胡蘿蔔素和維生素 E，還能提供許多能量。

中型橘皮南瓜（3～4公斤）**1 個**，
或其他品種的小南瓜 **4 個**
葛瑞爾起司適量，最多 **250 克**
（視您的南瓜大小而定），刨成細絲
淡鮮奶油適量，
最多 **1 公升**（視您的南瓜大小而定）
現刨肉豆蔻粉
無鹽奶油 **1 小塊**
海鹽和現磨黑胡椒

熱量 757 大卡／3140 千焦
蛋白質 32.2 克
脂肪 62.6 克
飽和脂肪 39.5 克
碳水化合物 16.5 克
纖維 7.8 克

作法：4 人份

將烤箱預熱至 190°C。把橘皮南瓜的頂端或小南瓜最上面四分之一切掉，留下來 —— 這是蓋子。挖掉南瓜籽和周圍的纖維。把挖空的南瓜放在烤盤或耐熱盤中（要有邊，這樣萬一有鮮奶油漏出來，才能接住。雖然是不應該出現的意外，但有時難免會發生）。

將葛瑞爾起司細絲放入南瓜碗中，大概填到 處，接著倒鮮奶油到 處。刨一些肉豆蔻粉、加一點鹽和大量的黑胡椒。丟 1 小塊奶油進去後，蓋上蓋子（之前切下來的頂端），這樣南瓜又是完整的一顆。

將南瓜放入烤箱烤 45 分鐘～ 1¼ 小時，時間長短取決於南瓜的大小。把蓋子拿掉，戳一下裡頭的南瓜肉，確認熟度，應該要熟軟了才行。到了這個步驟，南瓜皮可能會有點燒焦，且整顆南瓜會開始有點凹陷。要特別留意 —— 當南瓜整顆完全熟軟時，真的很有可能會塌陷。越大顆的南瓜越危險。如果真的發生了，也不要驚慌，雖然看起來會有點像洩氣的球，但還是一樣美味。

若是小南瓜，可單顆裝在碗裡，附上湯匙可以挖南瓜肉吃。如果是大一點的橘皮南瓜，請挖出大量的南瓜肉並把裡頭香濃奶滑、有滿滿起司牽絲的湯汁（葛瑞爾起司會融化成千絲萬縷的起司絲）舀到預熱過的湯碗裡。無論是哪一種方式，湯品端上桌時都需是滾燙的。

烤帶皮夾餡馬鈴薯（STUFFED JACKET POTATOES）

適合烘烤的馬鈴薯 250 克
奶油或抹醬 20 克
牛奶一點點
起司（切達或其他種類的起司都可以）
6 克，刨成細絲
切碎的平葉巴西利 1 小撮
現刨肉豆蔻粉（顆粒細）**1 小撮**
鹽和現磨黑胡椒

熱量 313 大卡／ 1309 千焦
蛋白質 8 克
脂肪 17 克
飽和脂肪 2.5 克
碳水化合物 7.75 克
纖維 1.95 克

作法：一人份

馬鈴薯連皮用 210°C 烤 75 ～ 90 分鐘左右。愛德華國王（King Edwards）和西瑞紅馬鈴薯（Desiree）是最適合的兩個品種，因為蠟質（waxy）較其他品種少，所以烤出來的馬鈴薯又鬆又軟。馬鈴薯一烤好後，就自烤箱取出，並將溫度調高為 235°C。

將馬鈴薯縱切成兩半，用大湯匙，把馬鈴薯肉挖到碗或鍋中，這樣比較方便搗泥。注意皮上要留少許肉，這樣皮才不會破。把馬鈴薯皮放到抹了一點點油的烤盤上，喜歡的話，可以把皮放入高溫的烤箱烤脆一點（同時間處理餡料），但這個步驟並非必要。

把奶油或抹醬、巴西利、肉豆蔻加到放了馬鈴薯肉的碗裡，一起搗成泥。加一些牛奶調整質地，要是絲滑、柔軟、濃郁又細膩的泥狀。加鹽和黑胡椒調味。

用湯匙舀馬鈴薯泥，緊緊塞進皮內（如果皮會燙，可用條廚房布巾抓著），讓表面平整。所有的馬鈴薯皮都填滿後，撒上起司細絲。放到預熱好的烤箱，置於最上層的烤架，烤 15 分鐘左右，或烤至呈現金黃色。如有需要，也可以用炙爐完成。

變化版

上方的基礎食譜能做出超級多變化。下面是一些可以試試的建議，您可以從中自行搭配組合。

- 薯泥想要再細滑、營養一點，可把牛奶換成一點點鮮奶油／或一顆蛋黃。
- 撒起司的時候，可加下列任一食材：火腿、切丁的美式鹽醃牛肉（corned beef）、蔥花、蝦夷蔥、煙燻鯖魚和奶油乳酪、菲達起司與橄欖碎、烤過的培根碎、煙燻鮭魚／鱒魚和蒔蘿、罐頭鮪魚、日曬番茄乾、煙燻紅椒粉（注入一絲絲暖味）、蒜香蘑菇、切片的番茄和更多的起司、切成小丁的洋蔥，或稍微用一點奶油加熱過的椒類。
- 加一些煮好，調味好的番茄醬汁焗豆到馬鈴薯泥裡。特別注意：牛奶（若用）可能需要減量。
- 布爾桑起司（Boursin cheese）[4] 加到馬鈴薯泥裡，就能得到更滑口，充滿大蒜與香草風味的成品。特別注意：牛奶可能需要減量。
- 如果您有任何剩下的熟絞肉（波隆那肉醬、墨西哥辣肉醬 —— 肉或素食版本都可以！），都可加進馬鈴薯泥裡，一起攪拌均勻。
- 最上頭撒不同種類的起司，或混合多種起司，例如，莫札瑞拉、聖寶林（Saint Paulin）、高達（Gouda）、瑞克雷（Raclette）、山羊奶起司、紅萊斯特（Red Leicester）、布里（Brie）、斯蒂爾頓（Stilton）、帕瑪森、鼠尾草起司（Sage Derby）、煙燻起司、艾曼塔（Emmental）、葛瑞爾、文斯勒德（Wensleydale）等。

TIPS

- 如果您當天時間不夠，可事先製作（甚至提前一天做好也可以），然後冷藏保存。等到要吃的時候，再用微波爐復熱即可。

瑪姬・比爾（Maggie Beer）的黑葉甘藍

這是一道適合在冬天吃的美味配菜。黑葉甘藍（Cavolo nero）和其他芸薹屬植物都是絕佳的 β- 胡蘿蔔素與植物營養素來源。額外添加的奶油和油，能增加能量攝取。

作法：4 人份（配菜）

在大醬汁鍋中裝水燒滾，放入黑葉甘藍汆燙 3 分鐘，或至剛好變軟 —— 時間長短會因甘藍菜的嫩度而異。瀝乾並擠掉多餘水分。

把奶油放入大煎鍋中，以中火加熱到堅果般褐色，然後倒入橄欖油，以避免奶油燒焦。放紅蔥和榲桲，用小火炒軟且呈現金黃色。加檸檬汁和燙過的黑葉甘藍，拌勻後即完成。

黑葉甘藍 1 把
（約 700 克），洗淨後切碎
無鹽奶油 50 克
冷壓初榨橄欖油 1 大匙
小紅蔥 2 顆，切薄片
榲桲（quince）½ 顆，
去皮去核後，刨成粗絲
檸檬汁 ½ 小匙

熱量 164 大卡／ 676 千焦　　**蛋白質** 5.2 克　　**脂肪** 14.4 克
飽和脂肪 7.1 克　　**碳水化合物** 3.3 克　　**纖維** 5.1 克

煙燻鱒魚與馬鈴薯沙拉

煙燻鱒魚是一種風味滿細緻的魚，所以這道沙拉刻意做成相當柔和的風味，沒有任何味道強烈、澀口的食材。如果您真的想讓味道跳一點，可加芥末醬。還有如果您敢吃酸的話，加幾根法式酸黃瓜（cornichons）或酸豆絕對錯不了。雖然鱒魚屬於油脂豐富的魚，但它的脂肪含量少，是輕食中絕佳的蛋白質來源。

作法：2 人份

將黃瓜縱切成兩半，用小湯匙把籽挖掉，果肉切成彎月形。把黃瓜片放入碗中，馬鈴薯切成圓片後，也放入碗中。在另一個碗裡，把優格和酸奶油拌勻。加入芥末醬（若用）、醋和糖，並以鹽和黑胡椒調味。把調好的醬倒在黃瓜與馬鈴薯上，混合均勻。放入香草後，再次拌勻。把做好的馬鈴薯沙拉放在鮭魚排旁，一起端上桌。

黃瓜 ½ 根，去皮
小的新馬鈴薯 10 個，蒸熟或煮熟
優格 2 大匙
酸奶油或法式酸奶油 1 大匙
第戎芥末醬 1 小匙（可省略）
白酒醋 ½ 小匙
糖 1 小撮
蝦夷蔥數根，切末
蒔蘿 1 小把
龍蒿葉（tarragon leaves）幾片
鹽和現磨黑胡椒
煮熟的鱒魚排 2 片（每片約 120 克）

熱量 291 大卡／ 1217 千焦　　**蛋白質** 31 克　　**脂肪** 11 克
飽和脂肪 3.1 克　　**碳水化合物** 17.3 克　　**纖維** 2.3 克

4　知名加工起司品牌，最有名的口味是大蒜香草。

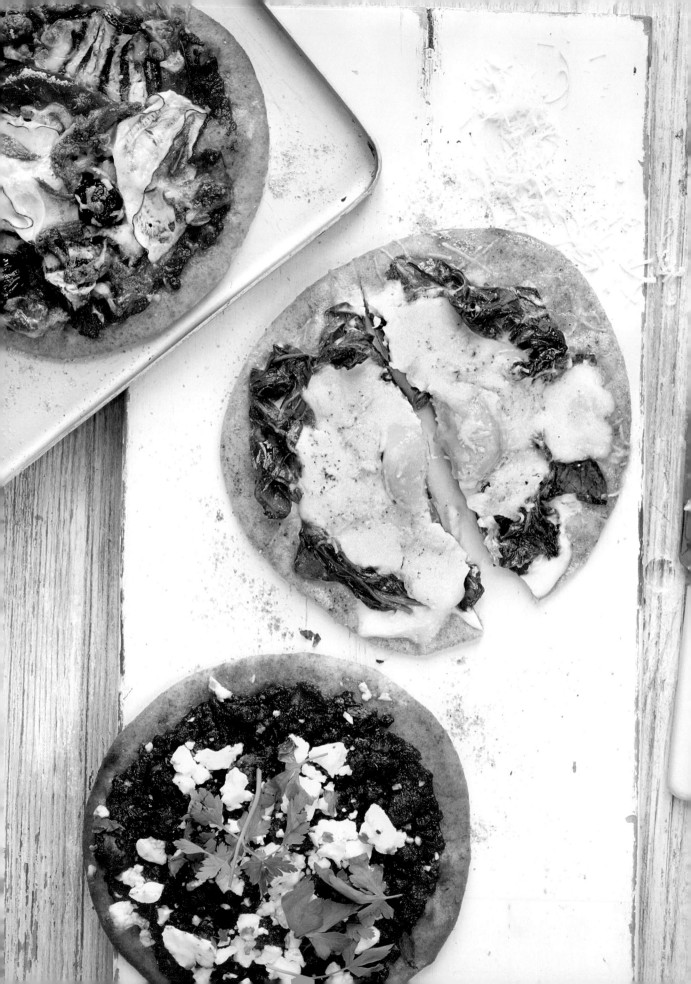

薄麵餅披薩

白麵粉或全麥麵粉 **150 克**
泡打粉 **1½ 小匙**
鹽 **½ 小匙**
希臘優格 **150 毫升**
杜蘭小麥粉（Semolina）或
粗粒玉米粉（cornmeal）

熱量 183 大卡／772 千焦
蛋白質 5.8 克
脂肪 4.3 克
飽和脂肪 2.6 克
碳水化合物 32.1 克
纖維 1.6 克

這些使用優格來增加營養成分的薄麵餅（flatbread），熱量比一般酵母發酵麵餅高一點，但是質地比較輕柔，所以如果您食慾不振的話，這款會比較容易入口。這款麵團也比較好操作，因為它的筋性沒有很強。放冰箱冷藏可存放一段時間。這裡您可以使用任何傳統披薩配料，但我用了非常快速的偷吃步，做了即食番茄醬汁，也有其他不需要使用番茄醬汁的選項（請參考下一頁）。這些披薩很適合當成樸實鹹香的一餐或點心。不同的配料能夠實際增加您的能量、蛋白質、維生素與礦物質攝取量。肉類、雞蛋和菠菜全都是特別好的鐵質來源。

作法：可做 4 片直徑約 18 公分的薄麵餅披薩

將除了杜蘭小麥粉以外的食材，混合成麵團。如果覺得有一點黏，可多加一些麵粉。揉個一兩分鐘，讓麵團變光滑後，用保鮮膜包好，冷藏至少 1 小時 —— 可冷藏保存 1 ～ 2 天，也不會變質。

當您準備要料理薄麵餅時，把烤箱打開最高溫預熱，接著放入一個翻過來的烤盤或烘焙石板（baking stone）—— 如果您有的話，一起加熱。

把麵團切成 4 份，將每一份擀成非常薄，直徑約 18 公分的麵餅。

選一些配料堆疊到麵餅上，並自烤箱取出烤盤或烘焙石板，撒上少許杜蘭小麥粉或粗粒玉米粉（手邊剛好有的話）。如果手邊沒有粉類，就在烤盤上鋪一張烘焙紙，即可避免加熱時披薩黏住。

把薄麵餅放到烤盤上，送回烤箱。將溫度降低為 200°C，烘烤 8 ～ 10 分鐘，直到披薩邊邊與底部烤出漂亮的顏色。

TIPS

- 您可以一次多做一點麵團，然後冷凍保存。最好的方法是先分成小份，接著用保鮮膜分別包好，這樣如果您想幫自己做一人份的披薩時，就可以隨時做，而不用做一大堆。麵團使用前，只需先從冷凍庫拿出來解凍即可。

快速番茄醬汁

作法：夠 4 片麵餅使用

將所有食材混合均勻後，抹在披薩上，接著疊上各種傳統披薩配料。可試試：刨成粗絲或切成超薄片的櫛瓜；烤茄子；莫札瑞拉起司；火腿或義大利生火腿（prosciutto）；或橄欖、酸豆和鯷魚。

熱量 67 大卡／ 276 千焦 　　**蛋白質** 1.1 克 　　**脂肪** 5.6 克
飽和脂肪 0.8 克 　　**碳水化合物** 3.3 克 　　**纖維** 0.8 克

薄麵餅披薩（食譜請參考第 87 頁）
番茄糊 **4 大匙**
橄欖油 **2 大匙**
大蒜 **2 瓣**，拍碎
糖 **1 小撮**
乾燥奧勒岡（oregano）**1 小撮**
鹽和現磨黑胡椒

菠菜雞蛋薄麵餅

作法：夠 4 片麵餅使用

把菠菜放入一鍋滾水中汆燙 1 分鐘，瀝出後，馬上沖冷自來水保住翠綠。盡可能擠掉所有水分後，略切成合適大小。

將菠菜疊在麵餅上，接著均勻放上莫札瑞拉起司。把麵餅周圍稍微往上折，以免蛋打到麵餅上時流出去，接著在中心挖個凹洞，把蛋打進去。喜歡的話，可以刨少許肉豆蔻和一些帕瑪森起司。

熱量 123 大卡／ 511 千焦 　　**蛋白質** 13.5 克 　　**脂肪** 7.3 克
飽和脂肪 4.6 克 　　**碳水化合物** 1.2 克 　　**纖維** 2.1 克

薄麵餅披薩（食譜請參考第 87 頁）
菠菜 **300 克**
（看起來好像很多，但菠菜遇熱會縮）
莫札瑞拉起司 **1 球**
放牧蛋 **4 顆**
現刨肉豆蔻粉**少許**
現刨帕瑪森起司細絲（可省略）

「白」披薩

薄麵餅披薩（食譜請參考第 87 頁）
小的新馬鈴薯 **6 個**，
連皮切成薄片（越薄越好）
紮實硬質的莫札瑞拉起司
1 塊（100 克），刨成細絲
迷迭香或鼠尾草 **1 小枝**，
取葉子，切成非常細的香草末
橄欖油
鹽和現磨黑胡椒

作法：夠 4 片麵餅使用

這個食譜用了馬鈴薯，但您可以用任何白色的根類蔬菜，如塊根芹菜或菊芋（Jerusalem artichoke）。

在醬汁鍋中裝滿水煮沸，放入馬鈴薯汆燙 1 分鐘。馬上瀝乾並沖冷自來水冷卻。將馬鈴薯片鋪滿整塊麵餅，接著撒上起司和香草細末。淋一點橄欖油，再加以調味。

熱量 114 大卡／476 千焦　　**蛋白質** 5.7 克　　**脂肪** 6.0 克
飽和脂肪 3.6 克　　**碳水化合物** 9.7 克　　**纖維** 0.8 克

辣羊肉薄麵餅

薄麵餅披薩（食譜請參考第 87 頁）
羊絞肉 **200 克**
蕃茄糊 **2 大匙**
橄欖油 **1 大匙**
小洋蔥 **½ 顆**，切末
孜然粉 **1 小匙**
芫荽粉 **1 小匙**
鹽膚木粉 **1 小匙**（可省略）
大蒜 **1 瓣**，切末
乾燥薄荷 **1 小匙**
切碎的巴西利
菲達起司 **50 克**，撥碎（可省略）

作法：夠 4 片麵餅使用

這是把傳統中東口味放到披薩上，請試試看。

將除了巴西利碎與菲達起司外的食材混合均勻，試著讓食材保持鬆散。將拌好的料均勻放到麵餅上，再撒巴西利與菲達起司（若用）。

熱量 168 大卡／701 千焦　　**蛋白質** 12.6 克　　**脂肪** 12.2 克
飽和脂肪 5.2 克　　**碳水化合物** 2.7 克　　**纖維** 0.5 克

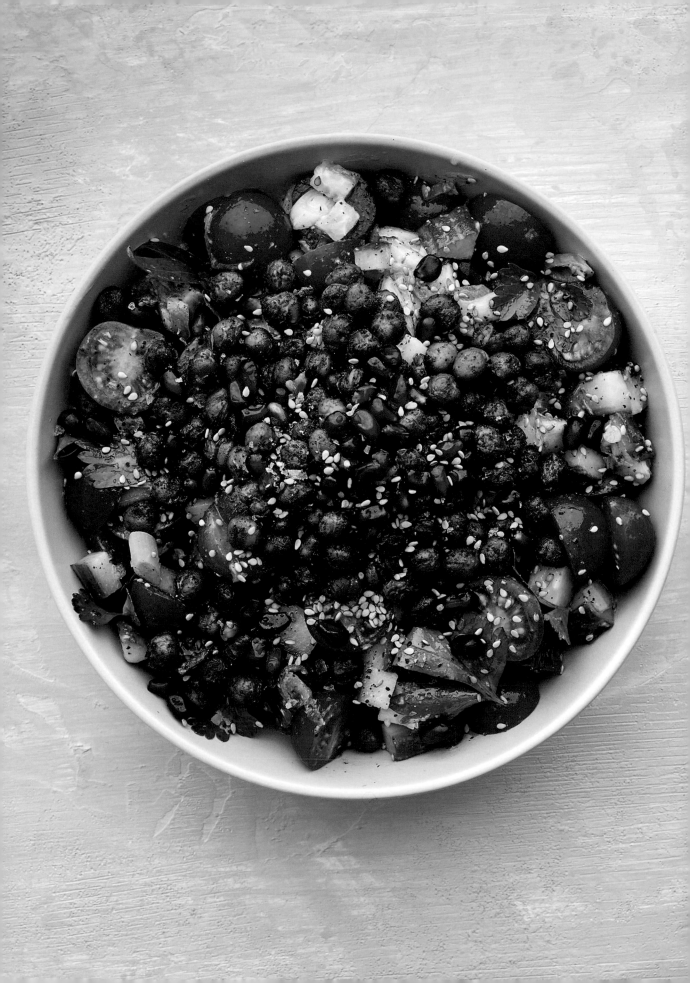

迪亞‧夏馬（Divya Sharma）的烤鷹嘴豆沙拉

這種色彩繽紛的沙拉味道和質地都很棒。單獨食用即可，或與烤雞、魚、哈羅米起司或烤堅果起食用，可以增加蛋白質含量。

作法：4 人份

將烤箱的烤架放在中間層，然後將烤箱預熱至 200°C。在大烤盤的底部鋪上烘焙紙。

鷹嘴豆與橄欖油、1 小匙鹽膚木粉、煙燻紅椒粉和 1 小撮鹽拌勻。以黑胡椒調味。

把蒜瓣用小張鋁箔紙包好，與鷹嘴豆放在同樣的烤盤上。放入烤箱烘烤，中途需取出，翻拌一下鷹嘴豆，共需烤 25～30 分鐘，或烤到鷹嘴豆金黃酥脆。放涼備用。

將包蒜瓣的鋁箔紙拆開，把蒜肉擠入上菜碗中，皮丟棄不用。用叉子壓成蒜泥，倒入冷壓初榨橄欖油、檸檬汁、剩下的 2 小匙鹽膚木粉和剩下的鹽攪拌均勻。

把番茄、黃瓜、青蔥和巴西利放入上菜碗中，和沙拉醬一起翻拌均勻。最後撒上鷹嘴豆和石榴。

罐頭鷹嘴豆 800 克，沖洗後瀝乾
橄欖油 2 大匙
鹽膚木粉 3 小匙
煙燻紅椒粉 2 小匙
鹽 1 小匙
黑胡椒
大蒜（大的）6 瓣，帶皮
冷壓初榨橄欖油 4 大匙
檸檬汁 4 大匙
小番茄 300 克，切半
黃瓜 1 條，切成大丁
青蔥 5 條，切末
巴西利
石榴

熱量 377 大卡／1577 千焦
蛋白質 9.9 克
脂肪 23.8 克
飽和脂肪 4.1 克
碳水化合物 34.3 克
纖維 9.5 克

鮭魚（或豆腐）蕎麥麵
與東方青蔬

生薑 1 小節，磨成泥
大蒜 2 瓣，拍碎
蜂蜜 1 大匙
醬油 2 大匙
味醂或甜雪莉酒（sherry）1 大匙
鮭魚排 2 塊或老豆腐 1 盒
乾燥蕎麥麵 100 克或
預煮熟的蕎麥麵 200 克
芝麻油 1 小匙
蔬菜油 2 小匙
青蔥 2 根，切成蔥花
青江菜 1 包（約 6 株）或
其他中式綠色蔬菜
白芝麻 1 小匙（可省略）
鹽和現磨黑胡椒

熱量 729 大卡／3041 千焦
蛋白質 27.3 克
脂肪 24.7 克
飽和脂肪 3.6 克
碳水化合物 94.7 克
纖維 1.3 克

營養素的計算依據為使
用鮭魚的版本。

這是一道非常實用的涼麵沙拉。豆腐是很棒的鮭魚替代品。在這道料理中，您可以使用任何綠色蔬菜，蘆筍、四季豆或青花筍，都很適合。順道一提，家裡屯一些真空包裝的熟麵，真的很實用，馬上就可以開飯。加些芝麻油、醬油，也許再來一點中式五香粉，就是一份快速的點心。麵條是很好的澱粉類碳水化合物，而鮭魚則能提供好的蛋白質。餐點中維生素的含量，如 β- 胡蘿蔔素和葉酸，則會依據您所選的蔬菜而定。

作法：2 人份

把薑泥、大蒜、蜂蜜、醬油和味醂放入碗中，攪拌均勻。用鹽和黑胡椒調味。放入鮭魚排或豆腐，翻一下，讓每個面都能完全裹到醃醬。靜置在醃醬裡至少 30 分鐘，但如果您有時間，可以醃久一點。

如果您用的是乾麵條，請根據包裝指示，將麵條煮熟。瀝乾水分後，和芝麻油拌一拌，放涼備用。

煎鍋中加熱蔬菜油。瀝乾鮭魚上的水分，醃醬先留著。將鮭魚皮面朝下放入熱油中，先煎 3 分鐘，翻面再煎幾分鐘。盛出備用。

把青蔥和青江菜放入鍋中炒幾分鐘，接著倒入預留的醃醬。讓醃醬滋滋響個 1 ～ 2 分鐘，然後淋一點水。綠色蔬菜應該很快就會塌軟。

上桌前，拿掉鮭魚皮，並把魚肉拆成小塊。將魚肉疊在麵條上，再放上青菜，並把煎鍋裡剩下的所有汁水倒在麵上。撒上白芝麻（若用）後，即可端上桌。

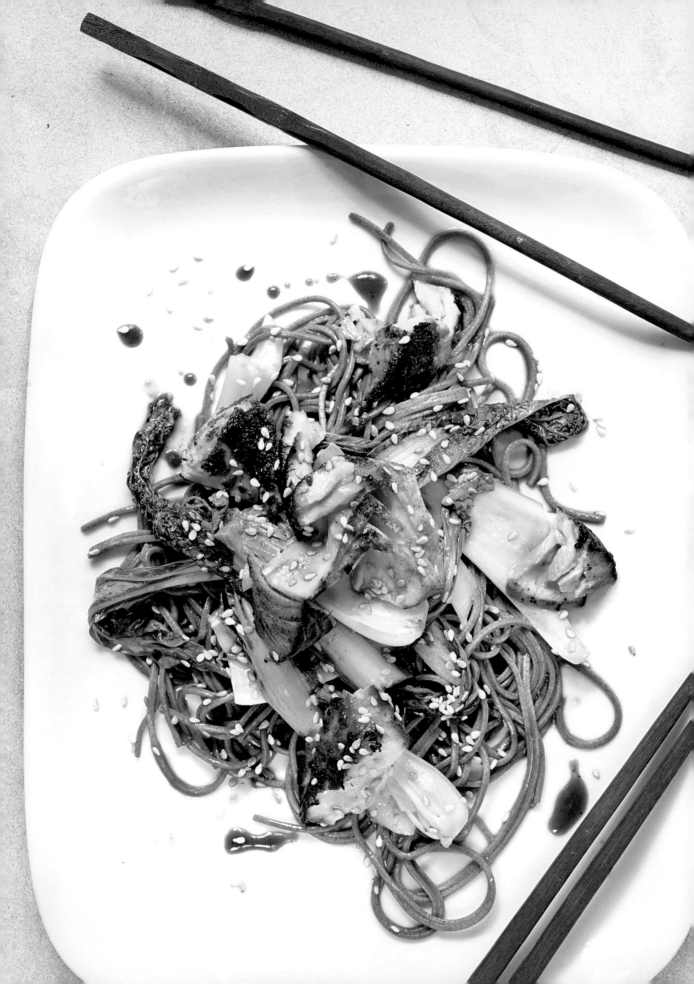

肉丸的多種吃法

橄欖油 **1 大匙**
洋蔥 **1 顆**，切末
大蒜 **2 瓣**，切末
牛絞肉 **300 克**
豬絞肉 **300 克**
麵包粉 **100 克**
淡鮮奶油、牛奶或優格 **75 毫升**
大顆的放牧蛋 **1 顆**
乾燥奧勒岡 **1 小匙**
新鮮巴西利葉 **2 把**，切末
鹽和現磨黑胡椒

每顆肉丸的營養素：
熱量 96 大卡／ 402 千焦
蛋白質 7.0 克
脂肪 5.6 克
飽和脂肪 2.2 克
碳水化合物 4.8 克
纖維 0.3 克

肉丸大概是一次大量製作的東西中，最實用的一種，因為它們的吃法真的多到難以想像。這個基礎食譜是通往無限變化的起點，所以在食譜最後，您會看到我們建議的幾種肉丸使用方法。這些特製的肉丸因為用了麵包粉和鮮奶油增加營養價值，所以特別棒。上述兩樣食材讓肉丸非常柔軟，如果您需要稍微增重，這款肉丸的熱量也比較高。它也是良好的蛋白質和鐵質來源，且對於胃口小的人，也非常容易控制份量。

作法：可做 20 顆

將烤箱預熱至 220°C。在烤盤上鋪烘焙紙或防油紙（greaseproof paper）。

把油倒入煎鍋中燒熱，接著放入洋蔥和大蒜。用小火炒幾分鐘至洋蔥軟化。移鍋熄火，放涼備用。

把肉、麵包粉、鮮奶油、蛋和香草放入大碗中，用大量鹽和黑胡椒調味。把所有食材攪拌均勻，最簡單的作法就是用雙手。將混合好的肉泥整形成高爾夫球大小的丸子 —— 每顆大約 40 克重。將準備好的肉丸以一定的間隔排在烤盤上，放入烤箱烤 15 分鐘左右，直到肉丸均勻上色且熟透。

變化版：

小漢堡

在整形階段，不要把肉泥做成丸子狀，而是拍扁做成小肉排，這樣就能做出小漢堡。如果您能找到一些小漢堡麵包的話，小朋友會特別喜歡組裝的工作。您可以在烹調最後 5 分鐘時，加 1 片起司片，就變成起司漢堡，然後再隨意配上任何常見的調味料。

羊肉丸

您可以把牛或豬絞肉換成羊絞肉：加乾燥薄荷或迷迭香，和檸檬皮屑到肉泥裡，然後再加一些菲達起司碎。肉丸做好後，切片放入皮塔口袋餅中，再淋上優格薄荷醬。

斯堪地那維亞肉丸

這道斯堪地那維亞的經典料理，當然是肉丸眾多療癒吃法中的其中一個。先用高湯和高湯粉做出牛肉肉汁，再加幾滴鮮奶油，如果您

手邊有的話，還可以拌入越橘果醬（lingonberry jam；可以在網路上或 IKEA 購買）—— 不然用紅醋栗果醬也可以。做好後，搭配大量馬鈴薯泥一起享用。

可用來煮湯的蒸煮肉丸

用上頁介紹的羊肉丸食材來做，肉丸整形好後放入雞麵湯（作法請參考第 74 頁）等高湯，或甚至是法式清湯（consommé）中都可以。用中小火煮到熟透。當您的冰箱或冷凍庫有已經煮熟的肉丸時，再煮些泡麵，一起放入法式清雞湯或高湯裡，然後加一點點醬油或任何您喜歡的調味料，就是快速的一餐。放入很多新鮮香草 —— 即食肉丸湯麵即完成。

再試試把肉丸食材中的肉類換成豬肉加雞肉，甚至可以加一些切成末的蝦。放一點萊姆皮屑，少許薑泥，香菜梗也可以來一些。湯底是法式清雞湯或高湯與椰奶混合均勻後，再加醬油或魚露、萊姆汁、新鮮香草和麵條。

肉丸義大利麵

如果配上番茄醬汁的話，會很棒。但如果沒有的話，也不會怎麼樣。您可以簡單把肉丸切片後，和最喜歡的義大利麵混合，然後加許多蔬菜一起放入烤箱烘烤。或是做尺寸小很多的肉丸（甚至可以用香腸肉餡做），然後切成圓片。

素食選項

把上頁的食譜調整一下，就可以做出素食版的肉丸，只要把肉換成任何種類的豆子，或質地硬實的扁豆，如普伊扁豆。您也可以把麵包粉換成藜麥等食材，帶入更多的蛋白質。下面提供一個點子，供您參考：

作法：

將橄欖油倒入煎鍋中燒熱，把洋蔥炒軟。放入大蒜，再炒幾分鐘。炒好的洋蔥和大蒜與 200 克的豆子一起打成幾乎沒有顆粒的豆泥。把剩下的豆子放入大碗中，壓成大顆粒狀，保留一些口感。倒入豆泥以及其他食材。將整體攪拌均勻，如果您覺得有點乾，可加一點水、牛奶或檸檬汁，一次 1 大匙慢慢加。拌好後，依照上頁的步驟整形。

每顆素食肉丸的營養素：

熱量 126 大卡／403 千焦　　**蛋白質** 8.5 克　　**脂肪** 2.5 克

飽和脂肪 0.7 克　　**碳水化合物** 18.6 克　　**纖維** 7.2 克

橄欖油 **1 大匙**
洋蔥 **1 顆**，切末
大蒜 **2 瓣**，切末
豆子 **600 克**，煮熟 —— 白腰豆、黑豆、腰豆和斑豆都是很好的選擇
藜麥 **100 克**，煮熟
菲達起司碎或帕瑪森起司細絲 **50 克**
放牧蛋 **2 顆**，打散
乾燥綜合香草 **1 小匙**
新鮮軟葉香草，如巴西利、薄荷、香菜或蒔蘿 **4 大匙**，切末
未上蠟的萊姆或檸檬 **1 顆**，取皮屑
鹽和現磨黑胡椒

瑪莉亞·埃利亞（Maria Elia）的西瓜酪梨黑豆塔可

佐希臘優格奶醬

這道料理包含許多食材，但不要因為這樣就打退堂鼓，它真的就只是組裝和混合而已，且大部分都可以事先製作。絕對值得下工夫！塔可餅裡有許多新鮮的食材，是很好的維生素，尤其是維生素 C 的來源。這道菜特別適合食慾不振的人，因為您可以從少量開始，加您自己想吃的餡料，可選任何您覺得自己有辦法吃的東西就好。

作法：4 人份

將柑橘類果汁與皮屑放入不會起化學反應的大碗或容器中。加入辣椒、½ 小匙海鹽和西瓜。混合均勻後，放入冰箱醃漬至少 30 分鐘或一晚。

奶醬：將所有食材混合均勻後，放入冰箱冷藏至需要用時。

把醃好的西瓜倒在網篩上，瀝掉多餘水分。

組裝時，用熱好的平板煎盤（griddle pan）或橫紋煎鍋烙一下薄餅的兩面。

舀一些奶醬到每張餅的中央，然後放上瀝乾的西瓜、黑豆、番茄、酪梨、香菜葉、柳橙、青蔥和辣椒。每人兩個塔可，胃口小的人就 1 個，再附上萊姆角。

變化版：

用 250 克無刺無皮，切成薄片的鯛魚或海鱸魚排取代西瓜，然後用柑橘果汁與皮屑醃 15 分鐘。也可以一半西瓜、一半魚。

柳橙 1 顆，榨汁
檸檬 1 顆，榨汁
萊姆 1 顆，榨汁
未上蠟的柳橙 ½ 顆，取皮屑
未上蠟的檸檬 ½ 顆，取皮屑
未上蠟的萊姆 ½ 顆，取皮屑
紅辣椒 ½ 條，切末
西瓜 250 克，去籽後切成薄片
海鹽

奶醬：
希臘優格 125 毫升
孜然粉 ½ 小匙
芫荽籽 2 小匙，先烘過再磨成粉
大蒜 1 瓣，切末
磨成細粉的柳橙皮屑 2 小匙
現榨柳橙汁 1 大匙

塔可：
直徑 15 公分的玉米
或麵粉製墨西哥薄餅 8 張
罐頭熟黑豆 ½ 罐，
瀝乾水分後，沖洗乾淨
連藤小番茄 8 顆，切成 4 等分
酪梨 1 個，切成 1 公分見方小塊
挑過的香菜葉 15 克
小柳橙或血橙 1 顆，
去皮後把橘瓣取下來（不要薄膜）
青蔥 2 根，切成細蔥花
辣椒 1 根，去籽後切成薄辣椒圈

佐食建議：
萊姆角

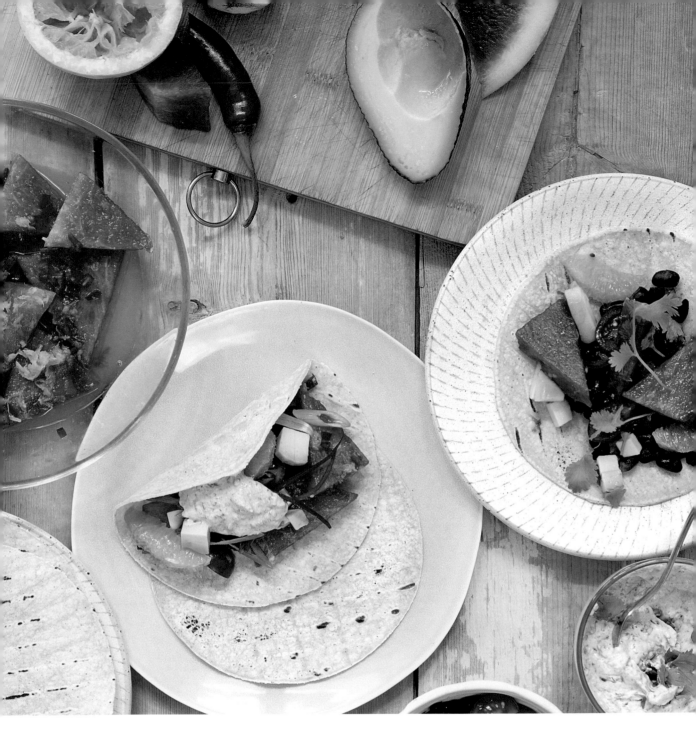

每人份（2 個塔可）的營養素：

熱量 556 大卡／2353 千焦　　**蛋白質** 23.2 克　　**脂肪** 10.7 克
飽和脂肪 3.7 克　　**碳水化合物** 99.2 克　　**纖維** 11.2 克

每人份（2 個鯛魚塔可）的營養素：

熱量 586 大卡／2480 千焦　　**蛋白質** 28.7 克　　**脂肪** 11.6 克
飽和脂肪 3.7 克　　**碳水化合物** 99.2 克　　**纖維** 11.2 克

正餐

在忙碌的生活中，許多人要等到晚上才有時間吃一頓正餐。癌症治療會讓人很疲倦，而等到晚上可能代表您已經累到吃不下或無法備餐了。試著在最適合您的時間吃正餐 —— 您可以在中午的時候好好吃一頓，或比平常早一點吃晚餐。這節中的許多料理都可以分成一人份冷凍，讓您想吃的時候，就能隨時拿出來，無需準備。親朋好友也許可以幫忙在您的治療前，先準備一些食物。如果您無法吃比較乾的食物，就選擇有醬汁或肉汁的料理。您也可以把醬汁或肉汁分成一人份冷凍，下次就可以隨時使用。

魚和海鮮

- 低溫泡煮（水波煮）／烤魚排或全魚，如鮭魚、鱈魚或黑線鱈 —— 把法式酸奶油和青醬或檸檬一起溫熱就是一種醬汁，配上馬鈴薯泥就像英式魚派一樣。
- 加了甜玉米粒、馬鈴薯和鮮奶油的煙燻黑線鱈巧達湯。
- 醃過的鮭魚煮熟後，配上炒蔬菜和麵或飯。
- 用鋁箔紙包鮭魚和檸檬汁做成「紙包烤魚」，搭配北非小米與烤蔬菜一起享用。
- 烤海鱸魚或鰈魚（plaice）等白肉魚，配上番茄莎莎醬、香菜和橄欖油。
- 用番茄大蒜醬汁煮蝦；搭配米飯或麵條一起享用。

雞肉

- 義大利生火腿捲雞柳條和奶油乳酪，搭配烤帶皮夾餡馬鈴薯和蔬菜或沙拉。
- 雞柳條上抹奶油乳酪和芥末醬，烤到呈現金黃色。

肉類

- 香腸佐馬鈴薯泥與焗豆。
- 農舍派或牧羊人派 —— 可試試用冷凍馬鈴薯泥來做這兩種料理，讓烹調更快速簡便；或者一次多做一點馬鈴薯泥，冷凍一批供之後使用，要用時先放冷藏解凍，然後多加一點奶油、法式酸奶油或鮮奶油以達到最佳口感。
- 一鍋煮料理，如鹽漬牛肉煎馬鈴薯（corned beef hash）或牛肉砂鍋煲。
- 用醬油、孜然粉、煙燻紅椒粉和橄欖油醃過的羊里肌肉串，烤熟後搭配沙拉和飯享用。

素食

- 釀彩椒 —— 把飯加上青醬和起司當餡料，鑲在甜椒裡。
- 起司舒芙蕾：雖然舒芙蕾聽起來好像很難做，但有分兩次烘烤的舒芙蕾，且在第一次烘烤完就可以冷凍保存，要吃之前只需再加熱即可。
- 義大利燉飯：用奶油瓜、蕈菇、番茄或綜合蔬菜加上短梗米來製作，且讓燉飯濕潤一點 —— 上桌前添加額外份量的起司，如帕瑪森或山羊奶起司。
- 普羅旺斯法式燉菜（Ratatouille），撒一些起司並搭配烤馬鈴薯或飯一起吃。
- 素香腸 —— 搭配馬鈴薯泥和煮熟的紫洋蔥或焗豆。
- 砂鍋煲或燉素菜。
- 烤鹹布丁 —— 起司洋蔥或起司番茄口味；如果不想備料的話，就買現成的派皮。
- 蔬菜咖哩 —— 使用香氣濃郁的香料，若嘴破，就不要加辣椒。搭配米飯或印度麵餅，如饢餅（naan）或印度煎餅（roti）一起吃。

皇家馬斯登的
燉蒙古鷹嘴豆與地瓜 [5]

大地瓜 **2 條**或 **350 克**，去皮
後切成 2 公分見方小塊
蔬菜油 **1 大匙**
大洋蔥 **1 顆**，切丁
月桂葉 **2 片**
肉桂粉 **1 小匙**
大蒜 **2 瓣**，切末
小茴香籽（cumin seeds）**1 小匙**
薑黃粉 **2½ 小匙**
葛拉姆瑪薩拉（garam masala）**2½ 小匙**
新鮮番茄 **4 顆**
新鮮香菜 **1 把**
希臘優格 **100 克**
罐頭鷹嘴豆 **400 克**，
瀝乾水分後，沖洗乾淨
大豆 **150 克**
蔬菜高湯塊 **1 個**
淡鮮奶油 **275 毫升**
鹽和現磨黑胡椒

熱量 374 大卡／1569 千焦
蛋白質 19.0 克
脂肪 18.1 克
飽和脂肪 6.5 克
碳水化合物 37 克
纖維 12.7 克

這道美味的素食燉菜，包含許多香氣馥郁，但不會辣的香料。這在我們醫院菜單中是很熱門的餐點，用香滑醬汁煮的鷹嘴豆和蔬菜能提供大量的蛋白質和能量。它富含維生素、β- 胡蘿蔔素、維生素 E、葉酸和鐵質的含量都很高。請搭配米飯一起食用。

煮好放涼後，可分裝成多包一人份冷凍，這樣當您太累，無法煮飯的時候，就有快速又簡單的一餐。

作法：6 人份

大醬汁鍋裝水燒滾後，把地瓜煮到七八分熟，大概需要 15 分鐘。瀝乾後，先置於一旁備用（地瓜應該還有點硬）。

把油放入煎鍋中，以中火燒熱，放入洋蔥、月桂葉、和肉桂粉，炒到洋蔥變透明。下大蒜、小茴香籽、薑黃粉和葛拉姆瑪薩拉，炒到蔬菜軟化出水，約 4 分鐘。

同時，用果汁機把番茄和香菜（留幾片葉子裝飾用）打勻。

加一半的優格到香料洋蔥中，繼續煮 5 分鐘。倒入打勻的香菜番茄糊、鷹嘴豆、地瓜、大豆和蔬菜高湯塊，並視需要加熱水（最多加 500 毫升）。煮到大滾後，用中小火煮 5 分鐘。

把剩下的一半優格和淡鮮奶油拌入燉菜中，一起煮到整鍋熱透。調味後，撒上切碎的新鮮香菜葉裝飾。

5　譯註：這道菜不是蒙古菜，而是由歐美國家中餐廳，常見的一道菜色「燉蒙古牛肉」衍生而來的。

瑪麗・康蒂尼（Mary Contini）的
菠菜瑞可塔起司義大利可麗餅

「這是一道可先準備的美味佳餚。您需要準備鹹餅皮和菠菜瑞可塔起司餡，還有要一起烤的新鮮番茄醬汁與貝夏美醬（béchamel sauce）。組裝方法簡單，新鮮又容易享用。」——瑪麗・康蒂尼

作法：6 人份

可麗餅：將所有食材放入果汁機中，攪打均勻。取一只好的不沾煎鍋燒熱，在鍋裡塗抹少量奶油或橄欖油。舀一勺麵糊，量能夠薄薄覆蓋鍋子底部就好。慢慢煎到餅皮底部上色，而您也會看到表面開始冒小泡泡。翻面把另一面煎熟。將煎好的餅皮盛到盤子上放涼。把所有麵糊都煎完，並將煎好的餅全都堆高成一疊。餅皮一旦放涼後，就可用保鮮膜蓋住，冷藏最多可保存 5 天。

菠菜瑞可塔起司餡：用叉子將瑞可塔起司壓鬆。加入其他食材，並用叉子拌勻。嚐嚐味道後，加適量鹽和黑胡椒調味。如果覺得餡料有點乾，可加 1 大匙牛奶稀釋。

番茄醬汁：在每顆番茄底部劃十字刀痕，接著放入剛滾的水中煮 10 秒鐘。把番茄撈出來——現在皮應該很容易就可以剝掉了。去皮番茄大概切成塊狀後，放入淺鍋中。加入油和大蒜，中小火煮 20 分鐘到番茄化掉，且醬汁變濃稠。適度調味後，加大量的羅勒葉提味。

義大利可麗餅（crespelle）：
中筋麵粉 **100 克**，過篩
半脫脂牛奶 **300 毫升**
放牧蛋 **2 顆**
鹽和現磨黑胡椒
無鹽奶油或橄欖油，煎餅皮用

菠菜瑞可塔起司餡：
新鮮瑞可塔起司 **350 克**
帕米吉阿諾-瑞吉阿諾起司細絲（Parmigiano Reggiano，以下簡稱「帕瑪乾酪」）**3 大匙**，另外準備一些份量外的，入烤箱前要撒在餅上
放牧蛋的蛋黃 **1 顆**，打散
細砂糖 **1 小匙**
新鮮菠菜 **250 克**，用鹽水燙過後，擠乾水分，切成絲（或冷凍菠菜 **125 克**）
切碎的新鮮有機香草——巴西利、羅勒和幾片薄荷葉 **2 大匙**
大量的現刨肉豆蔻粉
檸檬汁**少許**
鹽和大量現磨黑胡椒

新鮮番茄醬汁：
軟甜完熟的番茄 **750 克**
冷壓初榨橄欖油 **3～4 大匙**
大蒜 **2 瓣**，切片
新鮮羅勒 **1 把**
鹽

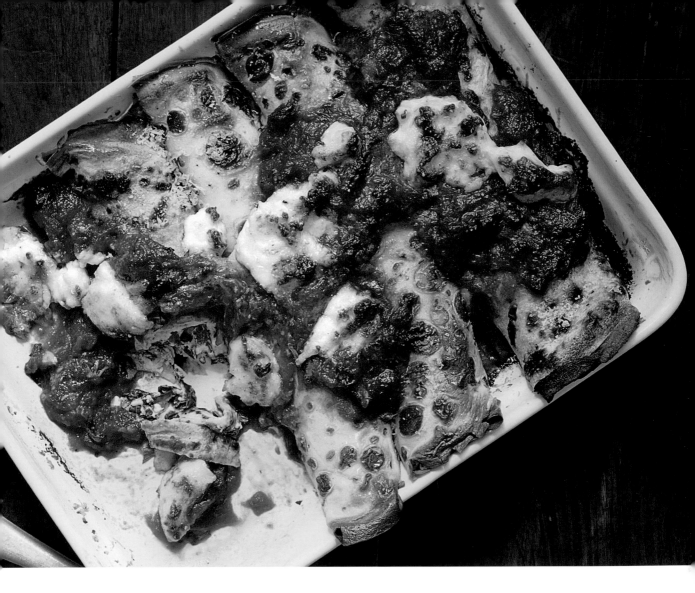

簡易貝夏美醬：
牛奶 **500 毫升**
無鹽奶油 **50 克**
中筋麵粉 **50 克**
現刨肉豆蔻粉
鹽和現磨黑胡椒

熱量 477 大卡／ 1991 千焦
蛋白質 20.8 克
脂肪 30.8 克
飽和脂肪 15.2 克
碳水化合物 32.2 克
纖維 4.2 克

簡易貝夏美醬：將所有食材放入果汁機或食物調理機中，攪打均勻。倒入醬汁鍋中，煮到冒小滾泡，持續攪拌至醬變濃稠。加適量鹽和黑胡椒調味後，置於一旁備用。

將烤箱預熱至 200°C。開始組裝可麗餅：在大的焗烤盤底部塗上奶油或橄欖油。拿一片可麗餅，抹上一些菠菜瑞可塔起司餡，接著舀一些貝夏美醬。如果貝夏美醬裡有顆粒，也不用擔心 —— 烤完後，就會很神奇地消失了。撒上帕瑪乾酪細絲。將餅皮的邊緣往上折，使其底部長度符合焗烤盤的大小，像包捲餅一樣捲起來，接著放入盤中。

重複同樣的步驟，捲完所有餅皮。把番茄醬汁和任何剩下的貝夏美醬倒在捲好的餅上，撒上帕瑪乾酪細絲和一些新鮮羅勒葉。放入預熱好的烤箱烤約 40 分鐘，直到冒泡滾燙。

傑克・門羅（Jack Monroe）的豌豆甜菜根大麥燉飯

佐檸檬辣油

「我很喜歡這道義大利燉飯 —— 對於眼睛和味蕾來說都是饗宴，珍珠大麥和花生油能帶來健康的堅果風味，再來是甜菜根貢獻的泥土香與個頭迷你的小豌豆（petit pois）所帶來的鮮明春綠。如果您時間不夠，或鍋子不夠，可在一開始下洋蔥的時候，就把甜菜根一起放進來，真空包處理好的甜菜根與新鮮一大球的效果一樣好。」
—— 傑克・門羅

檸檬辣油完全可以省略，但如果您沒有受口腔潰瘍所苦的話，絕對值得加一點。這道菜能提供各種維生素，包括葉酸、β- 胡蘿蔔素和維生素 E。

作法：4 人份

將甜菜根放入醬汁鍋中，用一點高湯蓋過。煮到大滾後，把火力改小，讓鍋中液體冒小滾泡就好，一直煮到甜菜根變軟，大概需要 15 分鐘。

把奶油放入淺的大醬汁鍋或煎鍋中加熱至融化。放洋蔥和大蒜，用小火炒到洋蔥軟化、變透明。放入珍珠大麥，攪拌 1 分鐘，使其均勻裹上奶油，接著倒入酒或水。把火力調大至中火，加熱 1 分鐘，讓酒滾到冒泡濃縮。把煮軟的甜菜根和鍋裡剩下的高湯一起放入果汁機中，打成泥。將打好的甜菜根泥，一次一勺，舀進煮燉飯的鍋中，每次都要等珍珠大麥吸收大部分液體後，再倒下一勺。重複這樣的動作，直到珍珠大麥煮軟、膨脹，且產生一點黏性，總共需要 30 分鐘左右。

倒入冷凍豌豆，攪拌均勻。再煮幾分鐘。

若要製作檸檬辣油：將檸檬汁、檸檬皮屑和油及乾燥辣椒片混合均勻，接著淋在做好的燉飯上。上桌前撒上大量現磨黑胡椒和一些巴西利碎，即完成。

TIPS

- 這個燉飯滿適合冷凍，只是一放涼到常溫後，就要馬上冷凍保存。

新鮮甜菜根 **500 克**，去皮後切成丁（如果用的是真空包蔬菜，就可以省略作法中的第一個步驟）

熱的雞高湯或蔬菜高湯 **1 公升**

無鹽奶油 **25 克**

洋蔥 **1 顆**，切薄片

大蒜 **2 瓣**，拍碎

珍珠大麥 **250 克**

紅酒或白酒，或水 **100 毫升**

冷凍小豌豆或切成小塊的綠色蔬菜（四季豆、蠶豆、青花筍或甜豆）**200 克**

檸檬辣油（可省略）：

未上蠟的檸檬 **1 顆**，榨汁和取皮屑

花生油 **2 大匙**

乾燥辣椒片 **1 小撮**

端上桌前：

現磨黑胡椒

巴西利 **1 小把**，切碎

熱量 437 大卡／1839 千焦

蛋白質 11.0 克

脂肪 13.1 克

飽和脂肪 4.8 克

碳水化合物 68.9 克

纖維 7.1 克

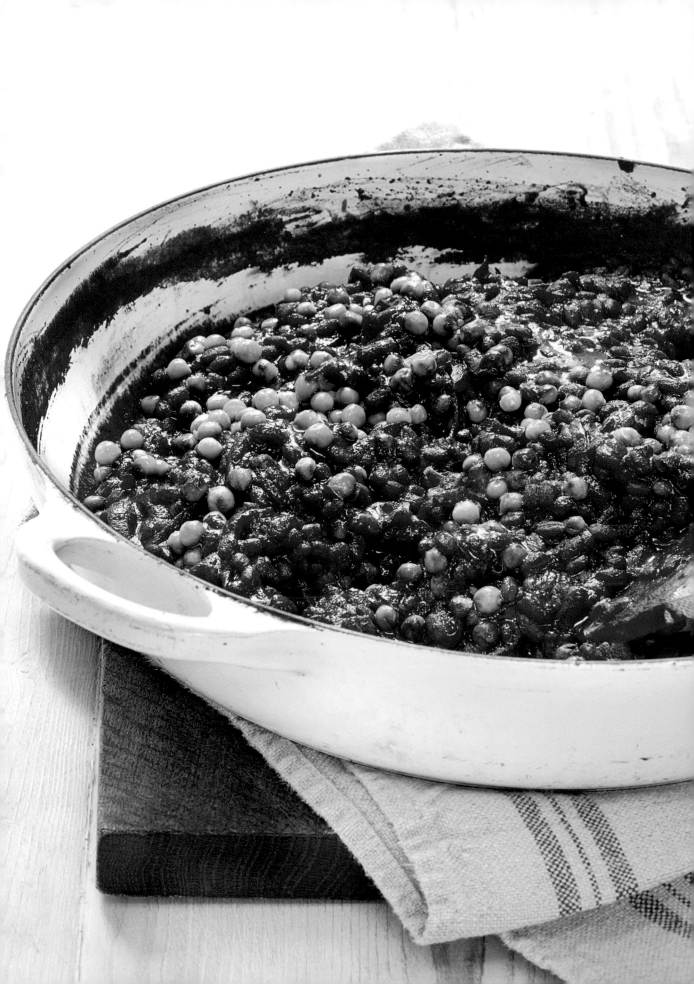

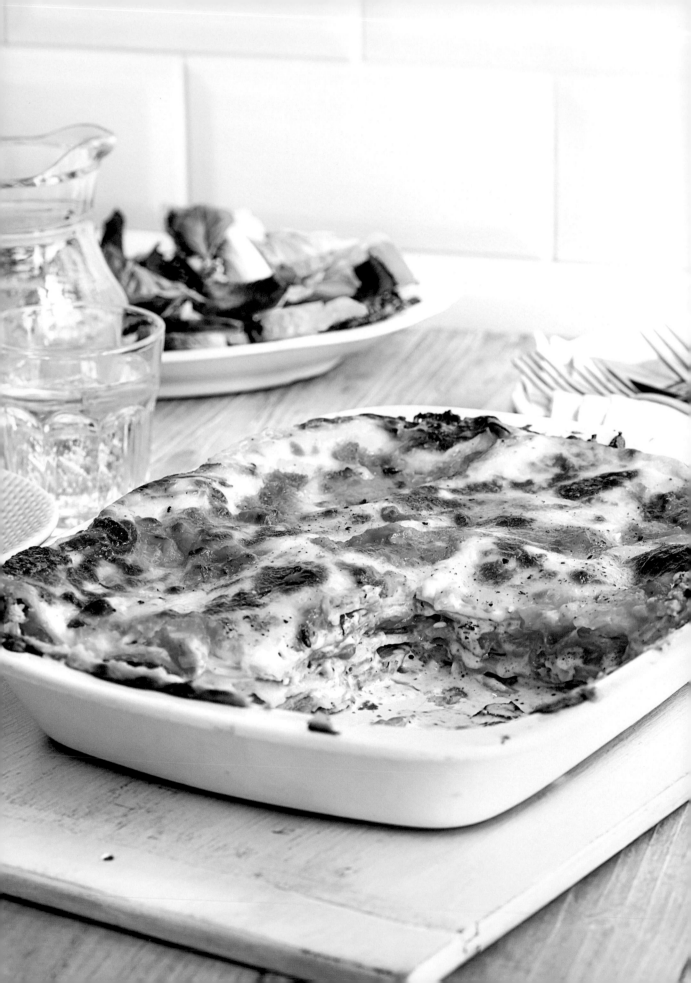

傑米・迪恩（Jamie Deen）的秋日奶油瓜千層麵

這些食材可以做出很大一份千層麵，應該足夠讓 8 個人享用。但您很容易就能分成較小的份量，然後冷凍保存，直到下次要吃的時候。奶油瓜加上起司讓這道菜有大量的蛋白質、鈣質、β- 胡蘿蔔素和維生素 E。搭配爽脆的沙拉一起享用，能增加維生素攝取量。

作法：4 人份

將烤箱預熱至 200°C。在烤盤底部鋪鋁箔紙。把奶油瓜放到烤盤上，淋橄欖油。翻拌均勻後，加鹽和黑胡椒調味。送進烤箱烤 30 分鐘至熟軟。放到食物調理機中，和高湯一起打成滑順的泥狀。

在 23x33 公分的深烤盤裡塗上奶油。把烤箱溫度降低為 190°C。

將 70 克的奶油放入大醬汁鍋中，以中火加熱至融化。把揉捏過的鼠尾草葉（可幫助釋出風味）丟進奶油裡，用木匙翻拌擠壓鼠尾草，煎到葉子變脆，但奶油還沒變褐色的程度。用漏勺把葉子撈到盤子上，置於一旁備用。

把麵粉撒到奶油上，用中火加熱，攪拌 2 分鐘左右至奶油與麵粉均勻混合，且麵粉也稍微煮熟。慢慢倒入牛奶，持續用打蛋器攪拌。把鼠尾草放回醬汁中，一起煮到大滾，持續攪拌，接著把火關小，讓醬汁冒小滾泡，續煮 15 分鐘。中途每隔幾分鐘就要攪拌一下，以免粘鍋。試過鹹淡後，刨一些肉豆蔻粉調味。

舀一些鼠尾草奶醬到塗了奶油的烤盤中，薄薄鋪上一層。放 4 塊麵片到盤裡，可稍微重疊。再舀一些醬汁蓋住千層麵麵片後，倒入 ¼ 的奶油瓜泥，鋪平後，撒上各 ¼ 量的莫札瑞拉起司和帕瑪森起司。同樣的堆疊動作再做兩次，然後把最後的白醬和奶油瓜泥倒在千層麵麵片上。撒上剩下的莫札瑞拉起司和帕瑪森起司，並擺上幾片鼠尾草葉裝飾。將剩下的 30 克奶油，分成小塊，均勻點在頂端。用鋁箔紙緊緊蓋住千層麵烤盤，放入烤箱。先烤 40 分鐘，拿掉鋁箔紙後，再烤 20 分鐘至表面金黃冒泡。

奶油瓜 **1 個**（約 1.3 公斤），去皮去籽後，切成 2.5 公分見方小塊
橄欖油 **2 大匙**
熱的雞高湯或蔬菜高湯 **350 毫升**，市售或自製的皆可
無鹽奶油 **100 克**，另外準備一些份量外的，塗抹烤盤用
新鮮鼠尾草葉 **8 片**，另外準備一些份量外的，裝飾用
中筋麵粉 **100 克**
全脂牛奶 **1.1 公升**
現刨肉豆蔻粉
不用預先煮軟的千層麵麵片（no-precook lasagne sheets）**250 克**
紮實硬質的莫札瑞拉起司 **170 克**，刨成細絲
帕瑪森起司 **50 克**，刨成非常細的絲狀
鹽和現磨黑胡椒

熱量 506 大卡／2115 千焦
蛋白質 17.1 克
脂肪 30.4 克
飽和脂肪 17.5 克
碳水化合物 43.7 克
纖維 3.8 克

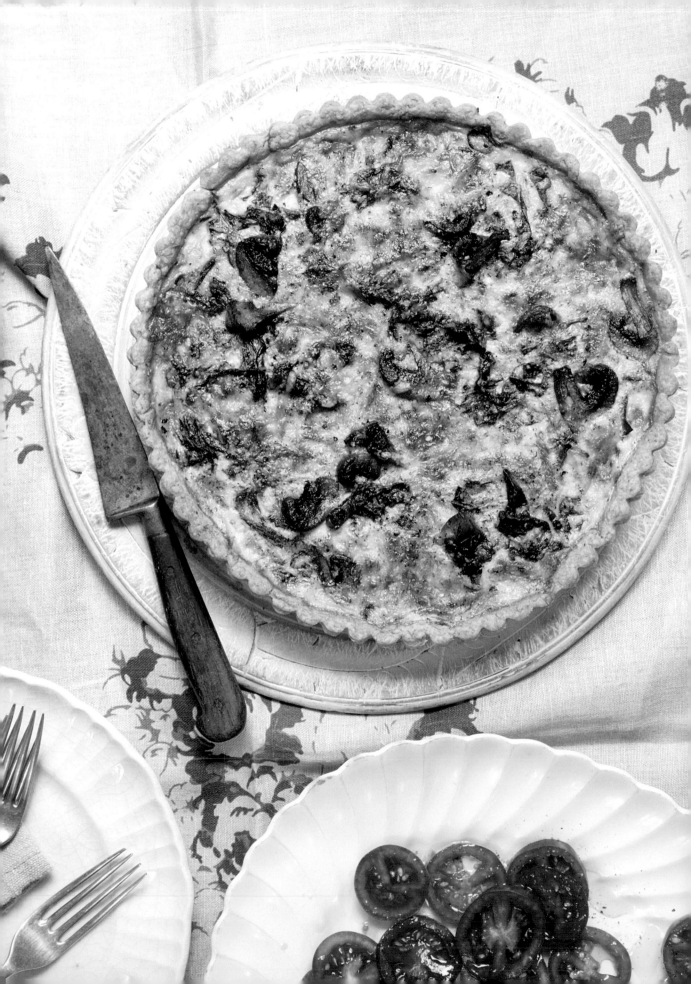

蕈菇瑞士甜菜塔

這裡我選用了斯貝爾特小麥粉，但您如果要用中筋麵粉也可以。這可以做一個大的塔，但您也可以做成單人份的，然後冷凍保存，而且這樣的話，您還可以依個人喜好，放入各種不同餡料。任何地中海類（Mediterranean-type）的蔬菜都很適合，此外，燻魚、培根或雞肉也都是理想的餡料選擇。我特別喜歡奶油瓜、蘆筍和雞肉的組合。它能夠提供各種不同的營養素，如蛋白質、鈣質、鐵質、β- 胡蘿蔔素和維生素 E。

作法：可做直徑 25 公分的大塔 1 個，或一人份的小塔 6 個

將烤箱預熱至 200°C。

塔皮：將麵粉過篩到碗中，放入油脂搓成顆粒，並加鹽調味。倒入適量的冷水，夠讓粉粒成團即可，用刀子攪拌到開始成團即停。用最少的觸碰，把麵團整成球狀，然後相當粗略地揉到表面光滑。用保鮮膜包好後，冷藏 30 分鐘。

把塔皮擀開，鋪在直徑 25 公分的深烤布丁模，或 6 個一人份塔模底部。在塔皮上鋪烘焙紙，然後擺上烘焙重石（baking beans）。放入烤箱盲烤 15 分鐘後，把烘焙紙和重石拿掉，再繼續烤 3 分鐘左右，或烤到底部變成淺金黃色。置於一旁備用。

餡料：將橄欖油倒入大煎鍋中，以中火燒熱，接著放入蕈菇和瑞士甜菜的菜梗，炒到蔬菜軟化，且蕈菇釋出的水分也蒸發。加入大蒜和瑞士甜菜葉，並淋一點點水，炒到菜葉稍微縮小，且已軟化到可食用的程度。加鹽和黑胡椒調味。

把蕈菇和瑞士甜菜鋪在塔皮上，再均勻撒上起司，也刨一些肉豆蔻粉。取一小碗，把蛋、牛奶和鮮奶油混合均勻，接著倒在塔餡上。放入烤箱烤 30 ～ 35 分鐘，直到蛋液定型即可。中心仍要有很輕微的晃動感才行。

如果您能吃番茄的話，就配番茄沙拉一起享用，不行的話，就搭配綠葉沙拉。

塔皮：
斯佩爾特小麥粉 **225 克**
冰的無鹽奶油 **65 克**，切丁
Trex 或其他牌子的
固體植物油（solid vegetable fat）**65 克**

餡料：
橄欖油 **1 大匙**
蕈菇 **200 克**，切片
瑞士甜菜（Swiss chard）**200 克**，
梗和葉子分開後，切絲
大蒜 **1 瓣**，拍碎
會融化的起司，
如葛瑞爾起司，**75 克**
肉豆蔻粉
放牧蛋 **4 顆**，打散
全脂牛奶 **150 毫升**
重乳脂鮮奶油或
法式酸奶油 **150 毫升**
鹽和現磨黑胡椒

熱量 585 大卡／2431 千焦
蛋白質 14.6 克
脂肪 45.4 克
飽和脂肪 23.3 克
碳水化合物 32.0 克
纖維 2.1 克

水波煮魚佐巴西利醬汁

這是一道經典的療養照護餐,而且可能會被認為太老派,但它之所以能夠一直存在,必有其道理,只要正確料理,極為美味!細緻的魚肉,入口化成一片一片,外面還裹上醬汁淡淡的香氣。這裡有個能夠在很短時間完成的作法:在準備醬汁的同時,把魚煮好;同時準備,而不是事先煮好魚的話,就能確保魚肉柔軟又濕潤。這是一道很棒的料理,能補充蛋白質和鈣質。加一份柔軟的馬鈴薯泥,就能增加能量攝取量。

牛奶 300 毫升
洋蔥 ½ 顆,切片
丁香 2 顆
月桂葉 1 片
白胡椒粒 ½ 小匙
肉豆蔻乾皮(mace)1 片（可省略）
玉米澱粉 1 小尖匙
法式酸奶油 1 大匙
無鹽奶油 1 大塊（可省略）
厚片魚排 2 片（每片約 150 克）
—— 鱈魚、黑線鱈或明太魚
（pollack）都是不錯的選擇
捲葉巴西利 1 小把,
只取葉子,切成末

熱量 335 大卡／1401 千焦
蛋白質 33.4 克
脂肪 12.8 克
飽和脂肪 7.4 克
碳水化合物 24.0 克
纖維 0.8 克

作法:2 人份

把牛奶放入小醬汁鍋中,接著加入洋蔥、丁香、月桂葉、白胡椒粒和肉豆蔻乾皮(若用)。煮到幾乎冒大滾泡後,移鍋熄火,讓香料浸泡幾分鐘出味。把牛奶濾到另一個乾淨的醬汁鍋。玉米澱粉加一點冷水攪拌均勻後,倒入牛奶中,混合均勻。用中小火煮到牛奶慢慢變濃稠,再拌入法式酸奶油和奶油(若用)。

同時,在醬汁鍋中裝水燒滾,並加鹽調味。輕輕地放入魚排,馬上把火調小,用中小火煮 5 分鐘左右到魚排熟透。移鍋熄火,把魚排徹底瀝乾。魚排搭配醬汁一起擺盤,並撒上巴西利末裝飾。

可自行選擇加料:這個醬汁美在它的柔和,但您可以加一點芥末或酸豆,讓味道比較跳,或加龍蒿讓味道甜一點。煮魚的時候,淋一點葡萄酒、香艾酒(vermouth)或法國茴香酒(pastis)也絕對不會錯。

喬·伍德豪斯（Joe Woodhouse）的焗烤皺葉高麗菜

皺葉高麗菜（Savoy cabbage）**1 顆**
（約 800 克），去掉老葉和乾癟的底
部後，從菜梗下刀，分成 8 塊舟狀
橄欖油 **2 大匙**
無鹽奶油 **50 克**
洋蔥 **4 顆**（約 600 克），切成大丁
大蒜 **4 瓣**，略切碎
高品質的白酒或雪莉酒 **100 毫升**
法式酸奶油 **200 克**
第戎芥末醬 **1 大匙**
起司 **100 克**
（如葛瑞爾或康堤 [Comté]），刨成絲
熟栗子 **200 克**，稍微剝碎
片狀海鹽和黑胡椒

熱量 690 大卡／2886 千焦
蛋白質 16 克
脂肪 46 克
飽和脂肪 26 克
碳水化合物 51.5 克
纖維 10.7 克

這道菜有著金黃誘人的脆皮，邊邊烤到香酥的高麗菜葉底下，藏著奶滑、起司味濃，又有芥末味提亮的醬汁。高麗菜的風味與栗子非常搭，讓這道菜成為美妙的冬日佳餚。芥末的酸味讓醬汁不至於過度濃膩，而芥末與葡萄酒的搭配，讓這道菜的風味類似（歐洲）高山特色菜。做這道菜一定要用高品質的葡萄酒，因為它的味道會穿透整道成品；不甜或氧化白葡萄酒（oxidative white wine）是最適合的選擇。

作法：4 人份

將烤箱預熱至 180°C。

把高麗菜塊放在深烤盤中，淋上橄欖油並以鹽巴調味。放入烤箱烤 45 分鐘左右至，考到蔬菜軟化，且邊邊開始變色。

烤蔬菜的同時，把奶油放入附有鍋蓋的中型醬汁鍋，以中火融化。放入洋蔥、大蒜和鹽，加蓋煮 15～20 分鐘至蔬菜變軟，但仍未變色。中途偶爾確認一下，並好好攪拌。

倒入白酒或雪莉酒，讓酒冒滾泡，邊煮邊攪拌，共需 2 分鐘。

把煮好的蔬菜倒入果汁機中，放入法式酸奶油、芥末醬與一半的起司，攪打至滑順。檢查一下鹹淡，並做出相應調整。

舀一些醬汁到適合焗烤的盤子中。將高麗菜塊切面朝下，單層放入焗烤盤中。撒上栗子碎，淋上剩下的醬汁，並確定食材均勻裹附醬汁。最後撒上剩下的起司。放入烤箱烤 30～40 分鐘，直到醬汁冒泡且稍微變濃稠。

炙爐（烤箱上火）加熱至高溫，放入焗烤高麗菜，烤 5～10 分鐘，讓表面變成漂亮的金黃色。完成後，現磨一些黑胡椒，並配上沙拉，可蘸焗烤的醬汁一起吃。

茴香新馬鈴薯一鍋烤魚

這道菜是 4 人份，如果您想要把份量減半，建議您馬鈴薯和的茴香的量不變，然後在放入 2 片魚排前舀起來，這樣就多一個其他天可以吃的美味配菜了。鮭魚等油脂豐富的魚，是 omega-3 脂肪酸的好來源，這道菜也能提供充足的維生素 D 和維生素 E。

作法：4 人份

將烤箱預熱至 200° C。

在大醬汁鍋中裝水燒滾，放入馬鈴薯、茴香和 1 小撮鹽。先煮到大滾後，改為中小火煮 5～6 分鐘，直到蔬菜開始軟化。瀝乾所有水分。

把馬鈴薯和茴香平均放入深烤盤中。倒入白酒、一半的巴西利和檸檬皮屑（若用），接著快速攪拌一下，讓所有食材均勻混合。把奶油捏成小塊，點在食材上後，加鹽和黑胡椒調味。放入烤箱烤約 30 分鐘，中間需定時查看，以免有東西燒焦。烤到蔬菜呈現淺淺的金黃棕色時，用利刃測試一下軟硬度。到這個階段，蔬菜應該都已經軟了。如果烤盤裡的食材看起來很乾，可淋一點水。

在魚皮面抹上橄欖油並調味。將魚排皮面朝上，放在馬鈴薯和茴香上，放回烤箱再烤 10 ～ 15 分鐘，時間要視魚排厚度而定。

完成後，立即端上桌。如果烤盤底部有任何奶油醬汁，就舀起來淋在魚排和蔬菜上，再把剩下的一半香草撒上，即完成。

新馬鈴薯或沙拉馬鈴薯
（salad potato）**500 克**，切半
大球莖茴香 **1 顆**，切成 8 塊舟狀
白酒或水 **150 毫升**
巴西利 **1 小把**，切末
未上蠟的檸檬 **1 顆**，取皮屑（可省略）
無鹽奶油 **25 克**
厚魚排 **4 片** —— 鮭魚很適合
橄欖油 **1 大匙**
鹽和現磨黑胡椒

檸檬角，佐食用（可省略）

熱量 364 大卡／ 1520 千焦
蛋白質 22.5 克
脂肪 19.3 克
飽和脂肪 5.7 克
碳水化合物 20.4 克
纖維 1.7 克

營養素資訊以使用「鮭魚」計算。
若用白肉魚，脂肪與熱
量數值都會較低。

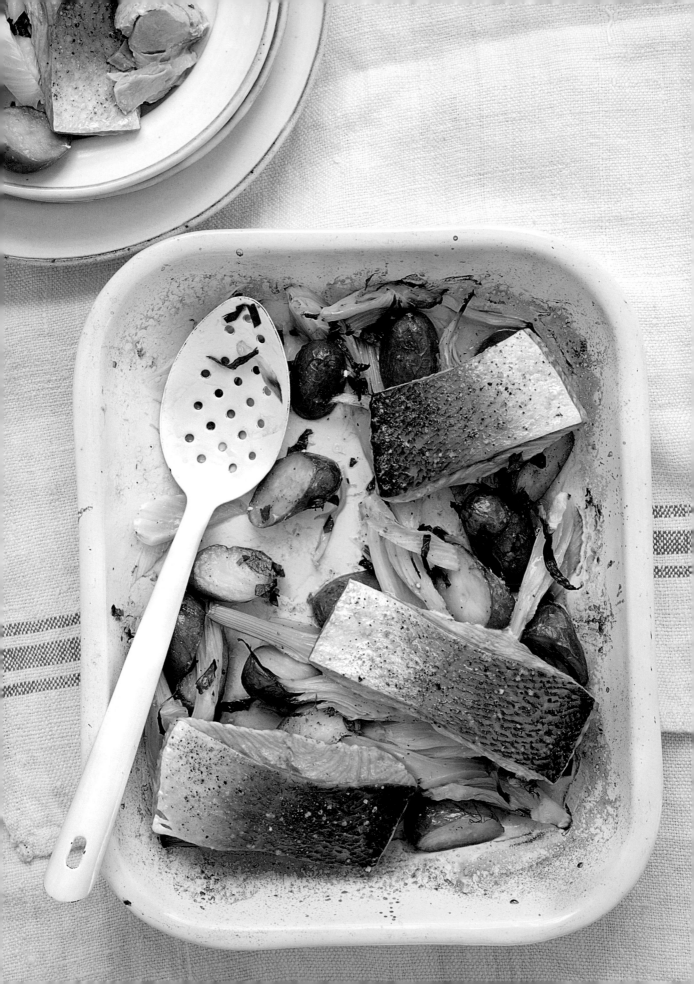

保羅・梅雷特（Paul Merrett）的恰摩拉鯖魚與烤奶油瓜沙拉

非常新鮮、尺寸適中的
鯖魚排 **4 片**
橄欖油，煎魚用

「如果您不喜歡鯖魚的話，不要覺得非用這種魚不可，這個配方用任何魚來料理都會很好吃，只是我覺得油脂豐富的鯖魚與醃檸檬和煙燻紅椒粉的風味特別搭。」── 保羅・梅雷特

油脂豐富的魚和蔬菜能提供非常優質又多元的營養素。這道菜的維生素 D 含量特別高，同時也是補充 β- 胡蘿蔔素、維生素 E 和菸鹼酸的良好來源。

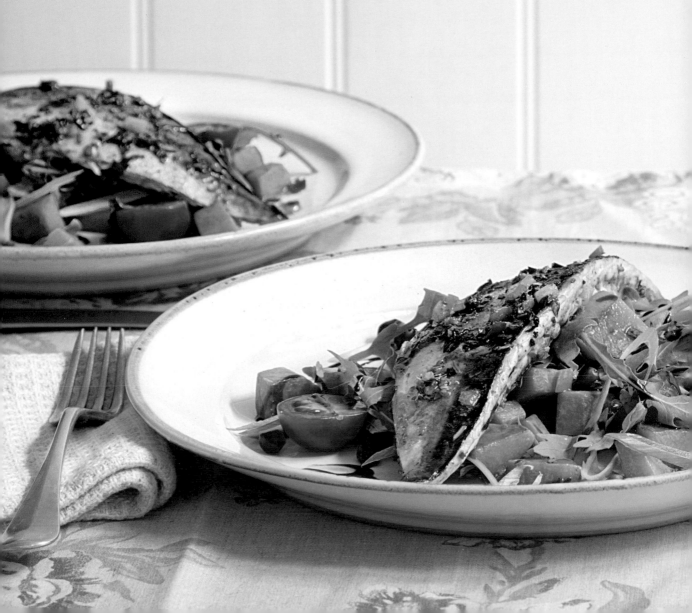

恰摩拉香料醬（chermoula paste）：
　　芫荽籽 **1 小匙**
　　小茴香籽 **1 小匙**
　　大蒜 **2 瓣**，壓成泥
　　番紅花 **1 撮**
　　平葉巴西利末 **2 大匙**
　　新鮮香菜末 **2 大匙**
　　鹽 **½ 小匙**
　　煙燻紅椒粉 **½ 小匙**
小的鳥眼辣椒（red bird's eye chilli）
　　1 條，切成非常細的辣椒末
醃檸檬（preserved lemons）**2 顆**，
　只取皮，切成非常細的醃檸檬末
　　橄欖油 **2 大匙**

沙拉：
　　橄欖油 **2 大匙**
　奶油瓜 **½ 條**，去皮後切丁
　　芝麻葉
（rocket leaves；英文亦稱 arugula）**1 把**
　小番茄 **8 顆**，切成小舟狀塊
　青蔥 **4 根**，斜切成薄片
　石榴 **½ 顆**，取出石榴籽
　　巴薩米克醋 **少許**

═══════════

作法：4 人份

恰摩拉香料醬：把芫荽籽和小茴香籽放入燒熱的煎鍋中，烘出香味。放涼後，用杵臼磨成粉。倒入碗中。

將大蒜、番紅花、香草末、鹽、煙燻紅椒粉、辣椒和醃檸檬放入裝有香料粉的碗中，混合均勻後，再倒入橄欖油一起拌勻。

舀一半的恰摩拉香料醬到盤中，疊上鯖魚後，再把剩下一半的香料醬抹在魚上，將魚肉全部蓋住。醃 15 分鐘。

沙拉：把油倒入煎鍋中，以中大火燒熱。倒入奶油瓜，煎 5～6 分鐘，直到表面呈現金黃色且熟透。倒進一個碗中，加上芝麻葉、番茄和青蔥。用湯匙挖出石榴籽，倒在沙拉上。淋一點巴薩米克醋後，平均分裝到 4 個上菜盤中。

準備好要料理魚時，先把油倒進不沾煎鍋中，以大火燒熱，魚皮朝下放入鯖魚排，煎 3～4 分鐘，或直到魚皮上色。翻面再煎 3～4 分鐘，或直到魚熟透。

魚快煎好時，如果有任何剩下的恰摩拉香料醬，也一起倒入煎鍋中，和魚一起料理。

把煎好的魚排放在沙拉上，舀鍋中的恰摩拉香料醬淋在魚上，即可端上桌品嚐。

熱量 619 大卡／2571 千焦　　　**蛋白質** 43.3 克　　　**脂肪** 47.2 克
飽和脂肪 8.9 克　　　**碳水化合物** 6.7 克　　　**纖維** 2.4 克

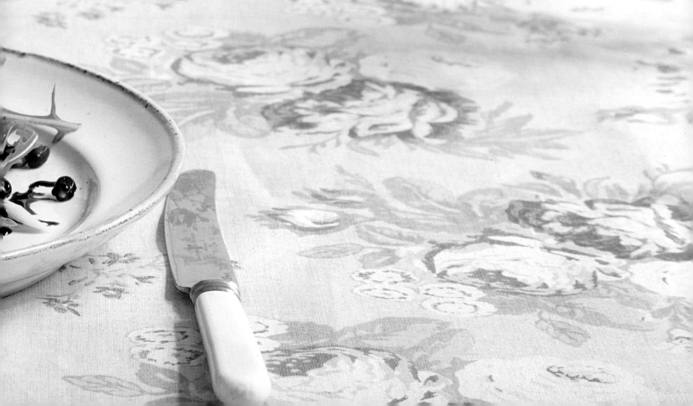

簡易英式魚派

您可以買裡頭有白肉魚和燻魚的綜合魚片包。我還喜歡加點蝦子，但說真的，請使用任何您喜歡的組合。這個魚派非常適合口腔潰瘍，或實在太累，無法太費力咀嚼食物的人食用。魚肉是很好的肉類替代品，再加上醬汁、雞蛋和起司，能提供您充足的蛋白質和鈣質。

作法：8 人份

將烤箱預熱至 200° C。

把馬鈴薯放入大醬汁鍋中，加水蓋過，並加一點鹽。煮到大滾後，改成中小火煮到熟軟，約需 10 分鐘。瀝掉所有水分後，把馬鈴薯倒回醬汁鍋中，和奶油一起壓成泥。

餡料：將牛奶和洋蔥、丁香與月桂葉一起倒入不沾醬汁鍋中，煮到大滾。加入芥末醬和玉米澱粉，用打蛋器拌勻，以小火慢慢煮到液體變濃稠，需邊煮邊攪拌。拌入法式酸奶油和您喜歡的香草。加鹽和黑胡椒調味後，倒入希臘茴香酒（若用）。把洋蔥、丁香和月桂葉撈出丟掉。

將魚和蝦放入派盤，淋上醬汁。輕輕地旋轉一下派盤，讓海鮮能完全被醬汁覆蓋。再撒上水煮蛋和酸豆（若用），稍微和最上面的醬汁混合。

用刮刀或類似的工具把馬鈴薯泥抹在餡料上，要確定全部填滿，沒有縫隙。用叉子在表面刮出一些紋路，再撒上起司。放入烤箱烤約 25 分鐘，至起司上色、所有食材都呈現滾燙的狀態。如果您想冷凍，最好在未烤前就放入冷凍庫保存，這樣魚肉才不會二度加熱。

TIPS

- 這是一道很適合分裝與冷凍的料理。您也可以用烤盅做成一人份，或用鋁箔烤模做成兩人（或以上）的份量。

馬鈴薯泥：
馬鈴薯 1 公斤，去皮後切成大塊
無鹽奶油 1 大塊

餡料：
牛奶 400 毫升
洋蔥 ¼ 顆，切碎
丁香 1 顆
月桂葉 1 片
芥末醬 1 小匙
玉米澱粉 1 大匙
法式酸奶油 2 大匙
蒔蘿、巴西利、龍蒿或蝦夷蔥 1 小把
希臘茴香酒（ouzo）2 小匙（可省略）
料理包魚肉丁 400 克
（或等重的結實魚肉）
生蝦 100 克
全熟水煮蛋 2 顆，
去殼後切末（可省略）
酸豆 2 大匙，瀝乾後切碎（可省略）
切達起司 25 克，刨成細絲
鹽和現磨黑胡椒

熱量 251 大卡／ 1054 千焦
蛋白質 18.7 克
脂肪 7.7 克
飽和脂肪 4.0 克
碳水化合物 27.9 克
纖維 2.2 克

韭蔥、新馬鈴薯、葡萄與雞肉一鍋煮

橄欖油 **1 大匙**
雞大腿 **6 塊**
新馬鈴薯 **500 克**，切片
韭蔥 **2 根**，切成圓片
白酒 **150 毫升**
（或不用白酒，改用總量 300 毫升的雞高湯）
熱的雞高湯 **150 毫升**
龍蒿 **1 小把**，完整連枝
無籽葡萄 **100 克**
鹽和現磨黑胡椒

熱量 391 大卡／ 1637 千焦
蛋白質 23.9 克
脂肪 19.0 克
飽和脂肪 4.8 克
碳水化合物 26.7 克
纖維 4.2 克

這是一道味道很醇柔的料理，特別是加了葡萄，讓整體風味更好。如果您想讓肉汁濃一點，可以砂鍋裡的所有東西舀出來，然後將鍋中剩下的汁水煮到大滾收汁，也可以加一小塊奶油或 1 大匙法式酸奶油或鮮奶油。這是一道富含蛋白質的「一鍋飽」，裡面還有許多維生素與礦物質，包括鐵、鋅和維生素 B 群。

作法：4 人份

將烤箱預熱至 200°C。

把油倒入大砂鍋中燒熱，皮面朝下，放入雞大腿，煎到雞皮金黃香脆。取出雞肉，置於一旁備用。將馬鈴薯和韭蔥放入鍋內，炒幾分鐘到蔬菜開始變軟，然後倒入白酒和高湯。加鹽和黑胡椒調味，接著把 1 小把龍蒿枝放在最上面。

再疊上雞大腿，皮面朝上。放入烤箱，不加蓋先烤 30 分鐘左右。放入葡萄，再烤 5 分鐘。確認所有蔬菜已軟化，且雞肉也已熟透後，即可自烤箱取出。盛盤後，把鍋中的汁水舀淋在雞肉上。

TIPS

- 這道菜很適合分裝成一人份冷凍。

敏迪·福克斯（Mindy Fox）的雞肉大麥溫沙拉

「可口的珍珠大麥配上新鮮香草和充滿泥土香氣的蕈菇，讓這道沙拉既健康又很有飽足感。要克制想把蕈菇一次全丟進煎鍋裡的衝動，這樣才能好好把它們煎到上色，煎出漂亮的脆邊。」—— 敏迪·福克斯

這是一道高能量的沙拉，還包含蛋白質、鐵質、鋅和 β- 胡蘿蔔素。

作法：4 人份

在大醬汁鍋中裝 2 公升清水和粗海鹽，一起煮到大滾。移鍋熄火後，放入大麥，然後再放回爐上，煮到冒小滾泡後，繼續煮 40～45 分鐘，直到變軟但咬起來仍保有顆粒感。

大約在大麥煮好的前 20 分鐘，可開始準備菇類。把 60 毫升的油倒入厚底大煎鍋中，以中大火燒熱。放入三分之一的蕈菇，拌炒 1～2 次後，就擺著不動，讓蕈菇煎 3 分鐘左右至開始上色。把上色的蕈菇推到鍋邊，下另一批三分之一的蕈菇，重複同樣的方法，直到所有蕈菇都入鍋煎到均勻上色，總共需要 10 分鐘左右（如果煎到尾聲時，第一批的顏色已經很深，就把它們鏟到最後入鍋的一批蕈菇上）。移鍋熄火，放入大蒜，接著下雞肉，一起翻拌均勻。以鹽和黑胡椒調味。

把煮好的大麥瀝乾，倒進大碗裡；在剩下的油中取 2 大匙倒入，並放入巴西利、蝦夷蔥和薄荷。倒入先前處理好的蕈菇和雞肉，再度混合均勻。以鹽和黑胡椒調味。

再取一個碗，放入芝麻菜，將它與所有剩下的油和醋拌勻，加入適量鹽和黑胡椒調味。把芝麻葉和溫大麥蕈菇雞絲一起裝盤即完成。

粗海鹽 **1 小匙**

珍珠大麥 **150 克**

冷壓初榨橄欖油 **60 毫升 +3½ 大匙**

鮮香菇 **150 克**，去掉香菇蒂尾端體積大一點的，菇傘部分切半

白蘑菇（洋菇）**225 克**，清掉蒂頭髒污部分，體積大一點的，切成一半或 4 等分

大蒜（大的）**1 瓣**，切末

拆成粗條的烤雞肉 **225 克**

平葉巴西利末 **4 大匙**

蝦夷蔥末 **2 大匙**

薄荷末 **2 大匙**

芝麻葉 **115 克**

紅酒醋 **1 大匙**

鹽和現磨黑胡椒

熱量 519 大卡／2168 千焦

蛋白質 23.6 克

脂肪 31.5 克

飽和脂肪 4.9 克

碳水化合物 37.6 克

纖維 2.7 克

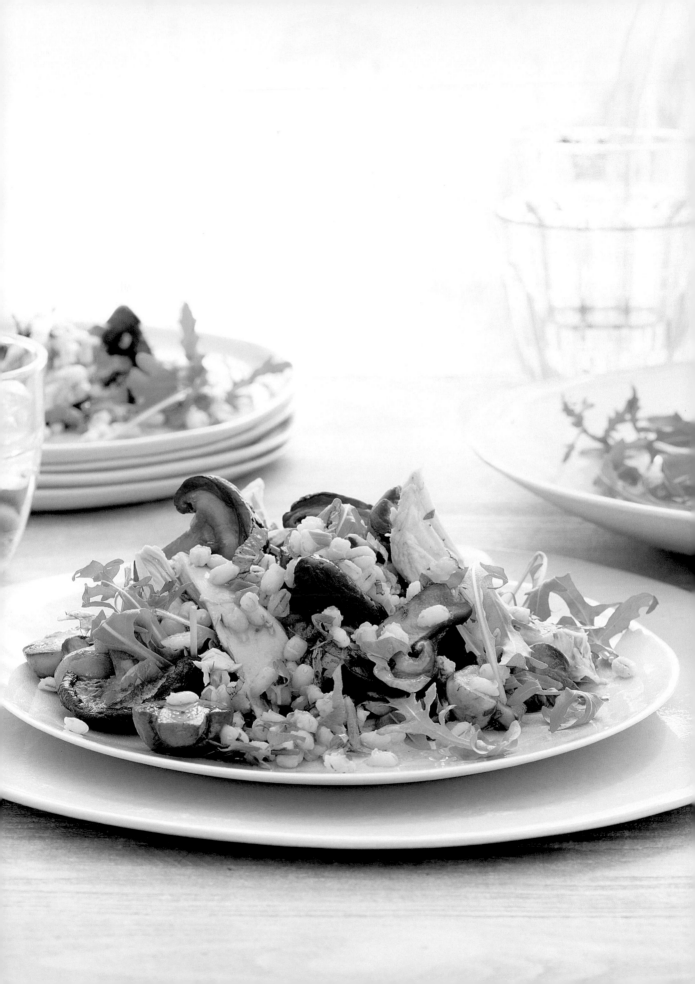

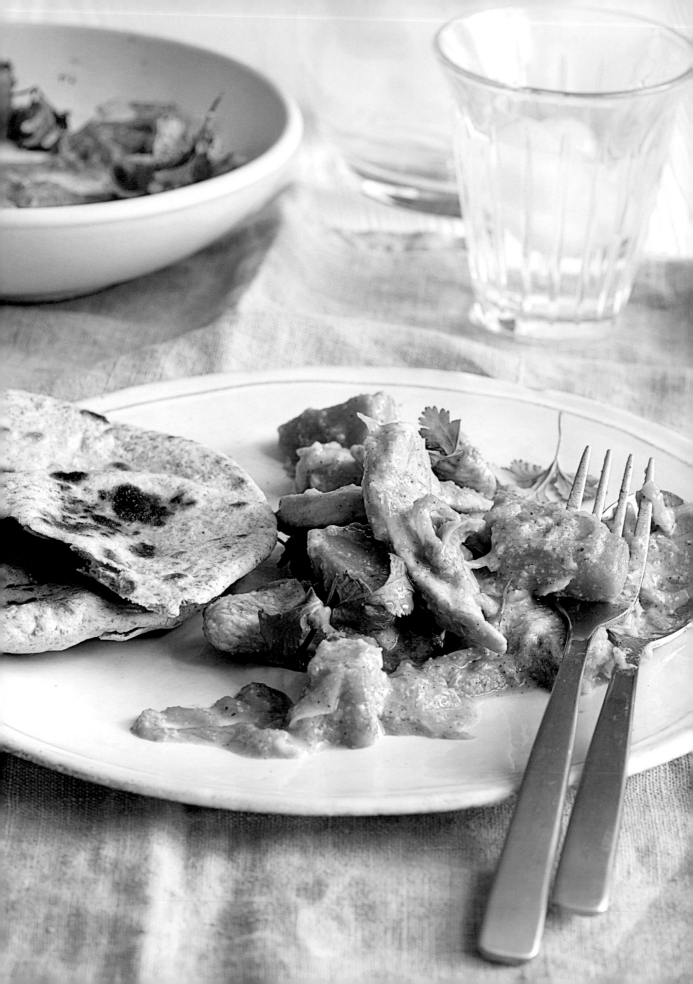

南瓜雞肉咖哩

無鹽奶油 **50 克**
洋蔥 **2 顆**，切薄片
小荳蔻粉 **½ 小匙**
葫蘆巴粉（ground fenugreek）**½ 小匙**
薑黃粉 **½ 小匙**
肉桂粉 **¼ 小匙**
大蒜 **2 瓣**，切末
生薑末 **½ 小匙**
杏仁或腰果 **50 克**，磨碎
去皮南瓜 **200 克**，
切成 3 公分見方小塊
雞大腿排 **4 片**，
或雞胸肉 **2 片**，切成適口大小
熱的雞高湯或水 **225 毫升**
月桂葉 **1 片**
希臘優格 **75 克**
香菜葉少許
鹽

熱量 318 大卡／1319 千焦
蛋白質 9.7 克
脂肪 23.8 克
飽和脂肪 9.5 克
碳水化合物 9.7 克
纖維 2.3 克

這道香濃的咖哩，沒加辣椒，只加了非常溫和、具有甜味的香料，所以希望有口腔潰瘍的患者，也能舒服地享用。如果您沒有口腔潰瘍的問題，或這道菜要給多人享用時，那麼可以在加香料的時候，也加一些辣椒粉，或簡單切幾片辣度低的青辣椒，放在桌上，讓吃的人自己加。不想用香料的話，也可以選擇使用非常溫和（不辣）的咖哩粉或咖哩醬。

雞肉、南瓜和堅果的組合是良好的蛋白質、β- 胡蘿蔔素和維生素 E 來源。

作法：8 人份

把奶油放入厚底大醬汁鍋中，加熱至融化。下洋蔥，慢慢煮到洋蔥軟化變透明，但仍未上色。放入所有香料、大蒜、生薑和磨碎的杏仁，用小火拌炒幾分鐘，接著放入南瓜和雞肉，翻拌一下，讓食材裹上香料。倒入高湯或水，加鹽調味後，放入月桂葉。加蓋，用中小火煮約 15 分鐘，直到南瓜和雞肉熟軟。

倒入希臘優格，用最小的火煨煮3～4分鐘。嚐嚐味道，視情況調整。撒上稍微撕碎的香菜葉。配上薄麵餅或一些白飯即完成

TIPS

- 這道咖哩可以冷凍，但要記住，薑和辣椒冷凍過後，味道都會變的比較強烈，所以如果您對其中任一種特別無法忍受，添加時要留意。

維勒莉・貝瑞（Valerie Berry）的南美風烤雞

「在我的兩個姊姊（妹妹）接受癌症治療時，照顧她們以及煮飯給她們吃，真的是一大挑戰。因為唾液減少，所以咀嚼和吞嚥食物始終是個問題。在這個食譜中，雞肉和蔬菜都經過液體舀淋，所以會特別濕潤，另外還搭配了兩個非常美味又能緩解不適的醬汁：酪梨醬與酸豆味酸奶油。」── 維勒莉・貝瑞

作法：4 人份

將烤箱預熱至 190°C。把洋蔥、胡蘿蔔、歐洲防風草、甜椒、西芹、奶油瓜和馬鈴薯、5 瓣大蒜和義大利培根，一起放入大深烤盤中。以香料和奧勒岡調味。淋上 2 大匙橄欖油，翻拌均勻。

把半個蒜球塞進雞肚子裡，並幫全雞充分調味。把雞放在蔬菜上，雞胸朝下（讓雞胸肉保持多汁的小秘訣），送進烤箱烤 45 分鐘。時間到後，用兩隻平鍋鏟幫雞翻面。加小番茄到蔬菜中，再烤 45 分鐘，中間每隔 15 分鐘，舀溫高湯淋在雞肉上，並確認蔬菜上色均勻、沒有烤焦。如果太乾，就加一些高湯。確認雞肉的熟度：戳進雞大腿最厚的部分，流出來的雞汁要是透明的。如果雞汁還是粉紅色，就再烤 10 ～ 15 分鐘。

把雞肉自烤箱取出，用烘焙紙和鋁箔紙緊緊包住，等休息 10 分鐘後再分切。

將深烤盤中的汁水瀝到醬汁鍋中，深烤盤連同裡面的蔬菜一起放回烤箱。撈除汁水表層的油脂，並試試味道。如有需要，可開大火收汁，濃縮風味。接著將汁水倒在蔬菜上，拌勻後，把烤箱關掉。

全雞分切後，放回深烤盤，疊在蔬菜上。用關掉熱源的烤箱保溫。

洋蔥 400 克，切成 8 個舟狀塊
胡蘿蔔 350 克，切成大塊
歐洲防風草（parsnip）200 克，
切半去芯後，切成大塊
紅甜椒 275 克，
中心去籽挖空後，切塊
西芹 200 克，切成厚片
奶油瓜 350 克，
去籽後，連皮切成大塊
小馬鈴薯（baby potatoes）300 克
蒜球 1 個，切半，加上帶皮大蒜 5 瓣
義大利培根（pancetta）100 克，切塊
肉桂粉 ½ 小匙
孜然粉 1 小匙
乾燥辣椒片 1 大撮
乾燥奧勒岡 2 小匙
橄欖油 2 大匙
大的玉米雞（corn-fed chicken）1 隻
小番茄 10 顆
熱的高品質雞高湯 500 毫升，
放在爐上加熱保溫
酪梨 3 個
檸檬 1 顆
切碎的香菜 1 小撮
酸奶油 300 毫升
鹽漬酸豆 100 克，
沖洗乾淨後，泡水 30 分鐘
蒸熟的春綠甘藍，佐食用（可省略）

熱量 816 大卡／3398 千焦
蛋白質 45 克
脂肪 54 克
飽和脂肪 17.6 克
碳水化合物 38.7 克
纖維 13.6 克

將酪梨切半，去掉硬核。把果肉挖到碗中，淋上檸檬汁並加入香菜碎，用叉子攪到滑順。適度調味。將酸奶油放到另一個碗中，撒上酸豆。

將烤雞、蔬菜和足量的酪梨醬與酸豆味酸奶油一起端上桌。蒸熟的春綠甘藍能讓整套餐點更完整。

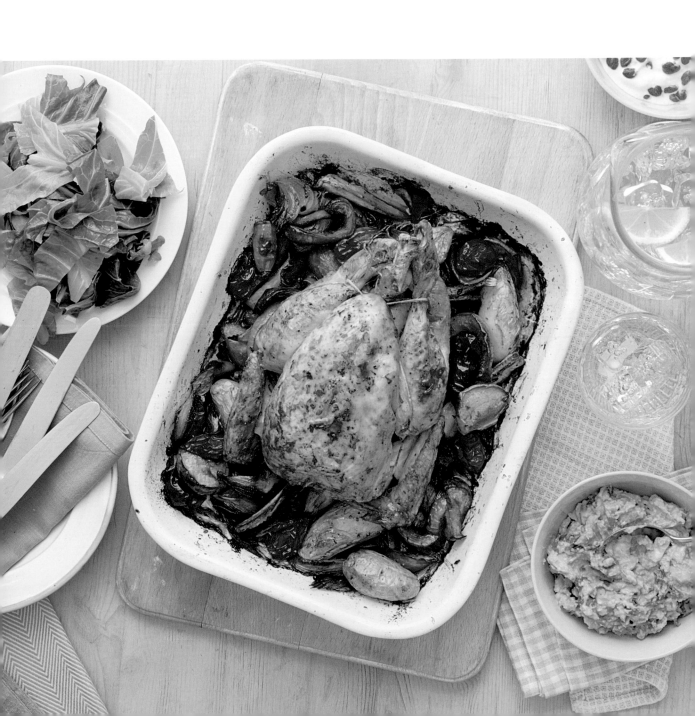

大衛・塔尼斯（David Tanis）的火腿起司麵包布丁

「這道料理就像簡單版的鹹派。添加稍微煮過的菠菜或牛皮菜，就能讓成品多一抹迷人的綠色，您也可以撒一把現切的香草碎和青蔥。」—— 大衛・塔尼斯

奶油，軟化備用，塗抹用

放了一天的老法棍麵包 **½ 條**，斜切成 5 公釐寬片狀

高品質的煙燻火腿 **50 克**，切丁

葛瑞爾起司 **75 克**，刨成細絲

菠菜或牛皮菜 **200 克**，清洗乾淨後，汆燙再瀝乾

大顆的放牧蛋 **2 顆**

淡鮮奶油 **100 毫升**

牛奶 **150 毫升**

鹽 **½ 小匙**

現磨黑胡椒適量

現刨肉豆蔻粉

青蔥 **3 根**，切成薄片

熱量 432 大卡／1808 千焦
蛋白質 21.0 克
脂肪 22.6 克
飽和脂肪 12.0 克
碳水化合物 38.9 克
纖維 3.6 克

作法：4 人份

將烤箱預熱至 180°C。在容量 1 公升的淺烤盤底部，薄薄刷上一層奶油。

在法棍麵包片上也薄薄塗一層奶油。把一半的麵包片（奶油面朝下）排在烤盤底部，接著在麵包上擺火腿、一半的起司和菠菜／牛皮菜。再疊上剩下的法棍麵包片（奶油面朝上），然後撒上剩下的起司。

把蛋、鮮奶油和牛奶打勻，加適量鹽和黑胡椒調味。

刨一些肉豆蔻到蛋液中，青蔥也加入，將蛋奶液再一次打勻。把蛋奶液倒入烤盤，視情況將麵包片往下壓，以完全浸泡在蛋液中。放入烤箱烤 45 分鐘，直到蛋奶液成型，但還有一點晃動，且表面已經呈現漂亮的金黃色。

TIPS

- 這是一道營養素很全面的好料理，能提供蛋白質、鈣質、鐵質、β - 胡蘿蔔素和維生素 E。配上羅勒橄欖油烤番茄或紅甜椒，能增加更多的維生素。

皇家馬斯登的
英式烤堅果捲（NUT ROAST）

這道菜一直是吃素者的最愛。可搭配傳統烤馬鈴薯、蔬菜和洋蔥濃汁（onion gravy）一起食用，或準備一盤紫洋蔥、椒類、嫩新馬鈴薯和奶油瓜，與烤堅果捲一起放入烤箱烹調。

作法：3～4 人份

將烤箱預熱至 180°C。

把洋蔥和韭蔥切成細丁，胡蘿蔔刨成絲，麵包刨成或用食物調理機打成麵包粉（也可以買現成的麵包粉 —— 但最好是新鮮的，不要是脫水的！）。

在長條麵包模或適合的容器內部（依據食材量而定）薄薄塗上一層油。

把一半的油倒入醬汁鍋燒熱，放入洋蔥和韭蔥，炒到出水變軟。接著倒入杏仁粉、堅果、麵包粉、蒜泥、香草、馬麥醬和胡蘿蔔絲。用適量鹽和黑胡椒調味。鍋中物應該要是柔軟的糊狀 —— 如果太濕，就多加一點麵包粉；太乾，就加點水。

熄火。把鍋中食材倒入準備好的模具中壓實。送進預熱好的烤箱，烤 50 分鐘左右。

小型洋蔥 **1 顆**
韭蔥 **60 克**（約 ½ 根小型韭蔥）
胡蘿蔔 **220 克**
烘焙用杏仁粉 **40 克**
綜合堅果 **40 克**，切碎
蒜泥 **6 克**
橄欖油 **2 小匙**
平葉巴西利 **1 小匙**，切碎
馬麥醬（marmite）**1 大匙**
麵包粉 **150～200 克**
鹽和黑胡椒

營養素資訊：
熱量 390 大卡／1628 千焦
蛋白質 11.2 克
脂肪 19 克
飽和脂肪 2.5 克
碳水化合物 6.9 克
纖維 14.3 克

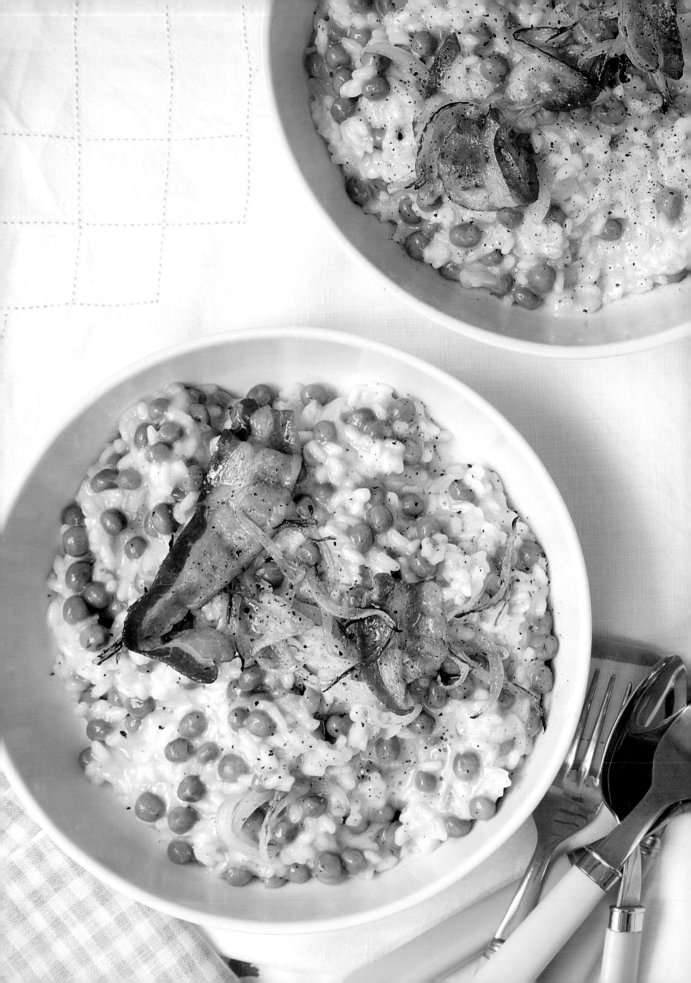

安琪拉‧哈內特（Angela Harnett）的豌豆義大利培根燉飯

「起初，我是把這道菜裡的義大利培根當成義大利麵的裝飾，讓味道更跳，但後來我發現用它來幫燉飯收尾，效果一樣好。」—— 安琪拉‧哈內特

作法：4 人份

把油放入大鍋中，以中火燒熱。放入洋蔥翻炒至軟化、變透明。拌入燉飯用米，續煮 2 分鐘。把火調大，倒入白酒 —— 酒一接觸到熱鍋，應該要滋滋作響。加熱 2 分鐘讓酒精揮發。

一旦液體量變少後，即可開始添加熱高湯。開中火，一次一勺，每次加新一批高湯前，都要先等上一批吸收，且需不停攪拌。米粒應該要隨時保持濕潤，但不是泡在液體中游泳。這個加高湯和攪拌的過程，大概需要 18 分鐘。快煮好時加入豌豆，這樣豌豆才能熱透。

煮燉飯的同時，準備要裝飾用的食材。將橄欖油倒入另一個鍋子裡，等燒熱後，便可開始炒義大利培根。培根炒好後先盛起來，倒入洋蔥，翻炒到變成淺金黃色。將培根倒回鍋中，與洋蔥混合均勻。

燉飯煮好後，移鍋熄火，拌入奶油丁。撒上帕瑪森起司，並充分調味。最後放上洋蔥炒培根即完成。

如果喜歡的話，可以在燉飯上，再多刨一些帕瑪森起司。

橄欖油 **2 大匙**
小洋蔥 **1 顆**，切末
義大利燉飯用米 **250 克**
白酒 **200 毫升**
熱的蔬菜高湯約 **800 毫升**
冷凍豌豆 **400 克**
冰的無鹽奶油 **50 ～ 75 克**，切丁
現刨帕瑪森起司細絲 **50 克**；
另外準備一些份量外的，
上桌前撒在燉飯上
鹽和現磨黑胡椒

裝飾：
橄欖油 **2 大匙**
義大利培根 **200 克**，切碎
洋蔥 **1 顆**，切碎

熱量 569 大卡／2359 千焦
蛋白質 23.9 克
脂肪 37.6 克
飽和脂肪 15.5 克
碳水化合物 27.7 克
纖維 8.9 克

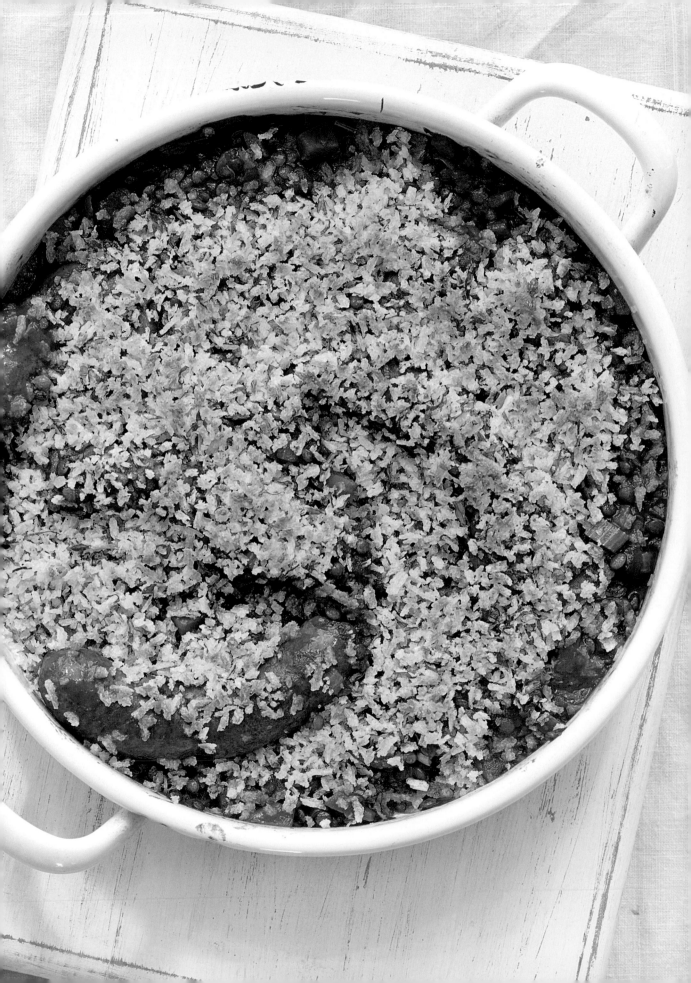

砂鍋煲香腸普伊扁豆

蔬菜油 1 小匙
香腸 8 根
高品質的煙燻帶肥培根條
（bacon lardon）100 克
洋蔥 1 顆，切細丁
胡蘿蔔 1 根，切細丁
西芹 1 根，切細丁
大蒜 2 瓣，切末
甜茴香籽 1 小匙
龍蒿 1 枝
百里香 1 枝
生的普伊扁豆、棕扁豆
或綠扁豆 200 克
罐頭番茄粒（chopped tomatoes）400 克
熱高湯 650 毫升（雞高湯或蔬菜高湯）
糖 1 小撮

脆皮（可省略）：
麵包粉 50 克
帕瑪森起司 25 克，
刨成非常細的絲狀
新鮮平葉巴西利碎 2 大匙
無鹽奶油 25 克，融化備用

端上桌前：
平葉巴西利葉，切碎或撕碎

熱量 769 大卡／3212 千焦
蛋白質 38.6 克
脂肪 42.5 克
飽和脂肪 17.1 克
碳水化合物 55.7 克
纖維 11.5 克

這是在香腸薯泥上做個美味的變化，另外還有一個附帶好處是，非常適合冷凍（做到「加脆皮」前的步驟）。甜茴香籽和鼠尾草為料理增添了一點點舒心的甜味。表層的脆皮不一定要做，但能讓成品多一分口感。如果您的食量比較小，可先從小份量開始，一根香腸配上可口的醬汁和脆皮就好。這是一道很營養的菜，裡頭飽含豐富的蛋白質、鐵質、鋅、維生素 B、維生素 E 與 β- 胡蘿蔔素。如果您食量大一點，就再配上一顆烤地瓜或烤馬鈴薯，多補充一些澱粉類碳水化合物。

作法：4 人份

將橄欖油倒入大砂鍋中燒熱，放入香腸每面煎黃後，先取出。倒入培根條，煎到變脆上色且開始出油。

把火調小，放入蔬菜和大蒜。翻炒約 5 分鐘至蔬菜軟化，且邊邊開始上色。加甜茴香籽、龍蒿、百里香和扁豆，接著倒入番茄、高湯，還有糖，滾煮幾分鐘。把香腸放回砂鍋中。如果喜歡的話，也可以把香腸切成大塊。

整鍋先煮到大滾後，續滾 5 分鐘，讓扁豆煮一下。接著把火調成中小火，讓鍋中液體冒小滾泡，加蓋煮 45 分鐘左右，中間每隔一段時間開蓋攪拌一下，以免黏鍋。如果覺得太乾，就加一些液體。

脆皮：將炙爐（烤箱上火）用高溫預熱。把麵包粉、帕瑪森起司、巴西利和融化的奶油拌勻，接著撒在扁豆上。將整鍋放進烤箱，烤到表面金黃冒泡。

撒些巴西利後，即可端上桌。

TIPS

• 這道菜適合一次大量製作，因為無論份量大小都非常適合冷凍。

傑瑞米・李（Jeremy Lee）的
豬五花茴香香草溫沙拉

「這道菜備料起來非常快，但要花很長的時間慢慢煮，不過不用擔心 —— 如果您想的話，可以丟在烤箱裡一整天，甚至是隔一晚也沒問題。豬肉復熱後一樣美味。想像一下：您可以開心地選園圃裡看起來適合加在沙拉裡的東西，像是香草和任何紅色的蔬菜，如甜菜根、胡蘿蔔、豆子、薄荷和／或巴西利。」—— 傑瑞米・李

因為成品份量滿大的，所以是家族聚餐或朋友來吃飯時的好選擇。同時也是道很健康的料理，裡頭有滿滿的蛋白質、鐵質、鋅和維生素 B 群。

作法：10 人份

將烤箱預熱至 240°C。

把洋蔥、球莖茴香、檸檬和大蒜放入擺的下一整條豬五花的深烤盤中。

在五花肉的皮上劃紋路，將磨碎的甜茴香籽與黑胡椒粒混合均勻，抹在豬皮上。把豬五花，皮面朝上，放在蔬菜上。淋上橄欖油和酒，放入烤箱烤 10 分鐘，或烤到豬皮顏色變深，且開始出現脆皮。用鋁箔紙緊緊地蓋住烤盤，並把烤箱溫度降到 120°C，讓豬肉慢慢烤熟。如果烤箱可以更低溫，甚至可以烤過夜，否則至少需烤 8 小時。

要端上桌前，把豬肉放到砧板上，切成大塊。將烤盤裡的蔬菜倒在一個漂亮的盤子上，四周撒綠葉裝飾，接著放馬鈴薯，最後擺上豬五花和砧板上任何切肉時遺留的脆皮屑屑。如果烤盤裡有湯汁，舀出來淋上，即完成。

洋蔥 **2 顆**，去皮後切塊
球莖茴香 **3 顆**，切碎
檸檬 **1 顆**，切片
大蒜 **4 瓣**
豬五花肉 **1.5 公斤**，
保持一整塊，不用切
甜茴香籽 **1 大匙**，磨碎
黑胡椒粒 **½ 小匙**，磨碎
橄欖油 **6 大匙**
白酒（或雞高湯）**6 大匙**

煮熟去皮的馬鈴薯 **幾把**
水田芥（watercress）
或任何好看的綠葉生菜 **幾把**

熱量 475 大卡／1973 千焦
蛋白質 29.8 克
脂肪 37.3 克
飽和脂肪 11.9 克
碳水化合物 4.8 克
纖維 1.0 克

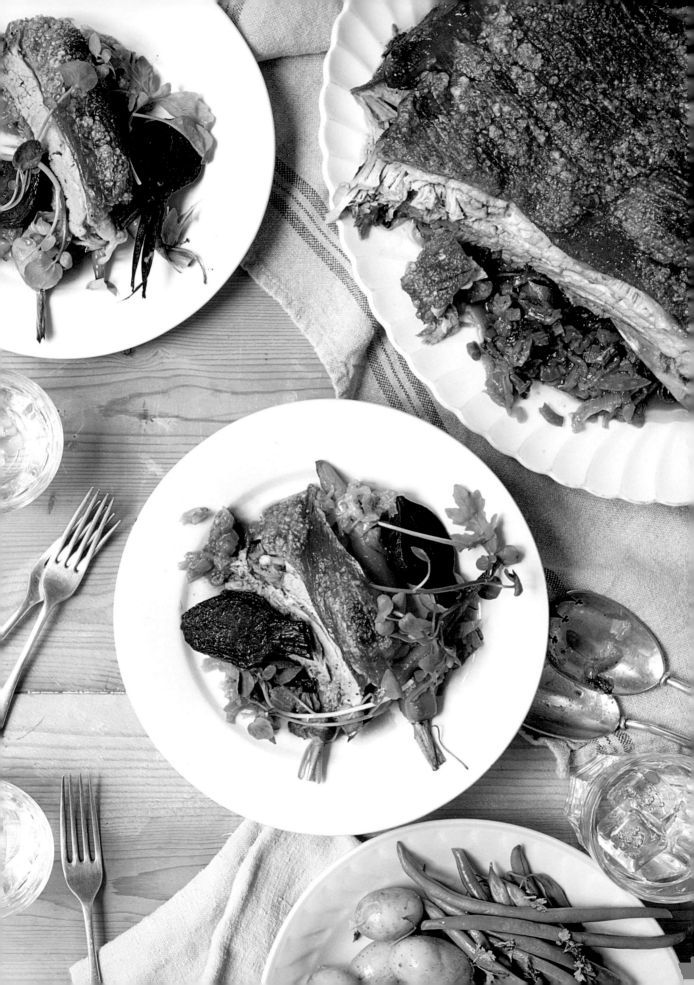

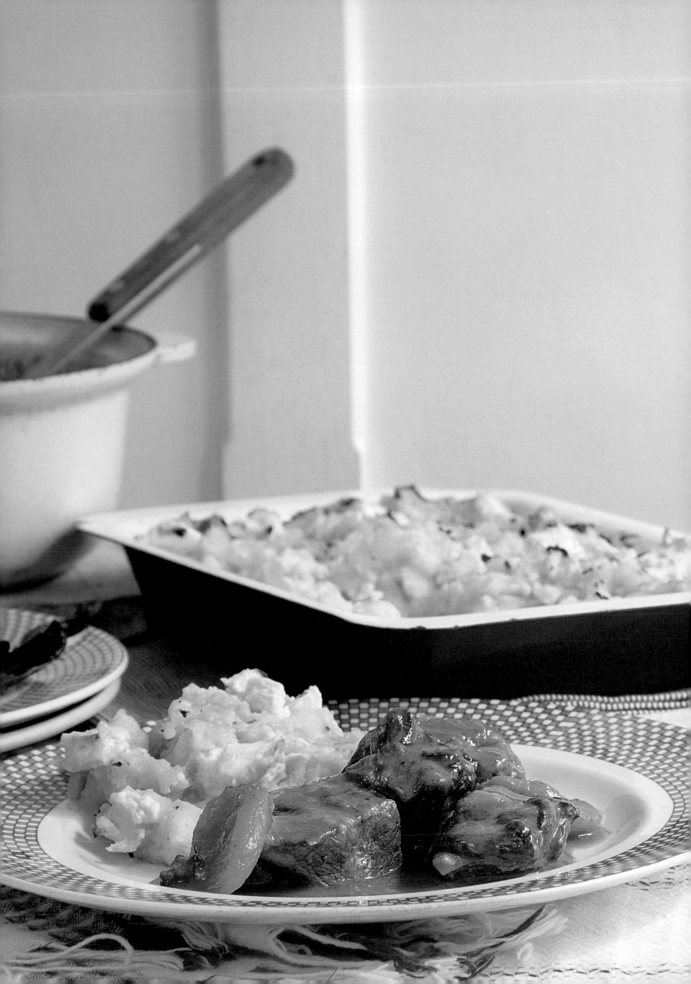

燉羊肉
佐烤塊根芹菜及菲達起司

這是一個很棒的組合 —— 希臘式的羊肉配上濃郁香滑的薯泥。菲達起司生吃常有點澀口，尤其如果您嘴破的話，就更不討喜。但和塊根芹菜一起烤後，會讓它的風味變醇厚，所有刺鼻尖銳的部分都不見了。燉肉的時候，我沒加番茄，但您也可以在加高湯的時候，加 1 大匙的番茄糊。這道料理很適合想要增胖的人，也包含許多營養素，如蛋白質、鐵質、鋅、維生素 B 群和高能量（熱量）。

作法：6 人份（或取一半份量冷凍）

羊肉用鹽和黑胡椒調味。將油倒入大砂鍋中燒熱，下洋蔥，煮幾分鐘至軟化。放入大蒜，再炒幾分鐘。把洋蔥和大蒜推到鍋邊，火力稍微調大。放羊肉，將每面都煎上色。倒白酒，讓泡泡保持大滾，接著不停攪拌，以刮起鍋底精華。加入高湯、番紅花和泡番紅花的水、肉桂粉、檸檬皮屑、迷迭香和杏桃乾。煮到大滾後，改為中小火。讓鍋裡液體維持冒小滾泡的狀態，加蓋燉 1 小時左右，或燉到羊肉熟軟。打開鍋蓋，再繼續中小火煮 15～20 分鐘，直到湯汁稍微濃縮，呈現糖漿狀。

烤塊根芹菜及菲達起司： 將烤箱預熱至 200°C ／瓦斯刻 6。把馬鈴薯、塊根芹菜和大蒜放入醬汁鍋中，加冷水蓋過。煮到大滾後，加蓋，用中小火煮 10 分鐘左右，把馬鈴薯和塊根芹菜煮軟。將馬鈴薯和塊根芹菜倒在濾盆裡瀝乾水分，接著再倒回醬汁鍋。取出蒜瓣，擠出蒜肉。把蒜肉加進馬鈴薯和塊根芹菜中，並加鹽和黑胡椒調味。放入奶油和法式酸奶油，把整體搗成無顆粒、滑順的泥狀。在淺烤盤底部塗油，倒入薯泥填平，將菲達起司丁以固定間隔，塞進薯泥裡。用一些薯泥把起司丁薄薄蓋住，最後四處點上奶油塊。放入烤箱烤約 30 分鐘，直到表面上色，且菲達起司軟化。上菜時，把烤薯泥當成配菜，放在羊肉旁邊。

TIPS

- 這道菜中的羊肉和烤薯泥都可以冷凍，要分開冷凍保存或放在一起都可以。如果要做成完整的一餐，可試著在鋁箔容器的一邊放烤薯泥，另一半放羊肉，而不是疊放，這樣放到烤箱烤的時候，薯泥也能烤出一點焦色。

羊頸柳（lamb neck fillet）或羊肩肉
1 公斤，切成 5 公分見方塊狀
橄欖油 **2 大匙**
大洋蔥 **1 顆**，切成彎月片狀
大蒜 **4 瓣**，切末
白酒 **300 毫升**（可省略，直接加 600 毫升高湯，或把白酒換成水或蘋果汁）
熱的羊或雞高湯 **300 毫升**
番紅花 **1 小撮**，用一點點溫水浸泡
肉桂粉 **¼ 小匙**
未上蠟的檸檬，取皮屑 **1 小匙**
迷迭香 **2 大枝**
杏桃乾 **100 克**，橫切成圓片
平葉巴西利 **1 把**
鹽和現磨黑胡椒

烤塊根芹菜及菲達起司：
大的粉質馬鈴薯 **1 個**，去皮後切大塊
塊根芹菜 **1 個**，去皮後切大塊
大蒜 **數瓣**，連皮
無鹽奶油 **1 大塊**
法式酸奶油 **1 大匙**
菲達起司 **100 克**，切丁

熱量 560 大卡／ 2332 千焦
蛋白質 38.3 克
脂肪 33.4 克
飽和脂肪 15.1 克
碳水化合物 19.8 克
纖維 5.2 克

提姆・海沃德（Tim Hayward）的牛肉烤布樂

「這道料理是當我需要鎮定或冷靜時，一定會做的。它能夠好好利用便宜、適合燉煮的牛肉部位，可以請您的肉販推薦一些有著大量有趣質地的部位，然後我用了稍微有點奇怪的技巧來平衡風味，當然，如果您喜歡的話，可以簡單用黑胡椒和鹽來調味就好。」——提姆・海沃德

這道菜很適合在治療期間，當您覺得肉的味道改變時食用，且是各種營養素的優質來源，肉類可提供蛋白質、鐵質、鋅和維生素 B 群，而胡蘿蔔則含有 β- 胡蘿蔔素。

作法：4 人份（大份量）

把中筋麵粉和一些鹽、黑胡椒放入一個袋子中，再放入牛肉。好好搖一搖，讓牛肉均勻裹上乾粉。將 1 大匙橄欖油倒入大砂鍋中燒熱，把牛肉放進鍋中，煎到每面均勻上色，產生漂亮的褐色外皮。煎肉的時候不要一次放太多肉，太擠會變成煮肉，無法將肉煎上色 —— 可能需要分批煎。把煎好的肉夾出來，砂鍋底部若有任何咖啡色顆粒，都要刮乾淨，以免之後黏鍋。

把剩下的橄欖油倒進砂鍋中燒熱，放入所有蔬菜，用小火煮到邊邊變軟，且有點焦糖化。把火調大，倒入啤酒或紅酒。此時應該要很猛烈地冒滾泡，且會散發出迷人的香氣。讓酒繼續滾到幾乎要乾掉時，倒高湯。一旦湯汁開始冒小滾泡，就可以把肉放回鍋中。加百里香，並蓋上鍋蓋，用中小火慢慢燉 1 小時左右，把肉煮軟。

將烤箱預熱至 200°C。接著開始製作要加在牛肉上頭的**烤布樂**：把麵粉和奶油放進碗中，加鹽調味，用手搓成細麵包粉大小的顆粒。如果您喜歡，可以加一點辣根醬。慢慢倒入牛奶，直到乾粉成團。把麵團分成 4 個球，然後拍扁成司康狀。

嚐嚐砂鍋中肉汁的味道。煙燻紅椒粉能讓風味更有底蘊，如果用量不多的話，不會真的感覺有煙燻味；巴薩米克醋則能帶來一絲絲酸爽，達到提味的效果；蕈菇番茄醬能夠添一些木質香氣深度。使用這三者完全看您想讓肉汁有什麼風味。

把烤布樂塊放在砂鍋燉肉上，讓它們一半浸在肉汁中。放入烤箱烤 20 分鐘到麵團膨脹，且頂部均勻上色。

燉牛肉：
中筋麵粉 1 大匙
適合燉煮的牛肉 500 克，切成大塊
橄欖油 2 大匙
洋蔥 2 顆，切末
大胡蘿蔔 1 根，切末
西芹 1 根，切末
韭蔥 1 根，切末
司陶特烈性黑啤（stout）½ 罐，或等量的紅酒（約 250 毫升）
（可省略，直接使用總量為 500 毫升的高湯）
熱的雞高湯 250 毫升
乾燥百里香葉 1 小撮或
新鮮百里香葉 1 小匙
煙燻紅椒粉 ½ 小匙
巴薩米克醋 ½ 小匙
蕈菇番茄醬（mushroom ketchup）½ 小匙
鹽和現磨黑胡椒

烤布樂：
自發麵粉（self-raising flour）250 克
冷的無鹽奶油 50 克
辣根醬（horseradish sauce）15 克（可省略）
全脂牛奶 150 克

熱量 647 大卡／2715 千焦
蛋白質 38.0 克
脂肪 23.6 克
飽和脂肪 10.3 克
碳水化合物 64.1 克
纖維 6.6 克

豌豆乾咖哩

我稍微增加了這道菜的量，因為它很實用，值得一次多做一點；非常適合冷凍、很容易入口，且因為甜甜香香的，所以也會是小孩愛吃的一道菜。別被一長串的香料嚇到打退堂鼓 —— 您所需要做的，就只是把香料用一小塊紗布包起來而已。或您也可以改用自己喜歡的不辣咖哩粉。這道料理的營養素很均衡，有大量的蛋白質、鐵質、鋅、維生素 B 群，還有一些 β- 胡蘿蔔素。最適合搭配鬆鬆軟軟的薄麵餅一起享用

橄欖油 **1 大匙**
無鹽奶油 **1 小塊**
洋蔥 **1 顆**，切末
大蒜 **2 瓣**，切末
生薑 **2 公分**，磨成泥
香菜梗末 **2 大匙**
羊絞肉 **750 克**
蠟質馬鈴薯或新馬鈴薯 **1 個**（大）
或 **2 個**（小），去皮後切丁
薑黃粉 **½ 小匙**
肉桂棒 **1 根**
丁香 **2 顆**
綠豆蔻豆莢 **4 個**
小茴香籽 **1 小匙**
芫荽籽 **1 小匙**
黑胡椒粒 **1 小匙**
月桂葉 **1 片**
熱的雞高湯 **300 毫升**
新鮮或冷凍的豌豆 **400 克**
番茄糊 **1 大匙**（可省略）
鹽和現磨黑胡椒

佐食建議：
香菜葉 **1 把**
不辣的青辣椒 **2 根**，切薄片（可省略）
希臘優格

作法：6 人份

把油和奶油放入大砂鍋或大醬汁鍋中燒熱，加入洋蔥炒軟，約需 5 分鐘。接著放大蒜、生薑、香菜梗和羊肉。把羊肉煎到均勻上色後，加馬鈴薯和薑黃粉，再煮 2 分鐘。

把所有香料和月桂葉放到一小塊正方形紗布上，綁成一個小包。用擀麵棍或類似的工具稍微錘一下香料，足以幫助風味釋放就好。把香料包丟進砂鍋中。

倒入雞高湯，並加鹽和黑胡椒調味。放入豌豆和蕃茄糊（若用）。煮到大滾後，把火關小，加蓋以中小火煮 30 分鐘左右，直到醬汁煮出飽滿的風味，且豌豆也已經又軟又甜。

可搭配香菜、青辣椒（若您喜歡）和一些希臘優格一起享用。

TIPS

- 非常適合分裝成一人份冷凍。

熱量 295 大卡／1233 千焦
蛋白質 20.5 克
脂肪 15.7 克
飽和脂肪 5.9 克
碳水化合物 20.7 克
纖維 5.9 克

6　譯註：英國超市常見的一種粉類，由麵粉與泡打粉混合而成。

甜品與烘焙

甜食對於某些人而言，著實是種享受，而我們在此節提供的點子，非常適合當成正餐的一部份或兩餐之間的點心。在這些食譜中，許多的糖和脂肪含量都很高，所以通常不被認為是「健康的食物」，但對於變瘦或胃口很小的人而言，這些料理是提升攝取食物能量的理想選擇。

- 燉的、烤的或罐頭的水果，搭配卡士達醬、鮮奶油、優格或冰淇淋。
- 烤水果奶酥或烤布丁，配上鮮奶油、卡士達醬或冰淇淋。
- 新鮮水果乳脂鬆糕（trifle）[7]。
- 烤蛋塔 —— 用現成的塔皮來做。
- 將水果庫利或蜂蜜拌入希臘優格裡；添加堅果或烤穀麥，能讓風味與口感更豐富。
- 切片蛋糕，如薑汁蛋糕或蘋果蛋糕，配上自製或現成的卡士達醬或冰淇淋。
- 米布丁 —— 加上果醬、燉水果或果乾。
- 用軟質水果（如覆盆莓或草莓）做成的水果聖代：和打發的鮮奶油與冰淇淋層層堆疊，加上捏碎的馬林糖（meringue nest，或稱為「蛋白霜脆餅」），能添加脆脆的口感（即甜點 —— 伊頓混亂 [Eton Mess]）。
- 煎香蕉：把香蕉斜切成 1 公分厚的片狀；在煎鍋中放一些奶油，加熱至起泡。放入香蕉，每面煎 1 ～ 2 分鐘後，撒上肉桂粉。將蜂蜜或楓糖漿與 1 ～ 2 大匙水和檸檬汁混合均勻，淋在香蕉片上，最後中小火煮幾分鐘即完成。搭配鮮奶油或冰淇淋都非常好吃，且能夠補充能量。

---

7 譯註：一種英式甜點，通常是由卡士達醬、水果、海綿蛋糕、果汁或果凍和鮮奶油，分層排列而成。

黃瀞億（Ching He Huang）的
椰奶布丁佐堅果芝麻

這些小小的布丁像是Q彈的植物性義大利奶酪。這是一道可以事先準備的甜品，非常適合您想要直接從冰箱拿點快速簡單的甜食時。

作法：可做 9 個

將椰乳飲倒入中華炒鍋中，以中火煮到溫熱。放入椰漿，攪拌均勻。倒入寒天粉，攪拌至溶解後，放糖，再次攪拌至溶解。

煮好的液體過篩後，平均倒入 9 個圓形小烤盅（直徑 5 公分、深度 5 公分）。放入冰箱，冷藏 1 小時定型。同時，用杵臼把花生和腰果磨碎，拌入烘過的芝麻、椰絲和糖。置於一旁備用。

上桌前，把布丁自冰箱取出。將烤盅放入裝了熱水的托盤，以方便脫模，接著將布丁一一倒扣在上菜盤上。淋上濃縮椰奶，再撒上堅果碎。最後在每個布丁上分別放上 1 片玫瑰花瓣或可食花卉的花瓣，即完成。

椰乳飲（coconut milk drink）**1 公升**
從 **400 克**罐頭椰奶取出的椰漿
（把罐頭整罐放入冰箱冰一晚，讓椰奶與椰漿分離，挖出表面凝固的部分）
寒天粉 **3 小匙**
細砂糖 **3 大匙**

佐食用：
烘過的鹽味花生 **1 把**
烘過的腰果 **1 把**
烘過的（白）芝麻 **3 大匙**
烘過的乾燥椰絲 **2 大匙**
金細砂糖 **2 大匙**
濃縮椰奶
（condensed coconut milk，或譯椰奶煉乳）
玫瑰花瓣
或其他可食花卉的花瓣 **9 片**

熱量 312 大卡／1305 千焦
蛋白質 4.8 克
脂肪 15 克
飽和脂肪 1.75 克
碳水化合物 18 克
纖維 2.5 克

普魯・利斯（Prue Leith）的 馬斯科瓦多黑糖天堂

水果 200 ～ 250 克
重乳脂鮮奶油 100 毫升
希臘優格 100 毫升
馬斯科瓦多黑糖
（muscovado sugar）4 大匙

熱量 530 大卡／2212 千焦
蛋白質 4.5 克
脂肪 32.2 克
飽和脂肪 20.2 克
碳水化合物 59.0 克
纖維 4.8 克

這將會是您這輩子做過最簡單的甜點。可以用任何新鮮的水果或糖煮水果，甚至用罐頭水果也可以，這樣的話，還可以省掉備料的時間。普魯說這道甜點用新鮮芒果或百香果來做，特別好吃，但您可以自行選擇您喜歡的。如果想要配著餅乾吃，薑味的會非常適合。

作法：2 人份

將水果均分到兩個玻璃容器或大烤盅裡。

把重乳脂鮮奶油和希臘優格攪拌均勻，要呈現濃稠但非凝固的狀態。混合好後，用湯匙舀到水果上。

將黑糖撒到鮮奶油優格上，需要撒非常厚一層。把容器放入冰箱冷藏 30 分鐘左右。糖會溶解成一攤深色的液體。如果想要增加一點點脆脆的口感，可再多撒一些糖，或配甜的薄餅乾一起吃。

實用蘋果醬

烹飪用的蘋果 500 克，去皮後切丁
流質的蜂蜜 2 大匙
檸檬 ½ 顆，榨汁（可省略）
無鹽奶油 1 小塊

¼ 份的營養素資訊為：
熱量 83 大卡／356 千焦
蛋白質 0.4 克
脂肪 0.7 克
飽和脂肪 0.3 克
碳水化合物 20.3 克
纖維 2.7 克

這個蘋果醬可以用來當作各種東西的基底，和等量稍微打發的鮮奶油混合，就是甜品「水果傻瓜」，也可拌入優格或卡士達醬裡，挖一坨放在冰淇淋或鬆餅上，或和沾濕的手指海綿蛋糕、卡士達醬和鮮奶油一起做成迷你版的乳脂鬆糕。這裡加的檸檬汁，純粹只是為了避免蘋果變色。如果您不介意顏色改變，且檸檬汁對您的口腔太刺激，那就省略沒關係。這個蘋果醬做好可以冷藏和冷凍滿長一段時間，所以值得一次做一大批，然後分成單人份冷凍保存。

作法：約 500 毫升（4 人份）

把蘋果放進醬汁鍋，淋上蜂蜜，並加一點點水和檸檬汁（若用），液體量足夠覆蓋鍋底即可。放入奶油，中小火慢慢煮到蘋果完全化開，讓鍋中物體變成醬汁狀 —— 不需要另外打成泥。放入冰箱冰鎮，需要時再取出。

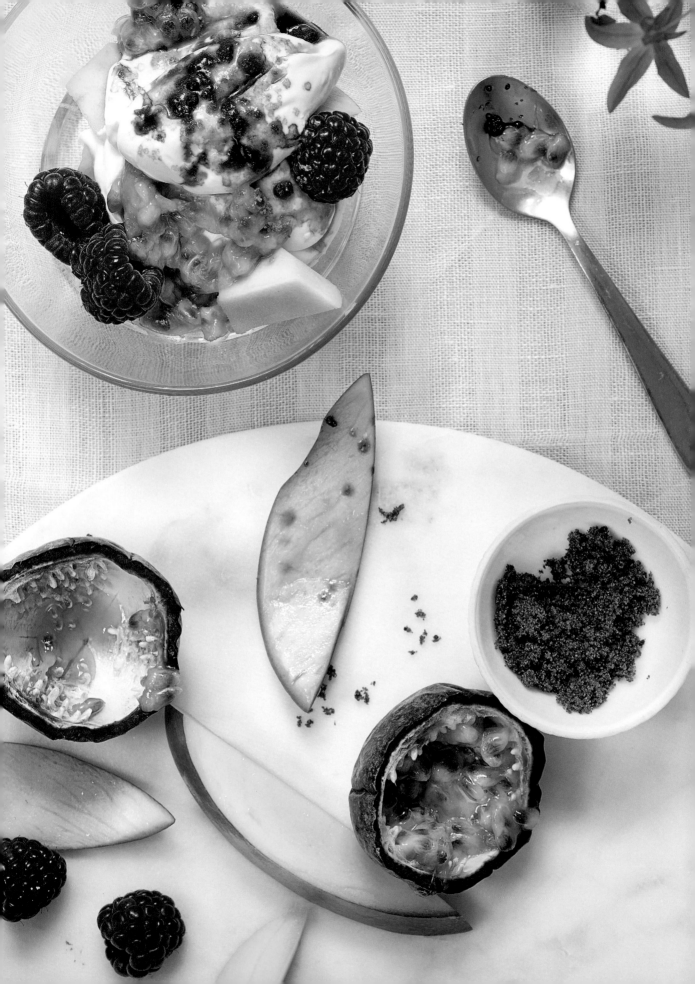

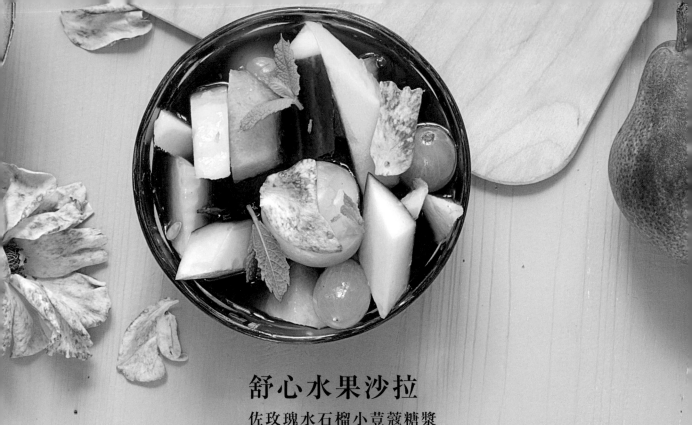

舒心水果沙拉

佐玫瑰水石榴小荳蔻糖漿

這道水果沙拉意於使用一些不會加劇口腔潰瘍症狀的水果。此外，裡面的一些水果，尤其是蜜瓜和葡萄，含糖量很高，代表很適合冷凍，且可以不用退冰就直接咀嚼。因此，如果您真的很需要降低口腔內的溫度，可考慮攤開冷凍[8] 幾份備用。做出來的份量大小要視您使用的水果量而定。食材表中的糖漿足夠 4 人份使用。

作法：4 人份

選一些水果：切塊的各種蜜瓜、葡萄、荔枝（罐頭的很不錯）、西洋梨（用罐裝的即可，若用新鮮的，請在削皮去核後，拌一些檸檬汁，以免變色）、芒果，甚至是去皮去籽的黃瓜也可以。

把糖漿食材和 100 毫升冷水一起放入醬汁鍋中，中小火煮到蜂蜜融化。如果您用的是石榴籽，而非果汁，請用湯匙背輕輕壓一下，讓它們釋出一點顏色。試試味道，視需要加更多蜂蜜和／或玫瑰水調整甜度和風味。過濾備用。

將糖漿倒在準備好的水果上，放入冰箱冰鎮。端上桌時，可搭配任何建議的裝飾，並配上一些冰淇淋、法式酸奶油或優格，來增加能量、蛋白質與鈣質的攝取量。

糖漿：
石榴汁 50 毫升，或 ½ 顆石榴的籽
小荳蔻豆莢 2 個，稍微壓裂
流質的蜂蜜 50 克
玫瑰水 1 小匙

佐食建議：
冰淇淋、法式酸奶油或優格

裝飾：
薄荷葉和／或玫瑰花花瓣數片，
和／或開心果碎粒少許

根據建議水果及糖漿的
營養素資訊為：
熱量 129 大卡／ 551 千焦
蛋白質 1.2 克
脂肪 0.2 克
飽和脂肪 0 克
碳水化合物 32.9 克
纖維 2.5 克

8　譯註：先將水果攤在烤盤等平面容器上冷凍，等凍成固體後，再收進密封袋保存。

湯姆・艾肯斯（Tom Aikens）的 焦糖小荳蔻蜜李

這道甜點用了許多香料，但它們混合在一起能變成香甜的配料，撒在蜜李上配著吃，非常美味。這個撒在上頭的配料，如果抹在烤過的麵包片上也很好吃，而且很適合冷藏保存，因此可考慮一次做兩倍量。水果經過加熱並搭著香料法式酸奶油一起吃，能多多少少消減一些水果的酸味。這些絕佳的風味形成一道容易入口又好吃的高能量甜點。

作法：4 人份

將烤箱預熱至 200°C，或打開炙爐（烤箱上火），設定為最高溫。在大的深烤盤中抹上奶油。

將蜜李切面朝上，放進深烤盤中。把糖、所有香料、柳橙皮屑、奶油和布里歐許麵包粉混合均勻。在每塊蜜李中心的凹洞中，撒一些混合好的香料乾粉，每半顆蜜李應該夠分到半小匙左右。放入預熱好的烤箱，烤 15 分鐘。或直接放在上火底下，烤到焦糖化。

香料法式酸奶油： 將法式酸奶油放入碗中。香草莢從中間縱剖開，用利刃的刀尖刮出香草籽。把香草籽、細砂糖及肉桂粉一起放入法式酸奶油中，用電動打蛋器攪拌 1 分鐘至輕柔又蓬鬆。也可以用木湯匙攪打 3～4 分鐘。

烤好的蜜李搭配香料法式酸奶油一起享用。

熟的蜜李 **12 個**，切半後去核
馬斯科瓦多黑糖 **2 大匙**
綜合香料 **1 大撮**
薑粉 **1 大撮**
五香粉 **1 大撮**
丁香粉 **1 小撮**
小荳蔻豆莢 **1 個**，取出裡頭種籽，壓成細粉
未上蠟的柳橙 **2 顆**，取皮屑
無鹽奶油 **3 大匙**，軟化備用，另外準備一些份量外的塗抹容器用
布里歐許麵包粉 **1 大匙**

香料法式酸奶油：
法式酸奶油 **300 克**
香草籽 **½ 條**，取出籽
細砂糖 **80 克**
肉桂粉 **½ 小匙**

烤蜜李的營養素資訊：
熱量 155 大卡／648 千焦
蛋白質 1.4 克
脂肪 9.9 克
飽和脂肪 5.9 克
碳水化合物 17.9 克
纖維 2.0 克

香料法式酸奶油的營養素資訊：
熱量 364 大卡／1523 千焦　　**蛋白質** 1.7 克　　**脂肪** 30.0 克
飽和脂肪 20.3 克　　**碳水化合物** 22.9 克　　**纖維** 0 克

甜茴香義大利奶酪
佐糖煮櫻桃

這是一道很優雅的小甜品，滿濃郁的，但口感絲滑。極度容易入口，所以如果您嘴破，就單吃義大利奶酪就好。這道的能量（熱量）很高，所以非常適合想要增重的人食用。您可以吃一個當正餐甜品或當成兩餐間的點心。

作法：4 人份

將鮮奶油放入小醬汁鍋中。用杵臼搗一下甜茴香籽（下手需非常輕），再把它倒進鮮奶油中。慢慢加熱到幾乎要冒小滾泡，接著移鍋熄火，靜置一會兒，讓香料出味 —— 至少需放到鮮奶油回到常溫。

準備 4 個烤盅或模具，在裡頭薄薄刷上一層蔬菜油，再用廚房紙巾稍微擦掉。

把牛奶、酪奶和蜂蜜倒入裝有鮮奶油的醬汁鍋中，加熱至整體溫溫的。吉利丁片用一些冷水泡軟，再擠掉多餘水分後，放入鮮奶油混合液中，要確定鍋中液體是溫的，絕對不能接近沸點。攪拌到吉利丁片溶解，接著過濾進（有尖嘴的）壺中。

把鮮奶油液體倒進準備好的烤盅裡。放涼後，送進冰箱冰鎮至少 4 小時，屆時奶酪應該已經定型。

要端上桌之前，再從冰箱取出。倒扣時，請把每個烤盅（外圍）浸到剛煮沸的滾水中數秒，接著再倒扣在盤子上。

舀一些糖煮櫻桃圍在奶酪四周即完成。

TIPS

- 如果倒扣讓您很緊張，您當然可以用稍微大一點的烤盅來製作，然後把一些糖煮櫻桃直接舀在奶酪上即可。

重乳脂鮮奶油 **300 毫升**
甜茴香籽 **1 大匙**
蔬菜油，刷容器用
全脂牛奶 **100 毫升**
酪奶（buttermilk）**50 毫升**
（或在 100 毫升的牛奶中，加入 ½ 小匙的檸檬汁，然後靜置幾分鐘）
蜂蜜 **75 克**
吉利丁片 **2 張**

熱量 451 大卡／1864 千焦
蛋白質 4.0 克
脂肪 41.9 克
飽和脂肪 25.7 克
碳水化合物 17.3 克
纖維 0 克

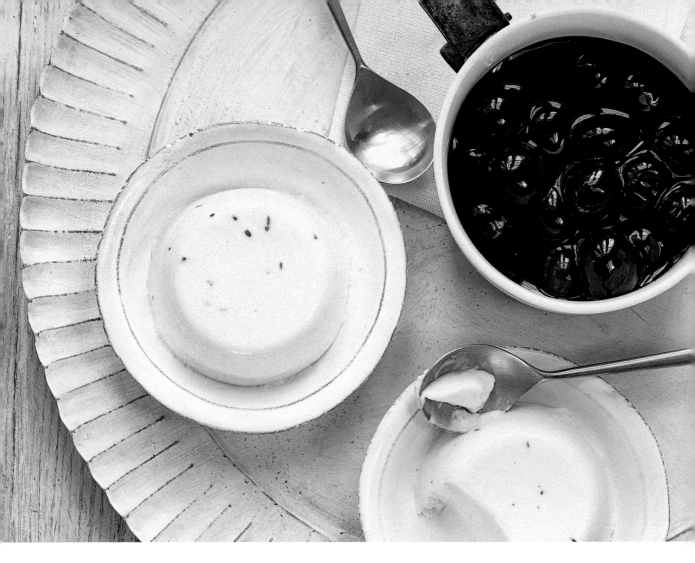

糖煮櫻桃

櫻桃 **400 克**，去籽
蜂蜜 **2 大尖匙**
檸檬 **½ 顆**，榨汁
玉米澱粉 **1 大匙**（可省略）

熱量 143 大卡／609 千焦
蛋白質 1.0 克
脂肪 0.2 克
飽和脂肪 0.0 克
碳水化合物 36.6 克
纖維 1.2 克

成品的份量會比您需要的多一點，但冷藏可以保鮮數日，且如果手邊有的話，會很實用。可試著搭配希臘優格，攪進米布丁裡或澆在冰淇淋上。

作法：4 人份

把櫻桃、蜂蜜和檸檬汁一起放進醬汁鍋，倒入剛好蓋過的清水。慢慢加熱，攪拌至蜂蜜溶解，接著中小火煮到櫻桃變軟。櫻桃應該要泡在滿稀的糖漿中。如果您喜歡糖漿濃稠一點，可用一些冷水把玉米澱粉調勻後，倒入糖煮櫻桃中攪拌均勻，直到糖漿變濃稠。

TIPS

- 如果您覺得無法一次把糖煮水果用完，它也很適合冷凍保存。

烤蜜李八角奶酥

蜜李可以不先煮過，就直接用來製作烤奶酥，只是李子皮有點澀，所以我覺得最好去掉。至於烤奶酥，您可以用小烤盅做許多一人份，接著冷凍保存。也可以用糖煮蜜李，或甚至是之前用剩的糖漿來製作。水果和堅果的組合能提供均衡的營養素，包含 β- 胡蘿蔔素和維生素 E，以及大量的膳食纖維。

作法：8 人份（小份量）

將烤箱預熱至 180°C。

把香料、糖或蜂蜜和液體一起放入醬汁鍋中。用小火煮到冒小滾泡，接著再煮幾分鐘，把食材的風味煮出來。放入蜜李，中小火煮到夠軟，皮可以脫落的程度。移鍋熄火，過濾後，保留濾出來的液體，並把果皮丟掉。把果肉和液體一起倒入布丁烤模中。

奶酥： 把麵粉放入碗中，加入奶油，用手搓成麵包粉狀。倒入傳統燕麥片、杏仁和一半的糖拌勻。用湯匙撒在蜜李上 —— 不需要壓平。把剩下的糖撒在最上面。

放入烤箱烤 30 ～ 35 分鐘，直到奶酥呈現金黃色，且蜜李的汁已經滲出來。若是製作一人份的烤奶酥，烘烤的時間改為 20 分鐘。

TIPS

- 關於底部餡料，您可以使用布拉姆利蘋果（bramley apples）加上肉桂與生薑，剛好遇到鵝莓（gooseberries）產季時，也可使用。

水果：
肉桂棒 **2** 根
八角 **1** 個
糖或蜂蜜 **75** 克
水或葡萄酒 **200** 毫升
硬實但成熟的蜜李
1 公斤，切半後去核

奶酥：
中筋麵粉、斯貝爾特小麥
粉或全麥麵粉 **175** 克
無鹽奶油 **75** 克
傳統燕麥片 **25** 克
杏仁片 **25** 克
德梅拉拉糖（demerara sugar）**50** 克

熱量 283 大卡／1193 千焦
蛋白質 4.0 克
脂肪 10.1 克
飽和脂肪 5.1 克
碳水化合物 46.9 克
纖維 3.9 克

蜜桃藍莓烤布樂

酥頂：
自發麵粉 225 克
泡打粉 2 小匙
細砂糖 100 克
冰的無鹽奶油 75 克，切丁，
另外準備一些份量外的塗抹容器用
酪奶 100 毫升
（或 100 毫升牛奶＋1 小匙檸檬汁）
放牧蛋 1 顆，打散

餡料：
罐裝蜜桃 400 克，瀝乾
或新鮮蜜桃 4 顆，去皮去核
藍莓 100 克
質地柔軟的黃糖 1 大匙

熱量 261 大卡／1103 千焦
蛋白質 4.6 克
脂肪 9.0 克
飽和脂肪 5.2 克
碳水化合物 43.5 克
纖維 2.6 克

這道甜食因為在頂部的烤布樂裡加了酪奶，所以非常清爽，但還是很讓人滿足。您可以用大的耐熱烤盤製作，也可以做成 8 個一人份的小布丁。所以絕對值得一次用 8 個抹了奶油的烤盅大批製作，然後再冷凍保存。用微波爐復熱後就很美味，或也可以放進烤箱或蒸爐，讓它們自然退冰。其實冷食也很好吃！它真的是一款很美味的常備甜品。您甚至不需要特別買酪奶，只要將 1 小匙的檸檬汁加進100 毫升的牛奶裡，靜置幾分鐘，您就會得到變濃稠的牛奶，效果和市售酪奶一模一樣。這個讓新鮮與罐頭水果變美味的方式，能提供一些維生素，包含 β- 胡蘿蔔素和其他抗氧化物。若要增加能量和蛋白質的攝取量，可搭配卡士達醬或優格一起享用。

作法：8 人份

將烤箱預熱至 190°C。在一個大的布丁烤模或 8 個一人份小烤盅裡刷上奶油。

酥頂： 將自發麵粉、泡打粉和細砂糖放入碗或食物調理機中，再加奶油。把所有東西均勻混合成麵包粉狀（或用手搓成麵包粉狀）。

把酪奶和雞蛋混合均勻，接著倒入奶油麵粉粒中，輕輕攪拌成柔軟有黏性的麵團。

若要製作一大份，可將蜜桃放到烤模底部，接著撒上藍莓和糖。把酥頂麵團分成甜點小湯匙大小，分散放到水果上。不用擔心麵團塊間的縫隙，因為烤的時候會擴散開來，而且您也希望卜面的一些果汁能夠從縫隙中冒出來。放入烤箱烤大約 30 ～ 35 分鐘。

若要製作多個一人份的烤布樂：將蜜桃切成小方塊，和藍莓一起均分到小烤盅裡，再撒上糖。把尖出一個甜點小湯匙大小的酥頂麵團舀到水果上，放入烤箱烘烤 20 分鐘即完成。

露西・楊（Lucy Young）的夏日水果與檸檬帕芙洛娃

帕芙洛娃（pavlova）或蛋白霜要做的完美，關鍵是一邊打蛋白，一邊慢慢倒入糖，否則糖會沉到底部，然後帕芙洛娃就會塌陷。要有耐心，不要急著把糖倒完。玉米澱粉和醋則能讓蛋白霜內部有軟黏的口感。

作法：8 人份

將烤箱預熱至 120°C。在大烤盤底部鋪上防油紙。

帕芙洛娃：將蛋白打發到硬性發泡（需非常堅挺）。慢慢加入糖，一次 1 小匙，邊加邊攪拌，直到蛋白霜硬挺且出現光澤。最容易操作的方式是使用桌上型攪拌機或手持電動打蛋器。將玉米澱粉和醋混合，再拌入蛋白霜中。把蛋白霜舀到烤盤上，整形成直徑 23 公分的圓形。用湯匙將周圍稍微往上推，形成一個中間凹陷的鳥巢狀，等等才能裝餡料。將蛋白霜放入烤箱烤 1 小時左右。時間到後，把烤箱電源關掉，讓帕芙洛娃留在烤箱內，放到完全涼透。

把打發的鮮奶油和法式酸奶油混合在一起，接著拌入檸檬凝乳和一半的水果。把餡料舀進帕芙洛娃鳥巢中心。以剩下的水果和薄荷葉裝飾即完成。

TIPS

- 任何剩下的馬林糖[9]都可以放進密封容器或冷凍庫保存 —— 很適合捏碎撒在優格、鮮奶油、冰淇淋，或糖煮水果上，或上述所有東西全都混合在一起也可以！
- 如果您手邊有馬林糖，但卻不想做帕芙洛娃的話，可以把它們弄碎，做成許多一人份的「伊頓混亂」（使用和帕芙洛娃一樣的材料，或手邊有的食材都可以）。

帕芙洛娃：
巴式消毒過的雞蛋
（pasteurised egg）蛋白 **120 克**
細砂糖 **175 克**
玉米澱粉 **1 小匙**
白酒醋 **1 小匙**

餡料：
重乳脂鮮奶油 **150 毫升**，打發備用
低脂法式酸奶油 **200 毫升**
頂級檸檬凝乳（lemon curd）**3 大尖匙**
新鮮覆盆莓 **100 克**
新鮮藍莓 **100 克**
新鮮草莓 **100 克**，切成 4 等分
薄荷葉，裝飾用

熱量 247 大卡／1033 千焦
蛋白質 2.5 克
脂肪 14.1 克
飽和脂肪 8.9 克
碳水化合物 29.3 克
纖維 1.0 克

9　備註：即烤好的打發蛋白霜。

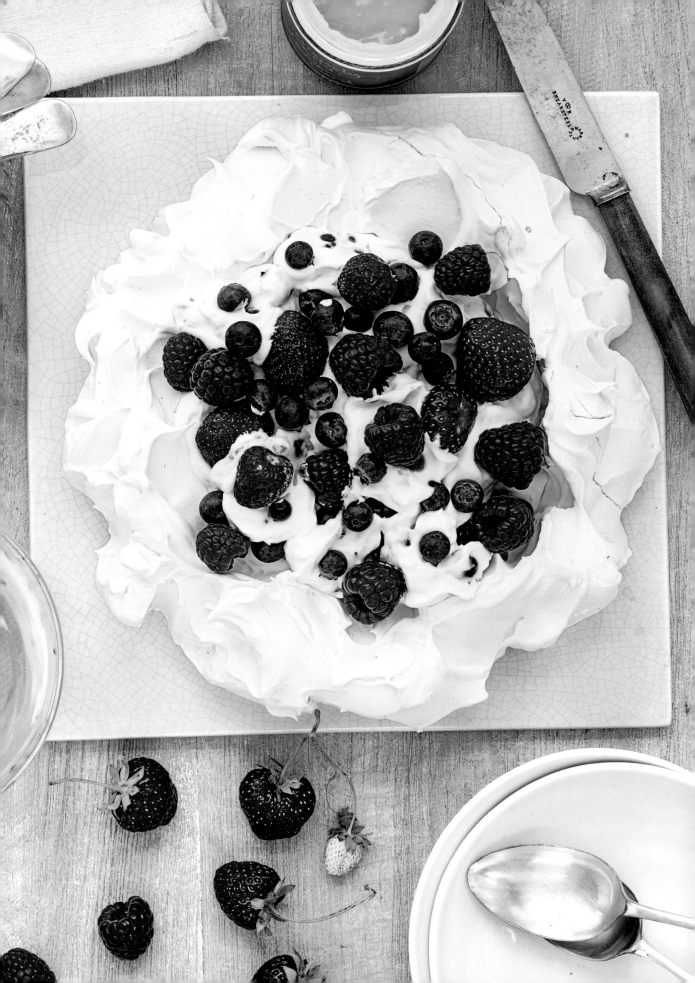

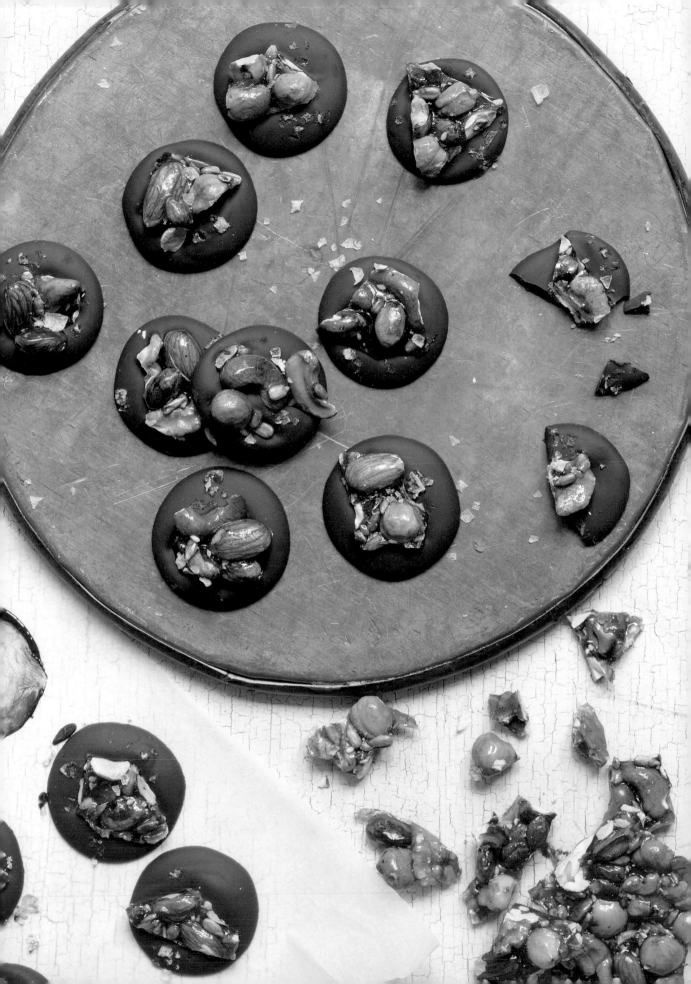

喬治亞・葛林 - 史密斯
（Georgia Glynn Smith）的巧克力水滴

綜合堅果與種籽 **80 克** ──
通常是小包販售，依照您個人
喜好，選擇種籽多或堅果多的
葡萄糖漿 **100 克** ──
能找到很好擠的管狀包裝
「Green and Black's」牌的瑪雅
黑巧克力（ Maya Gold Chocolate）或
任何您喜歡的黑巧克力 **200 克**
肉桂粉 ½ 小匙
馬爾頓天然海鹽（Maldon sea salt flakes）

每一顆水滴的營養素資訊為：
熱量 45 大卡／ 189 千焦
蛋白質 0.7 克
脂肪 2.4 克
飽和脂肪 1.0 克
碳水化合物 5.5 克
纖維 0.2 克

「這個小甜點是任何年齡層的人都會喜歡的，與歲數，甚至是所處地點無關。它們做起來很容易，吃起來很美味，且總是能讓人露出滿意的微笑。如果您先做好香脆堅果，那麼在等巧克力融化的時候，就能先吃一些，前提是不能吃個精光！這很適合當成拜訪朋友的伴手禮，或是在急需分散孩子注意力時，和他們一起做，又或者純粹在獨處時，一個人慢慢做，好好寵愛自己。」—— 喬治亞・葛林 - 史密斯

作法：大約可做 40 顆

將堅果與種籽放入煎鍋，以中火烘成金黃色。倒入葡萄糖漿，煮到焦糖化，大概需要 5 分鐘。放著不動，偶爾搖晃一下鍋子，直到鍋中液體開始冒泡，且轉為褐色。

將焦糖堅果倒入不沾烤盤，或鋪了烘焙紙的烤盤上，靜置到完全涼透。要稍微忍住，不要急著確認 —— 否則會燙傷手指頭。

把巧克力掰成塊狀放入耐熱碗中，將碗架在一鍋冒小滾泡的水上，要確定碗底不會碰到水。放入肉桂粉，接著輕輕攪拌至巧克力完全融化。

把焦糖堅果掰成不規則狀的小塊，每塊大約 1～ 2 公分。

用小湯匙把融化的巧克力舀到另一個不沾烤盤，或鋪了烘焙紙的烤盤上，再擺上焦糖堅果種籽碎片。若想要成品看起來更吸睛，可撒上 1～ 2 片細緻的馬爾頓天然海鹽收尾。

TIPS

* 做好的巧克力水滴用密封容器裝好，擺在陰涼處，幾乎不用擔心過期變質。

巧克力杯

我發誓這些將會是您做過最簡單的巧克力杯（chocolate pots）。而且很容易調整，可根據您使用的巧克力種類（可試試下面所列的所有口味）做出變化。這些巧克力杯的奶味比大部分常見的濃，如果您想要巧克力味道重一點的，只要減少鮮奶油的用量即可 —— 最多可減少到一半。

作法：可做出 6 個濃縮咖啡杯大小的巧克力杯，放冰箱冷藏可保鮮 1 週。

在小醬汁鍋中裝水煮沸。把巧克力掰成小塊，放進剛好可以架在醬汁鍋上的碗中，要確定碗底不會碰到熱水。把火力調小，讓巧克力融化，攪拌至巧克力完全融成滑順的液體。將碗自鍋上移開。

用非常慢的速度把 50 毫升剛煮沸的滾水倒進巧克力中。加入香草精和淡鮮奶油，輕輕拌勻。

把處理好的液體倒入濃縮咖啡杯或玻璃杯中，靜置到成型。常溫享用，因為冰過會變硬。

變化版：

50 毫升滾水倒入巧克力前，先與 1 小匙即溶濃縮咖啡粉拌勻。可試試再加 1 小撮小荳蔻粉，因為這些風味非常適合放在一起。

加幾小撮香料到巧克力中 —— 可試試薑粉、肉桂、甜茴香或小荳蔻。

在杯底放一些水果，再倒巧克力。

把少許生薑切成細末，加進來拌勻。

黑巧克力 **100 克**
香草精 **1 小匙**
淡鮮奶油（whipping cream）**150 毫升**

基本巧克力杯的營養素資訊為：
熱量 182 大卡／754 千焦
蛋白質 1.3 克
脂肪 14.7 克
飽和脂肪 9.1 克
碳水化合物 11.3 克
纖維 0.6 克

史蒂芬妮・亞歷山大
（Stephanie Alexander）**的椰棗司康**

「司康是上午茶的完美之選 —— 做起來快速又簡單，且現烤現吃又很新鮮。」—— 史蒂芬妮・亞歷山大

作法：可做 10 個

將烤箱預熱至 210°C，且在烤盤底部塗上奶油。

麵粉、肉豆蔻粉和鹽一起過篩入大碗中，接著放入奶油搓成小顆粒。放糖和椰棗。在大壺中，把牛奶和 60 毫升清水混合均勻，接著倒入乾粉粒中。將整體混合成柔軟但是密實的麵團。如果覺得有點乾，可加些牛奶。

在撒了麵粉的工作台上，快速揉一下麵團，接著把麵團壓平，切出 10 個正方形。

把切好的麵團塊放在烤盤上，先烤 7 分鐘，然後把烤溫降到 180°C，再烤 8 分鐘直到表面金黃。取出烤盤，把司康移到冷卻架上放涼。

自發麵粉 **250 克**
肉豆蔻粉 **½ 小匙**
鹽 **1 小撮**
無鹽奶油 **20 克**，另外準備一些份量外的塗抹容器用
細砂糖 **2 大匙**
椰棗 **150 克**，去核後切碎
牛奶 **60 毫升**

熱量 134 大卡／569 千焦
蛋白質 2.6 克
脂肪 2.2 克
飽和脂肪 1.3 克
碳水化合物 27.8 克
纖維 1.4 克

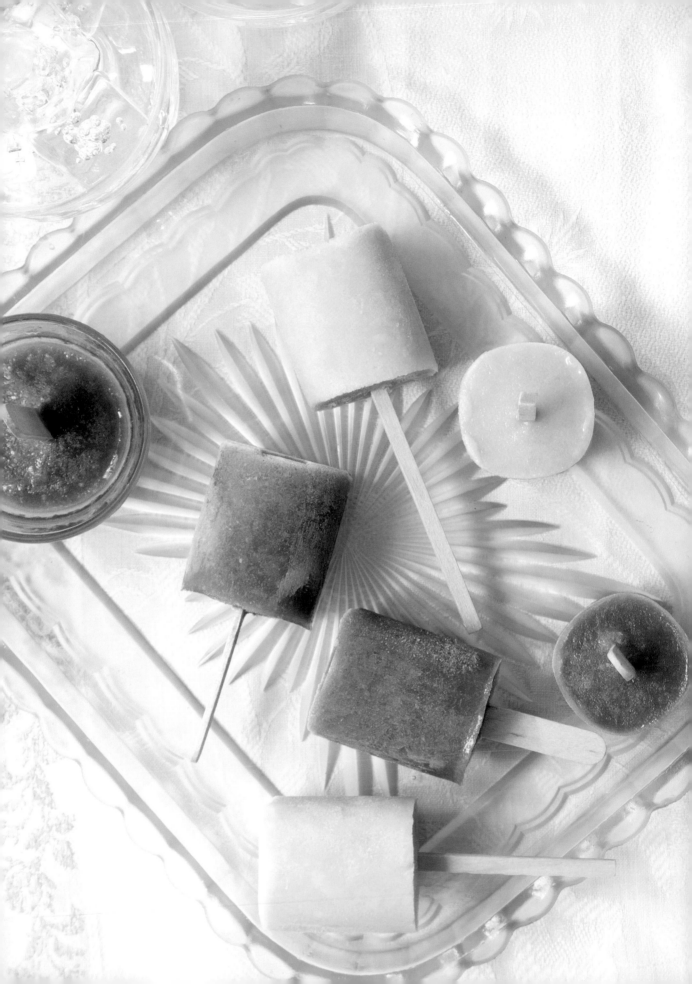

冰棒

底下這些食譜是故意設計成相當舒緩鎮痛的，所以應該可以對遭受口腔潰瘍所苦的患者產生幫助。如果您沒有冰棒模，可用小紙杯插上冰棒棍代替。您也可以用小冰塊盒或袋子冷凍，這樣就可以更頻繁地取出小份量來食用。

綠茶（抹茶）蜜桃冰棒

抹茶粉 1 小匙
（或 1 個抹茶茶包裡的內容物）
蜜桃 150 克 —— 罐頭的也沒關係
流質的蜂蜜 2 大匙

這個食譜在泡茶時用了冷萃法，這樣的茶湯順口許多，苦味也比較少。抹茶裡有種稱為「類黃酮」（flavonoids）的抗氧化劑含量特別高。如果您家裡沒有抹茶，可改用紅茶、白茶或香片。

作法：可做 6 枝 50 毫升的冰棒

將 150 毫升的水與抹茶粉混合，靜置幾小時出味。把茶湯過濾到果汁機中，並加入蜜桃和蜂蜜。攪打均勻後，倒入模具。冷凍到變硬。脫模時，可把模具浸到熱水中幾分鐘。

熱量 31 大卡／ 134 千焦　　**蛋白質** 0.3 克　　**脂肪** 0 克
飽和脂肪 0 克　　**碳水化合物** 8 克　　**纖維** 0.5 克

蜜瓜椰子薄荷冰棒

蜂蜜 4 大匙
生薑泥 ½ 小匙（可省略）
薄荷數枝，搗一搗
蜜瓜 150 克，去籽後切碎
椰奶或優格 100 毫升
萊姆汁少許（可省略）

各種品種的蜜瓜都很清涼又舒緩鎮痛，所以都可以用來做這個冰棒，唯獨要確認是已經熟透了。

作法：可做 6 枝 50 毫升的冰棒

把蜂蜜、1 大匙水、薑泥（若用）和薄荷倒入非常小的醬汁鍋中。文火慢慢加熱到蜂蜜融化，接著移鍋熄火，靜置幾分鐘，讓食材泡出味道。

把蜜瓜和椰奶放入果汁機中，並擠一點萊姆汁（若用）。用篩子將蜂蜜糖漿過濾到果汁機中，一起攪打到滑順後，倒入模具。冷凍到變硬。脫模時，可把模具浸到熱水中幾分鐘。

熱量 56 大卡／ 239 千焦　　**蛋白質** 0.3 克　　**脂肪** 0.1 克
飽和脂肪 0 克　　**碳水化合物** 14.5 克　　**纖維** 0.2 克

冰淇淋

冷凍庫裡一直有些冰淇淋是好事。如果您的口腔潰瘍或胃口不好，冰淇淋是非常容易入口的食物。自製的嚐起來更新鮮，但有許多配方用了半生不熟的蛋，這在您處於化療中等免疫系統低下時，應該避免。不過，我們提供的食譜都不含蛋，而且做起來也很迅速。它們包含了水果、牛奶和鮮奶油的營養素。如果您沒有冰淇淋機，只需放到可冷凍的容器中，在成型階段，定時拿出來翻攪一下 —— 訣竅是把空氣打進去。

香蕉冰淇淋

非常熟的大香蕉 **3** 根
（皮已經開始變黑的）
大的萊姆 ½ 顆，榨汁
質地柔軟的黃糖 **200** 克
冰的全脂牛奶 **250** 毫升
冰的重乳脂鮮奶油 **250** 毫升

食譜份量（134 克）的營養素資訊為：
熱量 309 大卡／1292 千焦
蛋白質 2.1 克
脂肪 18.1 克
飽和脂肪 11.3 克
碳水化合物 37.7 克
纖維 0.7 克

這個冰淇淋單吃就很好吃，但也很適合再加上其他風味。可試試加 1 小撮肉桂粉、肉豆蔻粉或小荳蔻粉。

作法：約可做出 1 公升／8 人份

香蕉剝皮後，和萊姆汁、糖一起用食物調理機打成非常滑順的香蕉泥。倒入牛奶，再攪打一次，接著輕輕拌入重乳脂鮮奶油，直到整體混合均勻。

放入冰淇淋機，冷凍攪拌成濃郁滑順，又充滿空氣感的冰淇淋。放入冷凍庫保存。

芒果印度牛奶冰淇淋

這是一款很棒的常備冰淇淋,您可以簡單用罐頭蜜桃、杏桃,或甚至是西洋梨都可以。沒有印度牛奶冰淇淋(kulfi)模具也不用擔心,用冰棒模、冰塊盒,或甚至直接做成一桶冰淇淋冷凍都可以。這比上一頁的香蕉冰淇淋還簡單,因為連攪拌都不用。但同樣地,您也可以加香料到這款冰淇淋裡,小荳蔻或番紅花都非常適合,加一滴玫瑰水也很不錯。

作法:600 克桶裝 1 桶／8 人份

把水果和糖或蜂蜜攪打成平滑的泥狀。加入奶水,再攪打一下。稍微把鮮奶油打發後,拌入水果泥中。倒入模具或任何您要使用的容器中。要吃之前幾分鐘,把凍好的冰淇淋從冷凍庫移到冷藏。

罐頭芒果或其他水果
約 425 克(瀝乾水分後重 250 克)
糖或蜂蜜 100 克
奶水 125 毫升
重乳脂鮮奶油 125 毫升

食譜份量(75 克)的營養素資訊為:
熱量 165 大卡／688 千焦
蛋白質 1.7 克
脂肪 9.9 克
飽和脂肪 6.2 克
碳水化合物 18.2 克
纖維 1.2 克

迪亞・夏馬的草莓開心果優格冰淇淋

這是一款很棒的常備冰淇淋,您可以簡單用罐頭蜜桃、杏桃,或甚至是西洋梨都可以。沒有印度牛奶冰淇淋(kulfi)模具也不用擔心,用冰棒模、冰塊盒,或甚至直接做成一桶冰淇淋冷凍都可以。這比上一頁的香蕉冰淇淋還簡單,因為連攪拌都不用。但同樣地,您也可以加香料到這款冰淇淋裡,小荳蔻或番紅花都非常適合,加一滴玫瑰水也很不錯。

作法:4 人份

把優格舀入冰塊盒(或迷你瑪芬模)中,放入冰箱冷凍 8 小時或隔夜。將優格冰塊與冷凍草莓、香草精和楓糖漿(若用)一起放入果汁機中,攪拌成濃濃滑滑的質地。拌入開心果碎。馬上端上桌或冷凍保存至需要用時。

全脂希臘優格
(或您喜歡的植物奶優格)**720 克**
冷凍草莓 280 克
香草精 2 小匙
楓糖漿 4 大匙(可省略)
開心果 100 克,壓碎

熱量 387 大卡／1619 千焦
蛋白質 12.8 克
脂肪 22.5 克
飽和脂肪 9.4 克
碳水化合物 37.7 克
纖維 4.5 克

TIPS

• 如果您用的植物奶優格,請選擇椰子等脂肪含量較高的,否則冷凍過的優格會結滿冰。

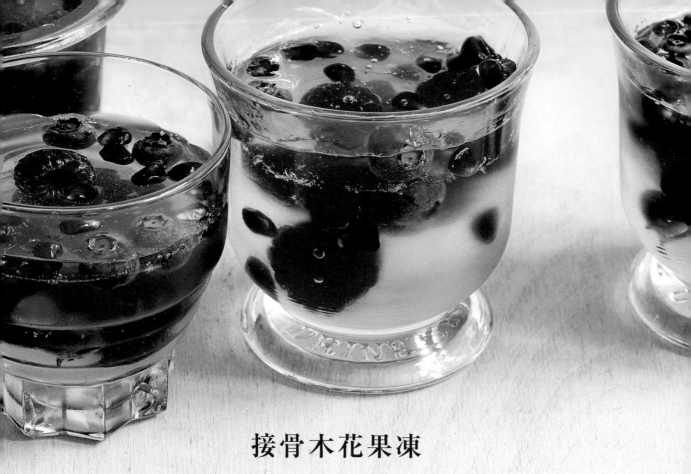

接骨木花果凍

所有水果都可以用來做果凍，且風味會比市售的果凍粉好上許多。可試試任何您喜愛的果汁，且喜歡的話，還可以加些水果，讓它們漂浮在裡頭。只需依照下面的方法，並記住 5 張吉利丁片要兌大約 500 毫升的液體才會成型，就能做出果凍。如果您覺得有一點噁心，或患有口腔潰瘍，那麼果凍會讓您很容易入口。要記住，這道甜品的營養價值並沒有特別高，所以情況允許的時候，要再選其他食物吃。這個版本用了風味糖漿（cordial），所以很快就能完成。您可以放入任何水果，讓它們漂浮在果凍裡，可以使用覆盆莓或藍莓，看起來會很漂亮。

作法：可做 500 毫升的果凍，依據容器大小，約為 4 ～ 6 人份

吉利丁片用一點點冷水泡軟。

將糖漿、水或葡萄酒和蜂蜜倒入醬汁鍋中，用文火煮到蜂蜜溶解。取出泡軟的吉利丁片，擰乾後放入醬汁鍋中，攪拌到吉利丁片溶解。要注意鍋中液體不能煮滾，否則會影響吉利丁成型的能力。

如果您選擇使用水果，請把水果放入果凍模或一人份的玻璃杯中。用網篩把果凍液過濾到模具或玻璃杯中並攪拌。當果凍液放涼至常溫後，即可移到冷藏庫。每隔幾分鐘取出攪拌一下，直到果凍開始成型，這麼做能讓水果均勻分佈（如果您不想要水果全部擠在頂端的話）。

吉利丁片 **5 張**
接骨木花糖漿 **200 毫升**
水或葡萄酒 **300 毫升**
蜂蜜 **50 克**

任何喜歡的水果（可省略）

4 份的營養素資訊為：
熱量 102 大卡／432 千焦
蛋白質 2.2 克
脂肪 0.2 克
飽和脂肪 0.2 克
碳水化合物 21.6 克
纖維 0 克

南瓜餅乾

這裡所列的食材，夠做出 36 片餅乾，可烤出滿滿三大盤。您可以分批烤，或冷凍一半的麵團，之後再烤 —— 麵團冰在冷凍庫可以冰很久。您不一定要加巧克力豆，加任何果乾或堅果的效果也很好。這是一個很棒的兩餐間點心，不只能提供額外的能量，也包含一點點南瓜裡的的 β- 胡蘿蔔素

無鹽奶油 **200 克**，軟化備用
楓糖漿 **100 毫升**
全穀斯貝爾特小麥粉
（wholemeal spelt flour）**100 克**
泡打粉 **1 小匙**
薑粉 **½ 小匙**
肉桂粉 **½ 小匙**
綜合香料 **½ 小匙**
放牧蛋 **1 顆**，打散
傳統燕麥片 **150 克**
南瓜泥 **50 克**
巧克力豆（或果乾）**100 克**

每一片餅乾的營養素資訊為：
熱量 91 大卡／381 千焦
蛋白質 1.3 克
脂肪 6.0 克
飽和脂肪 3.5 克
碳水化合物 8.4 克
纖維 0.8 克

作法：可做 36 片

在大碗中，把奶油和楓糖漿打發到顏色變白且蓬鬆。將麵粉、泡打粉與香料一起過篩到另一個碗中。以 1 大匙乾粉，然後是一些蛋液的順序，輪流將乾粉和蛋液加到打發的奶油中，直到用完所有蛋液，最後再將剩下的乾粉和燕麥倒入碗中，輕輕拌勻。加入南瓜泥，用切拌的方法混合，最後再拌入巧克力豆。

餅乾麵團需冷藏至少 1 小時。做到此步驟，即可把麵團全部或部分（如果您不想一次烤太多餅乾的話）冷凍保存。

將烤箱預熱至 180°C。在烤盤上鋪烘焙紙。用湯匙挖核桃大小的麵團到烤盤上，並用叉子稍微往下壓。烘烤 15 ～ 20 分鐘至表面金黃。將烤盤自烤箱取出，把餅乾留在烤盤上，需等到涼透且變硬實後，才能換到密封容器保存。

TIPS

- 餅乾放在密封容器裡，可保存 1 週，也可以冷凍保存。要吃的時候，放到預熱好的烤箱，烘烤幾分鐘，就會像剛出爐的一樣。

瑪麗·貝瑞（Mary Berry）的週日香料柳橙蛋糕

「這是一個新鮮、充滿香料辛香的柳橙蛋糕。您可以把少於一半的柳橙餡料夾在兩片蛋糕中間，然後把剩下的抹在最上面。」—— 瑪麗·貝瑞

作法：可做直徑 20 公分的蛋糕 1 個／ 12 人份

將烤箱預熱至 180°C。在兩個直徑 20 公分的深蛋糕模中塗上奶油並在底部鋪烘焙紙。

把整顆柳橙放入小醬汁鍋中，加滾水蓋過，用中小火煮軟，大約需 20 分鐘。置於一旁冷卻。

等柳橙涼到手可以拿的程度時，對切，取出所有種籽。將整顆柳橙連皮一起放入食物調理機中，攪打成中顆粒狀。取出平平 2 大匙的柳橙果肉，之後要用來做糖霜。將其他蛋糕食材倒入食物調理機中，攪打到剛好沒有粉粒。把麵糊均分到兩個模具中。

將模具放入預熱好的烤箱，烘烤 25 ～ 30 分鐘。當蛋糕開始從模具邊往內縮，且摸起來有彈性時，即可從烤箱取出。把蛋糕留在模子裡，放涼幾分鐘，之後再倒扣到冷卻架上，把烘焙紙撕掉。

柳橙餡料：把軟化的奶油打發，加入過篩的糖粉，以及預留的柳橙果肉。把糖霜餡料夾在兩片蛋糕間，表面再用篩子撒上糖粉即完成。

這個蛋糕現做現吃最美味，但如果用密封容器保存，可放 2 ～ 3 天。夾好餡料的蛋糕也可以冷凍保存，最多可放 2 個月。要吃之前，先放在室溫解凍 2 ～ 3 小時即可。

TIPS

- 薄皮柳橙通常個頭比較小 —— 不要用雅法橙（Jaffa orange），因為它們有很厚的白色內果皮。

蛋糕：
小的薄皮柳橙 1 顆
自發麵粉 275 克
泡打粉 3 小平匙
細砂糖 275 克
無鹽奶油 225 克，軟化備用，
另外準備一些份量外的塗抹容器用
放牧蛋 4 顆
肉桂粉 1 小匙
綜合香料 1 小匙

餡料：
無鹽奶油 50 克，軟化備用
糖粉 175 克，需過篩，另外
準備一些份量外的撒在蛋糕上用
（做蛋糕時預留的）柳橙果肉 2 大平匙

熱量 429 大卡／ 1801 千焦
蛋白質 4.9 克
脂肪 21.4 克
飽和脂肪 12.6 克
碳水化合物 58 克
纖維 1.2 克

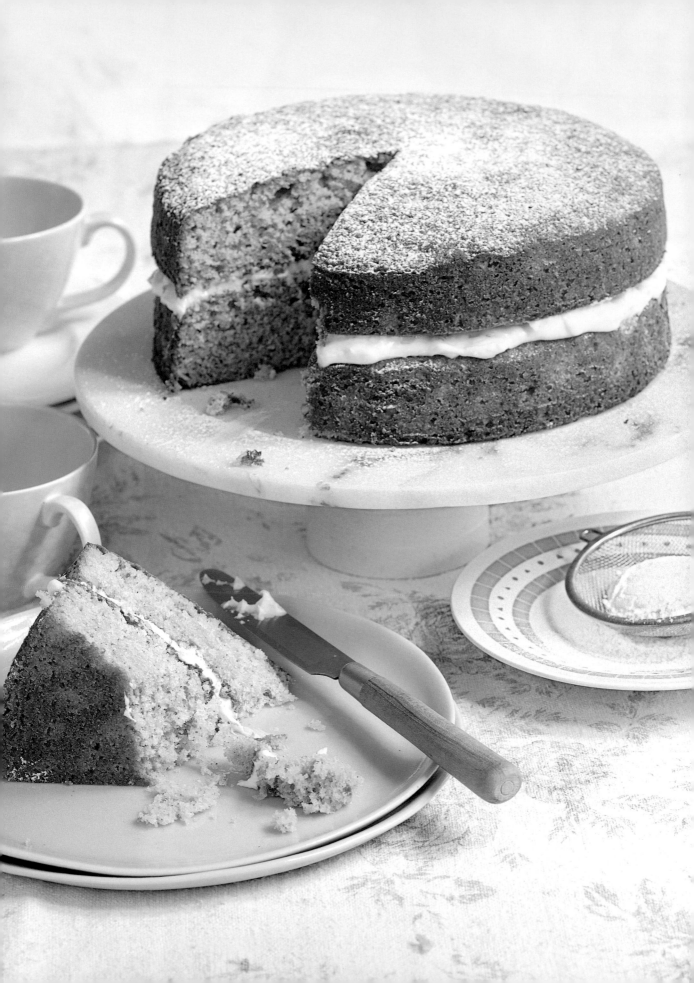

理查・貝爾蒂內（Richard Bertinet）的薑餅麵包

這是一條很紮實，有點黏口的薑餅麵包 —— 蜂蜜的風味與裸麥粉（rye flour）完美搭配。如果您找不到蕎麥粉，就改用總量 250 克的裸麥粉。雖然這道食譜要花的時間好像有點長，但實際要做的工作只有一點點，要有耐心！

作法：可做 400 克的麵包 1 條／8 人份

把鮮奶油倒入厚底醬汁鍋中，放入糖、蜂蜜、綜合香料和薑粉。把鍋子放到爐上，用文火煮到開始微微滾動，接著就移鍋熄火，放涼備用。等香料鮮奶油液冷卻後，倒入碗或壺中，加蓋放入冰箱，冷藏一晚入味。

隔天，把各種麵粉和泡打粉放入碗中。從冰箱取出冰涼的鮮奶油，打入 3 顆蛋。慢慢地把液體倒入乾粉中，攪拌使其融合成濃稠的麵糊。不需要拌太久，只要確定所有食材混合均勻即可。

倒入碗中，蓋上廚房布巾或保鮮膜，靜置休息 2 小時。

將烤箱預熱至 190°C。用 1 小塊奶油塗抹 400 克的長條麵包模內部。

把麵團倒進塗了油的模具中，再將另外準備的 1 顆蛋，加 1 小撮鹽打散，刷在麵團表面。

把麵包模放入烤箱烤 10 分鐘，接著把烤溫降低至 150°C，繼續烘烤 45 ～ 50 分鐘，直到用細籤插入麵包中心取出時，上面沒有粉糊粘黏。麵包脫模後，移到冷卻架上放涼。用防油紙包好保存。

切成片端上桌，並附上很多、很多奶油！

重乳脂鮮奶油 100 毫升
細砂糖 100 克
蜂蜜 250 克
綜合香料 ½ 小匙
薑粉 2 小匙
中筋麵粉 125 克
蕎麥粉 50 克
裸麥粉 200 克
泡打粉 1 小匙
放牧蛋 3 顆
無鹽奶油 1 小塊，塗抹容器用
鹽 1 小撮

另外準備蛋 1 顆，
烤之前要在麵包上刷蛋液

熱量 399 大卡／1687 千焦
蛋白質 7.1 克
脂肪 10.3 克
飽和脂肪 5.1 克
碳水化合物 73.7 克
纖維 4.5 克

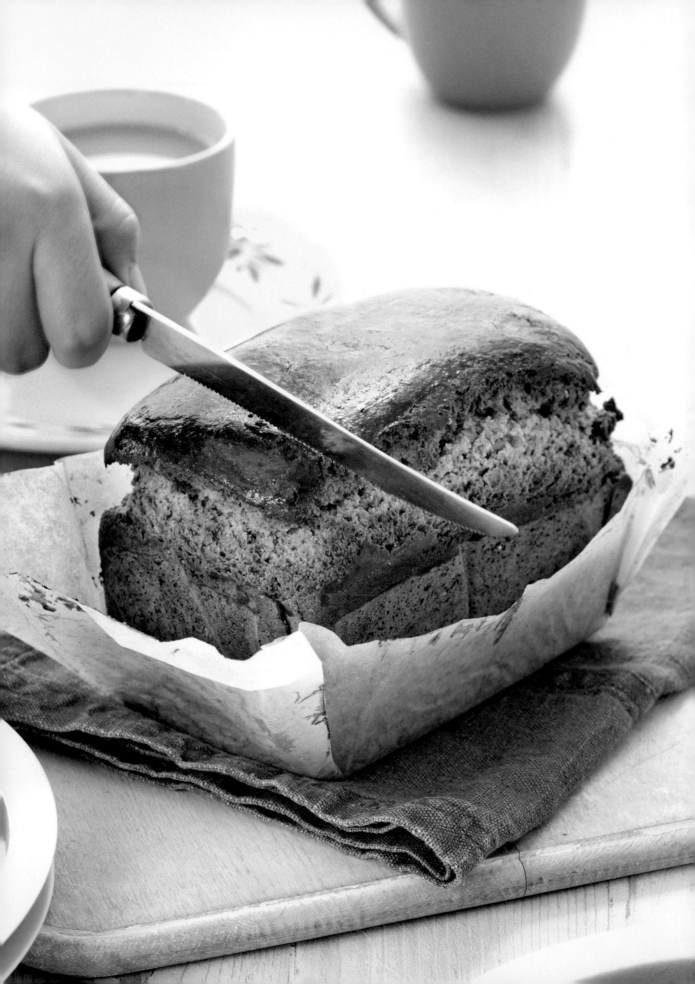

點心與飲品

若要增加蛋白質、能量（熱量）、維生素與礦物質的攝取量，點心真的是一個重要途徑。對於需要增重，或無法在用餐時間吃下正常份量食物的人來說，點心就更顯重要。如果您在用餐時間，進食情況特別差的話，可以定時或偶爾在兩餐間，吃一些點心。可試試下面的選項：

- 堅果 —— 根據您的喜好，選擇有鹽的或無鹽的。
- 脆片 —— 洋芋片和炸蔬菜片。
- 在薄餅乾或烤過的麵包片上塗起司，抹醬可用奶油乳酪、鷹嘴豆泥、魚醬、燻鮭魚或堅果醬。
- 冷的香腸或香腸捲。
- 印度咖哩餃、炸蔬菜「帕可拉」（pakora）或印度煮菠菜（bhagee）。
- 起司塊與水果，如蘋果、鳳梨和葡萄。
- 墨西哥（炸）玉米片配莎莎醬、酪梨醬、酸奶油或起司蘸醬。
- 烤的或微波的薯條。
- 港式點心（含肉的或素食的）。
- 迷你炸春捲或炸芝麻吐司（sesame toast）。
- 沙嗲串（Satay）。
- 印度香脆薄餅（Poppadoms）佐印度酸辣醬。
- 蝦餅或蔬菜餅蘸甜辣醬。
- 炸／烤麵團球佐阿開木果（ackee）煮鹹魚或炸大蕉 [10]。
- 羅望子球（Tamarind ball）。
- 麵包棒。
- 雙油炸麵餅三明治（Doubles）[11]。
- 瑪芬蛋糕或英式洞洞餅（鹹的或甜的）。
- 一小碗穀片。
- 水果小餐包。
- 椰子餅（Coconut drops）。
- 烤過的茶點蛋糕或司康。
- 自製飲品 —— 加了奶的咖啡、麥芽牛奶飲、牛奶熱巧克力、奶昔、果昔、拉西和花生調味飲（peanut punch）。

---

10 譯註：牙買加經典菜色。

11 譯註：源於千里達及托巴哥（Trinidad and Tobago），內餡通常是咖哩鷹嘴豆。

熱鯷魚蘸醬（BAGNA CAUDA）

大蒜 **2 球**，拆成帶皮蒜瓣
牛奶，可蓋過大蒜的量
橄欖油 **200 毫升**
罐頭鯷魚條 **50 克**，
瀝乾（瀝乾後約重 30 克）
無鹽奶油 **50 克**

熱量 412 大卡／1698 千焦
蛋白質 4.5 克
脂肪 41.1 克
飽和脂肪 9.4 克
碳水化合物 6.5 克
纖維 2.1 克

這是另一道取經自地中海菜的料理，搭配洋芋片和櫻桃蘿蔔、胡蘿蔔與黃瓜等冰涼的蔬菜，能在口感上產生對比，其實搭配任何您喜歡的食材都可以。配蒸熟或烤過的蘆筍或青花筍也很棒。不要擔心大蒜的用量太多，因為經過低溫泡煮後，所有尖銳刺鼻的嗆味都會消失，變得香甜又柔醇。

這個點心的脂肪含量高，所以不能吃太多。如果您試著要增重，這就非常適合，因為由橄欖油提供的額外熱量，屬於單元不飽和脂肪。生蔬菜裡的維生素與礦物質能讓點心的營養更均衡，也可以依照下面「小提醒」中的建議，搭配熟的蔬菜。

作法：6 人份＋法式蔬菜沙拉（crudites）

把帶皮大蒜放入小醬汁鍋中，倒牛奶蓋過。用中小火煮 20 分鐘左右，把大蒜煮軟。瀝出蒜瓣，等放涼到雙手可以觸碰的程度時，擠出裡頭的蒜肉，把皮丟掉。

將橄欖油倒入醬汁鍋中燒熱，放入蒜肉和鯷魚。要保持非常小火，接著把魚肉壓碎，直到它完全溶解在油和大蒜中。放入奶油，一次一小塊，邊放邊用打蛋器攪拌，直到醬汁完全融合。

準備一些法式蔬菜沙拉一起食用。

TIPS

* 做好的醬，冷藏可保存一段時間。您也可以復熱或簡單和一些義大利麵與大量的香草攪拌均勻，就是一份快速的晚餐。
* 淋在蒸過的蔬菜，如青花筍或煎過的菊苣（endive）上超級美味。

贊茜・克雷（Xanthe Clay）的 小份量「梅澤」（MEZZE）[12]

2 人份，鷹嘴豆泥的份量比較多，可留到改天吃

「這些小菜能讓您開胃，可配著麵包體孔洞大的炭烤鄉村白麵包片或皮塔口袋餅一起吃。（如果您喜歡軟一點的口感，請選擇火烤以外的加熱方式）」—— 贊茜・克雷

---

12 譯註：「梅澤」為中東、土耳其和希臘一帶的餐前開胃菜，非單指一道菜，而是各種前菜的統稱。

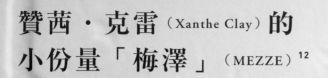

黃瓜 5 公分
櫻桃蘿蔔 3 ～ 4 個
希臘優格 3 ～ 4 大匙
大蒜 ¼ 瓣，拍碎
香菜 數枝，切碎
鹽膚木粉 1 大撮（可省略）
鹽和現磨黑胡椒

希臘蘿蔔黃瓜優格醬

把黃瓜縱切成兩半後，挖除黃瓜籽。將黃瓜切成豌豆大小的方塊。蘿蔔也切成一樣的大小。把蔬菜和優格、大蒜、鹽和黑胡椒拌勻。最後撒上一些香菜和鹽膚木粉（如果手邊有的話）。

熱量 124 大卡／ 513 千焦　　**蛋白質** 5.5 克　　**脂肪** 9.3 克
飽和脂肪 6.1 克　　**碳水化合物** 5.0 克　　**纖維** 0.3 克

土耳其起司（peynir）或菲達起司 數片
檸檬 ½ 顆，取皮屑
綠橄欖
橄欖油
現磨黑胡椒

土耳其起司（或菲達起司）佐檸檬與橄欖

「我喜歡高筒罐裝，名為『peynir』的土耳其起司，它吃起來鹹而香濃，在許多異國料理食材行都能找到。但您用菲達起司也可以。」

在起司上撒檸檬皮屑和橄欖（喜歡的話，可以先切碎）。淋一點點橄欖油，並現磨些許黑胡椒。

熱量 151 大卡／ 627 千焦　　**蛋白質** 8.0 克　　**脂肪** 13.0 克
飽和脂肪 7.3 克　　**碳水化合物** 0.8 克　　**纖維** 0.5 克

煮熟的甜菜根 2 個
罐頭鷹嘴豆 400 克，瀝乾
大蒜 ½ ～ 1 瓣，拍碎
橄欖油 2 大匙
檸檬 1 顆，榨汁
中東芝麻醬（tahini）3 大匙
煙燻紅椒粉 ½ 小匙，另外準備一些份量外的裝飾用鹽
羅勒、墨角蘭（marjoram）、奧勒岡葉或黑種草籽（Nigella seeds），上桌前裝飾用

甜菜根鷹嘴豆泥

這道做出來的份量會比 2 人份多，但若不用一整罐鷹嘴豆，就很難得到滑順的正確口感。剩下的冰冷藏，可保鮮好幾天。

把所有食材放入食物調理機或果汁機（如果追求超滑順質地的話）中攪打均勻，加適量的水，以打出光滑細緻的洋紅色（magenta）蘸醬。加鹽調味。將打好的鷹嘴豆泥抹到盤子上，淋些橄欖油，再撒上一些煙燻紅椒粉。最後均勻撒上羅勒、墨角蘭或奧勒岡和／或一些黑種草籽即完成。

¼ 份成品的營養素資訊為：
熱量 436 大卡／ 1814 千焦　　**蛋白質** 15.8 克　　**脂肪** 33.7 克
飽和脂肪 4.7 克　　**碳水化合物** 18.8 克　　**纖維** 10.6 克

紅甜椒 2 個，去籽切半
橄欖油 1 大匙
石榴糖蜜 1 ～ 2 小匙，或白酒醋／雪莉醋 數滴
薄荷葉或羅勒葉 數片，撕碎
乾燥辣椒片 1 小撮
小茴香籽 1 小匙，用乾鍋烘過後，稍微壓碎
鹽

小茴香辣椒烤甜椒

如果您手邊有石榴糖蜜（pomegranate molasses），絕對值得拿出來做這道料理，因為它的甜度是天然的，酸澀味也比醋少。

甜椒皮面朝上，用烤箱上火烤到焦黑冒泡。丟進塑膠袋放涼，然後把甜椒皮剝掉。將去皮後的甜椒肉切成長條，與橄欖油和石榴糖蜜或醋拌勻，加鹽和乾燥辣椒片調味。撒上撕碎的薄荷葉或羅勒葉，最後再把小茴香籽撒到甜椒與薄荷上。

熱量 114 大卡／ 472 千焦　　**蛋白質** 1.9 克　　**脂肪** 6.4 克
飽和脂肪 1.0 克　　**碳水化合物** 12.7 克　　**纖維** 3.9 克

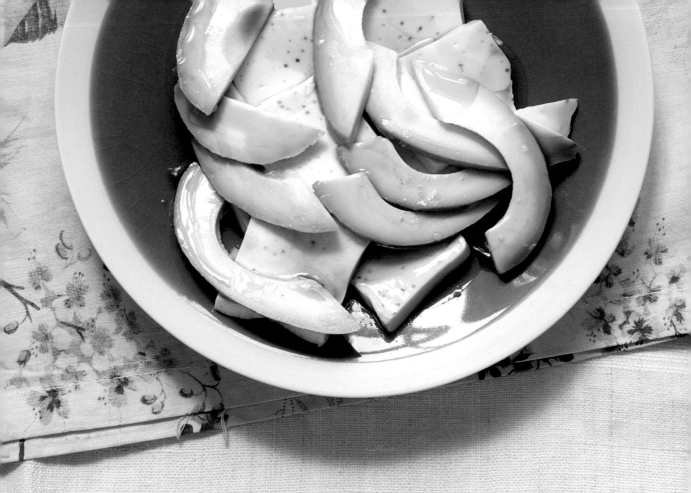

扶霞·鄧洛普（Fuchsia Dunlop）的酪梨嫩豆腐

這道菜有驚人的風味。「在柔軟的豆腐與像奶油一樣的完熟酪梨之間，存在了巧妙的和諧」——扶霞

因此這個完美組合是既清爽又舒心鎮痛，同時也是蛋白質與維生素E的良好來源。

作法：2 人份（大份量）

把整盒嫩豆腐直接倒扣在上菜盤上。把豆腐切成厚度 0.5～1 公分片狀，接著輕輕壓一下，讓豆腐片能斜斜地往同一邊倒下。

把稀釋過的醬油倒在豆腐上（若用山葵，要先和醬油攪拌均勻），接著倒芝麻油。最後疊上酪梨，並馬上端上桌享用。

嫩豆腐 200 克
薄鹽醬油或溜醬油（tamari soy sauce）**2 大匙**，用 **1 大匙**水稀釋
山葵醬微量（可省略）
芝麻油 ½ 小匙
熟度剛好的酪梨 ½ 個，切片

熱量 134 大卡／ 555 千焦
蛋白質 9.0 克
脂肪 9.8 克
飽和脂肪 1.6 克
碳水化合物 2.4 克
纖維 1.1 克

潔卡・麥克維卡 (Jekka McVicar) 的菠菜魚醬

菠菜葉 **300 克**，洗淨備用
洋蔥 **1 顆**，切末
龍蒿 **2 枝**，把葉子摘下來並切碎
平葉巴西利 **1 把**，切末
全熟水煮蛋 **2 顆**，剝殼後切成 4 等分
橄欖油漬沙丁魚 **1 罐**
（瀝乾後的重量為 88 克）
橄欖油漬鯷魚條 **1 罐**
（瀝乾後的重量為 30 克）
無鹽奶油 **60 克**
現刨肉豆蔻粉適量

熱量 251 大卡／ 1040 千焦
蛋白質 13.5 克
脂肪 20.3 克
飽和脂肪 9.8 克
碳水化合物 4.4 克
纖維 2.8 克

「這道菜是由我外婆露絲・洛溫斯基（Ruth Lowinsky）傳給我母親，我母親再傳給我的。直到我把它寫下來之前，我從未遵照過什麼特定的比例配方；它是那種一旦您手邊有主要食材：魚、菠菜、蛋、法國龍蒿（French tarragon）就能做的料理，您也可以根據個人口味或家裡有的食材，稍作調整。」── 潔卡・麥克維卡

這道菜的營養價值很高，有充足的 β- 胡蘿蔔素、鈣質、維生素 D 和維生素 E。

作法：4 人份（大份量），抹在烤過的麵包片上吃

把菠菜放入大醬汁鍋中，用中火煮，稍微攪拌一下，煮到菠菜體積縮小變軟。把煮好的菠菜倒在濾盆裡瀝乾，並盡量擠乾水分。

將除了肉豆蔻以外的剩餘食材，放入食物調理機中，接著加入微溫的菠菜，用瞬速（pulse）攪打幾次。要注意不要打過頭，打太細的口感不好。

現刨適量肉豆蔻，拌勻後，把做好的醬舀進小碟中。加蓋，放入冰箱冷藏，需要時再取出。

英式起司抹醬

硬質起司 **200 克**，刨成細絲
無鹽奶油 **100 克**
雪莉酒、葡萄酒、蘋果酒或啤酒
2 大匙（基本上，任何您喜歡的酒類都可以）
現刨肉豆蔻粉 **少許**
現磨黑糊椒

熱量 359 大卡／ 1484 千焦
蛋白質 12.7 克
脂肪 33.6 克
飽和脂肪 21.2 克
碳水化合物 0.3 克
纖維 0 克

這是一道歷史相當悠久的料理，如果您有一些用剩的起司邊角塊，但不知道怎麼處理的話，這道食譜就能幫上大忙。做好後冷藏，可保鮮數週，可以從冰箱取出，冷冷的直接抹來吃，但也能做出很棒的烤起司麵包片。起司是良好的蛋白質與鈣質來源，這道菜還能從奶油中攝取到額外的能量。

作法：4 人份（大份量）

把起司、75 克的奶油和您選的酒類放入果汁機中，攪打至滑順 ── 也可以改為放在碗中，搗勻。加黑胡椒和肉豆蔻粉調味。舀進陶盅或類似的容器中。

把剩下的奶油放入醬汁鍋中，加熱至融化。濾掉奶油中所有固體後，倒在做好的起司醬上，冷藏保存。

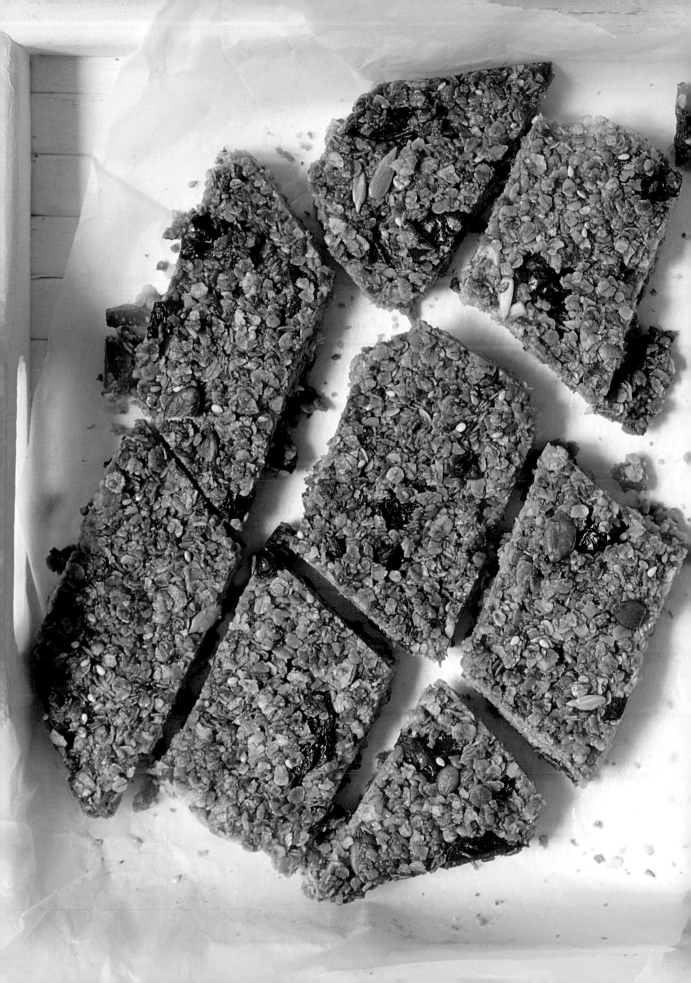

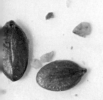

椰棗楓糖漿燕麥餅

這個配方能做出質地相當軟、應該不會刮嘴的英式燕麥餅（flapjack）。喜歡的話，也可以加入不同種類的果乾或種籽，如南瓜籽、葵花籽或芝麻。如果您想要補充額外熱量與一些膳食纖維，這是理想的點心選擇。添加種籽是攝取維生素 E 的一個好方法。

無鹽奶油 **200 克**
蜂蜜或楓糖漿 **200 克**
去核椰棗 **200 克**
傳統燕麥片 **450 克**
脫水椰肉 **50 克**

熱量 184 大卡／ 772 千焦
蛋白質 2.6 克
脂肪 9.8 克
飽和脂肪 5.5 克
碳水化合物 22.8 克
纖維 2.3 克

作法：可做 24 個小方塊

將烤箱預熱至 180°C。在烤模（約 20x30 公分）底部鋪上烘焙紙。

把奶油、蜂蜜／楓糖漿和椰棗放入醬汁鍋中，一起加熱，邊煮邊用木湯匙背把椰棗壓碎，使其與融化的奶油和蜂蜜融合在一起。倒入傳統燕麥片與脫水椰肉，攪拌均勻。

把煮好的燕麥餅團填入模具中，用力壓實。放進烤箱烤 20 ～ 25 分鐘。將烤模取出，靜置幾分鐘後再切成小方塊。把燕麥餅留在模具中，等變硬後，再移到金屬網架上冷卻。用密封容器保存。

TIPS

- 做好的燕麥餅可冷凍，放進預熱好的烤箱解凍幾分鐘後，就跟現做的一樣。徹底放涼後，再放進密封容器內，最多可保存一週。

奶昔

許多人看到奶昔都會想起自己以前很喜歡，但很少人會做來喝，這樣真的很可惜，因為它們很容易做，而且孩子一喝也會愛上。這裡介紹的奶昔比較罪惡 —— 如果要真的健康、水果含量較高的飲品，可參考第 62 ～ 63 頁介紹的果昔和拉西。

下面介紹的熱量和蛋白質含量都比較高，且是補足您一餐營養素的理想選擇，特別適合您難以進食的時候。在營養上，它們等同於小份量的一餐，但最好的做法是在兩餐之間，把這些奶昔當飲料，以增加營養攝取量且也有助於增重（如果您需要的話）。這些奶昔包含蛋白質、維生素和礦物質，特別是鈣質。

每款奶昔的作法都一樣，放進果汁機，攪打均勻就完成了。您可以根據喜好的奶昔濃稠度，調整牛奶的用量。全部的食譜都是一人份。

麥芽奶昔

香草冰淇淋 **1 大球**
麥芽酵母萃取物 **1 小尖匙**
全脂牛奶 **250 毫升**

廚櫃裡擺罐麥芽酵母萃取物（malt extract，坊間俗稱「麥精」）很好用，尤其是想到的時候吃一匙，香甜、營養又提神。這裡用了香草口味的冰淇淋，但您也可以改用巧克力的。

熱量 271 大卡／ 1130 千焦　　**蛋白質** 10.4 克　　**脂肪** 15.6 克
飽和脂肪 9.9 克　　**碳水化合物** 23 克　　**纖維** 0 克

香蕉楓糖奶昔

香草冰淇淋 **1 大球**
楓糖漿 **2 大匙**
熟香蕉 **1 根**，去皮
全脂牛奶 **250 毫升**

這杯奶昔幾乎像是英國香蕉太妃派（banoffee）。您可以把食譜裡的香草冰淇淋和一根熟香蕉，替換成第 152 頁食譜教學的香蕉冰淇淋。

熱量 445 大卡／ 1861 千焦　　**蛋白質** 11.6 克　　**脂肪** 16.0 克
飽和脂肪 10.0 克　　**碳水化合物** 66.5 克　　**纖維** 1.5 克

巧克力花生醬奶昔

巧克力冰淇淋 **1 大球**
柔滑花生醬（smooth
peanut butter）**2 大匙**
全脂牛奶 **250 毫升**

這個美味的組合，能打出一杯優質的高熱量奶昔。

熱量 453 大卡／ 1884 千焦　　**蛋白質** 17.2 克　　**脂肪** 31.2 克
飽和脂肪 13.8 克　　**碳水化合物** 27.1 克　　**纖維** 1.6 克

冰茶二式

有些茶因為含有單寧，所以可能會讓味蕾感到有點不舒服。夏天時，如果您想喝點清爽的飲品，底下所教的方法適合用來泡任何種類的茶，而且能夠減少很多刺激感。

取一個乾淨的瓶子。放 1 小撮您喜歡的茶葉 —— 或簡單放個茶包也行，接著倒入大約 1 公升的冷水。放入冰箱幾個小時或一晚，萃出茶味。這樣泡出來的茶淡雅又爽口，完全不需要加甜味劑。

您也可以用同樣的方法來泡咖啡（請用磨成粗顆粒的咖啡粉）但泡完後，需要過濾。

傳統冰茶

要做甜味冰茶，需先泡壺您喜歡的茶。作法是用剛煮沸的熱水沖泡您選的茶葉或茶包。靜置萃取，直到茶湯達到喜歡的濃度。在這個階段，您也可以加些檸檬皮屑或薄荷等香草。趁熱加進您要的糖量或蜂蜜量，這樣會比較容易溶解。放入冰箱冰鎮，或加冰塊一起喝。

水果冰茶

想要做杯可口的夏日飲品，可把冰茶和果汁混合攪打均勻。最熱門的選擇包括蔓越梅汁、櫻桃汁或蜜桃汁。冰茶與果汁的比例是 1：1。

熱量 75 大卡／317 千焦　　**蛋白質** 3.5 克　　**脂肪** 1.0 克
飽和脂肪 0.1 克　　**碳水化合物** 13.8 克　　**纖維** 0 克

助眠熱飲

這杯飲料是很棒的睡前飲品，而且加了熱牛奶，讓營養素更充足。只需把 1 小尖匙的蜂蜜、1 小撮薑黃粉、1 小撮肉桂粉加到一杯牛奶中。以文火慢慢加熱到蜂蜜完全溶解，且牛奶快要滾沸的程度。喜歡的話，也可以加少量威士忌或蘭姆酒，但一定要先確定您能不能喝酒。

熱量 188 大卡／783 千焦　　**蛋白質** 8.5 克　　**脂肪** 10 克
飽和脂肪 6.3 克　　**碳水化合物** 17.4 克　　**纖維** 0 克

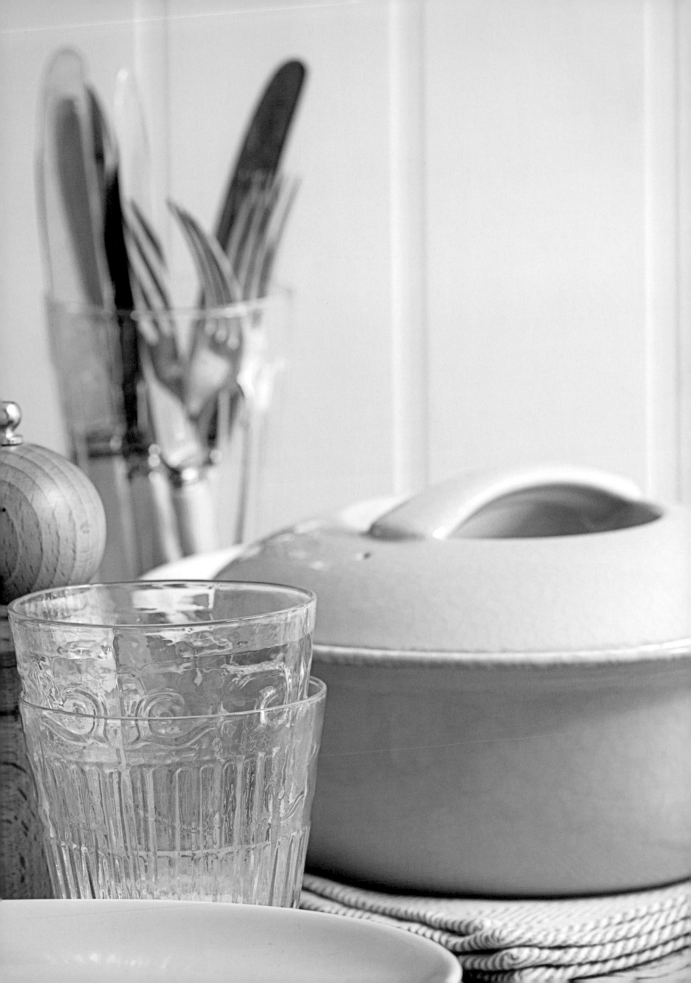

治療之後適合的料理

―――――――

這部分的料理是針對在進食方面沒有問題、
試著減重或不想體重再增加的人設計的。
這些菜色也都適合與親朋好友一起享用，
希望每個人都能做到健康飲食！

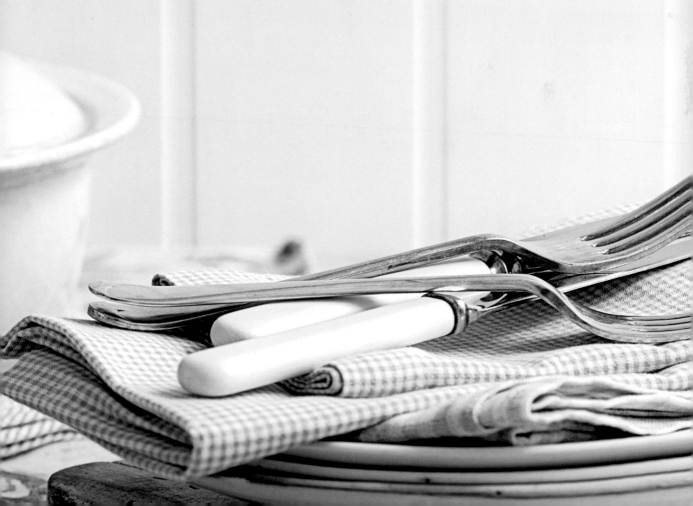

早餐

一份營養健康的早餐能好好幫您為接下來的一天做好準備。用一些水果或果汁來開啟您的一天。底下有些點子，可供參考：

- 全麥穀物配上脫脂或半脫脂（低脂）牛奶，或低脂優格。
- 燕麥粥或米粥 —— 添加莓果和香蕉等新鮮水果，或葡萄乾、杏桃乾和西洋梨乾等果乾。
- 糖煮果乾（以肉桂棒增加風味）。
- 新鮮水果沙拉。
- 糖煮新鮮水果配上低脂優格或鮮乳酪（fromage frais）—— 撒些烤穀麥、堅果或種籽。

如果您喜歡熟食早餐，可以選一份熟的肉類或蛋，配上一些蔬菜， 如烤蕃茄、烤蕈菇（先和少量橄欖油拌勻，再放入預熱好的高溫烤箱烤約 15 分鐘）、焗豆或（印度式）香料煮蔬菜，這樣就是美味又低脂的選擇。

水波蛋或水煮蛋，加上全麥麵包。

用不沾鍋加上少量奶油或植物油做的炒蛋。

什錦果麥粥（Bircher muesli，請參考下頁說明）。一次多做一些，冷藏保存，就是簡單又營養的早餐。上桌前，加上鮮奶油或全脂希臘優格，以及新鮮水果或果乾，如藍莓、芒果或香蕉。一定要使用新鮮的牛奶或優格製作，且每隔 2 ～ 3 天就要做一批新的。

什錦果麥粥

什錦果麥粥是由瑞士醫師畢切·貝納廷（Dr Bircher-Benner）發明的，他認為這是適合他的病人食用的早餐。一百多年後，這道料理依舊被視為營養滿分的早餐，同時也是點心的理想選擇。燕麥因為含有水溶性纖維（soluble fibre），所以升糖指數（GI）低，因此這個澱粉類碳水化合物會被慢慢吸收。水果加上堅果能提供葉酸和鐵質，而一份小麥胚芽（wheatgerm）的維他命 E 含量就比一日建議攝取量的兩倍還多。許多人覺得蘋果皮難消化 —— 如果您也這麼認為，可先把蘋果皮削掉，再刨絲。

傳統燕麥片 **125 克**
小麥胚芽 **2 大匙**
肉桂粉 **1 大撮**
果乾 **50 克**，略切 ——
椰棗、杏桃、蜜棗（prunes）
或任何您喜歡的種類都可以
蘋果汁 **250 毫升**
可生食的蘋果 **2 顆**，去皮
（也可不去皮）、去核
（全脂或低脂）優格 **100 毫升**

佐食建議：
切碎的堅果或種籽 **1 把**（可省略）
流質蜂蜜或楓糖漿適量

使用全脂優格製作的營養素資訊為：
熱量 422 大卡／1788 千焦
蛋白質 15.4 克
脂肪 11.6 克
飽和脂肪 1.7 克
碳水化合物 68.6 克
纖維 9.4 克

作法：3 人份

把燕麥、小麥胚芽、肉桂粉和果乾放入碗中，再倒入蘋果汁。攪拌均勻後，加蓋。放入冰箱冷藏一晚或數小時（若這不是您的早餐）。

要吃之前，把蘋果刨成細絲加入燕麥粥中，再加優格拌勻。撒上堅果或種籽（若用），並淋一些蜂蜜或楓糖漿即完成。

熱帶風味變化版：

燕麥中不加小麥胚芽，而改加一些現刨椰肉或 2 大匙脫水椰肉，並使用椰棗和／或黏口的半乾燥香蕉。肉桂粉也改成現刨肉豆蔻粉。您還是可以加蘋果細絲或西洋梨細絲，但也可以改加一些切成細丁的鳳梨或芒果。搭配椰奶優格也很棒。

自製烤穀麥

這個食譜能衍生出無數種變化，因為成品的口味完全會視您使用的水果或堅果而定。我特別喜歡杏仁和胡桃，而且每次都一定會加椰棗，但您可以盡量嘗試，包括試著用一些熱帶水果的果乾，如芒果乾、木瓜乾和鳳梨乾等。只是要記住，無論您用的是什麼，都要切成小塊，大小大概跟大顆葡萄乾差不多。您可以使用任何種類的油，但椰子油的風味很好。做好的烤穀麥可搭配牛奶或優格，當成早餐穀片吃，或抓一把乾吃當點心。

作法：約可做出 800 克／ 12 人份

將燕麥片、椰肉、堅果和鹽放入大碗，混合均勻。把椰子油和蜂蜜倒進醬汁鍋，以文火加熱，邊煮邊用打蛋器攪拌至液體融合在一起。把這個液體倒在燕麥混合物上，徹底攪拌均勻，要試著讓每樣東西都裹到蜂蜜椰子油 —— 看起來要像生的燕麥棒。

稍微打一些空氣進蛋白中（但蛋白依舊是流體），再將蛋白倒在上面混合好的食材上，再次攪拌，讓食材裹上蛋白。把裹上液體的乾料單層平鋪在烤盤上，放入烤箱烘烤 50 ～ 60 分鐘。中途取出確認，並視情況調換烤盤方向。穀麥烤到變成淺金黃色，且摸起來乾乾的，就是完成了。

將烤盤自烤箱取出，把穀麥留在烤盤內放涼。把成品掰成小塊 —— 您會發現有的部分碎掉了，但應該仍是脆的。加入果乾，接著倒進密封容器保存。

若要做成**穀麥棒（granola bar）**：

將烤箱預熱至 180°C。在直邊烤模（約 20×30 公分）鋪上烘焙紙。

依照上述配方，但油量要加倍，或另外加 50 克奶油。將食材拌勻後，填入烤模中，單層鋪平並緊緊壓實。烘烤 20 ～ 25 分鐘至金黃。將烤模自烤箱取出，靜置 3 ～ 4 分鐘後，趁穀麥還軟軟的時候，在上面劃出分切線。等完全涼透之後，沿著之前劃的線，把穀麥分切成棒狀。放入密封容器保存。

大燕麥片（jumbo oats）**250 克**
脫水椰肉 **50 克**
堅果 **100 克**，稍微壓碎
鹽 **1 小撮**
椰子油 **2 大匙**
流質蜂蜜 **150 克**
放牧蛋的蛋白 **1 顆**
綜合果乾 **200 克** —— 葡萄乾、蘇丹娜葡萄乾，切碎的椰棗、杏桃乾或任何您喜歡的果乾

每份烤穀麥的營養素資訊為：
熱量 255 大卡／ 1074 千焦
蛋白質 5.4 克
脂肪 10.4 克
飽和脂肪 4.5 克
碳水化合物 37.3 克
纖維 3.1 克

每條穀麥棒的營養素資訊為：
熱量 286 大卡／ 1201 千焦
蛋白質 5.5 克
脂肪 13.8 克
飽和脂肪 6.6 克
碳水化合物 37.3 克
纖維 3.1 克

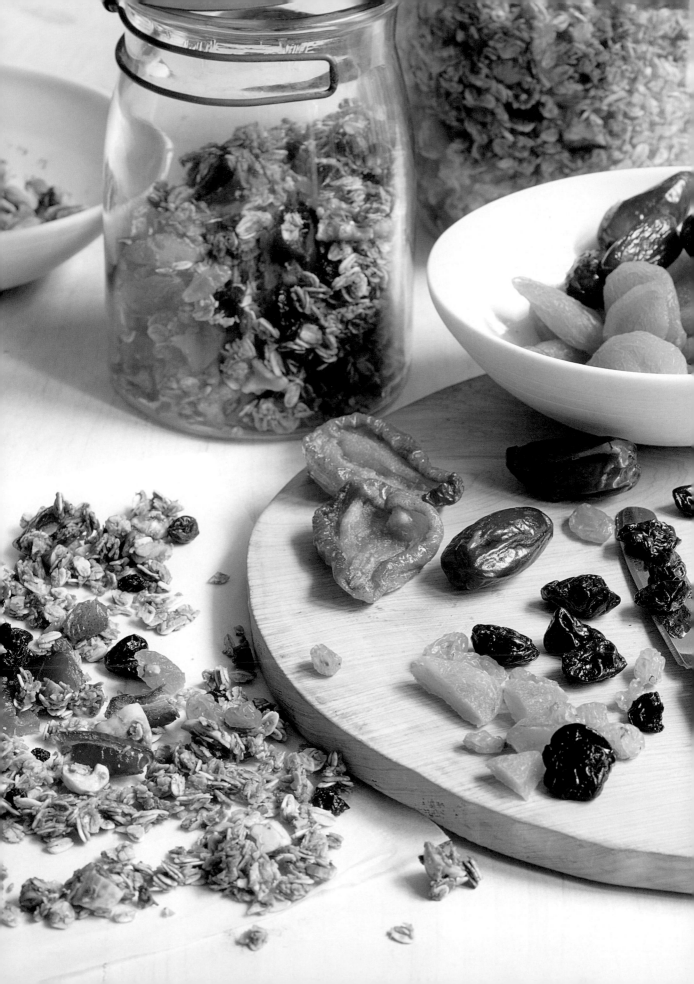

雜糧種籽麵包

要做這個麵包，可照食材表中列的配方，或直接用 600 克「種籽雜糧粉」（seeded multigrain flour，在某些食材行可以找到）。而且，您也不一定要用綜合種籽，可以依照個人喜好調整。我覺得小顆粒一點的種籽最適合，如葵花籽、芝麻、罌粟籽和亞麻籽等。因為種籽裡含有油脂，所以把種籽加進麵包裡，會增加整體的脂肪含量，而且種籽是非常優質的維生素來源，特別是維生素 E，另外還包含充足的鐵質、鋅與鈣質。

作法：

把五穀雜糧粉和種籽放入大碗或桌上型攪拌機的攪拌盆中，混合均勻。麥芽發酵萃取物用 300 毫升溫水溶解。把酵母撒在乾粉上，快速攪拌一下，使其均勻分布，然後再加鹽。

乾粉如果是放在碗中，請在中央挖個凹洞，若是放在攪拌盆裡，則讓機器開始運轉。慢慢把水和麥芽發酵萃取物倒入乾粉中，攪拌成一個相當柔軟，黏黏的麵團。如果麵團看起來有點乾硬，請再多加一點水（一次加一點點就好）。

用濕布或薄薄抹了油的保鮮膜蓋住麵團，靜置休息半小時。時間到後，將麵團揉至光滑、有彈性，且不再黏手。若是用攪拌機搭配麵團勾的話，大概需要 5 分鐘，手揉則需要 10 分鐘。把麵團放入碗中，用抹了油的保鮮膜或濕布蓋住。可以的話，放在溫暖的地方，進行第一次發酵，讓麵團發酵成兩倍大。大概需要 2 小時，如果環境溫度滿低的，則需要更長的時間。

把麵團倒扣在撒了一些麵粉的工作台上，輕輕揉成圓頭長條狀（若用長條模具），若要直接放在烤盤上烤，則整成圓形。把整形好的麵團放入 1 公斤的長條模具，或放在撒了一些麵粉的烤盤上。用保鮮膜或廚房布巾蓋住。

讓麵包第二次發酵，大概需要 30 分鐘左右，並將烤箱預熱至 250°C。等麵包體積再度膨脹後，放進烤箱，立刻將烤溫調低至 220°C，烘烤 30～35 分鐘，直到麵包外皮金黃，且膨脹的很漂亮。若要確定麵包是不是烤好了，可輕拍底部 —— 傳回空心的聲音，就表示好了。移到冷卻架上放涼。

五穀雜糧粉（multigrain flour）**500 克**
綜合種籽
（葵花籽、亞麻籽、芝麻等）**100 克**
麥芽發酵萃取物 **1 大匙**
速發乾酵母 **7 克**（1 小包）
鹽 **1 小匙**

⅛ 份食譜的營養素資訊為：
熱量 262 大卡／ 1110 千焦
蛋白質 9.7 克
脂肪 7.2 克
飽和脂肪 1.1 克
碳水化合物 47.9 克
纖維 3.3 克

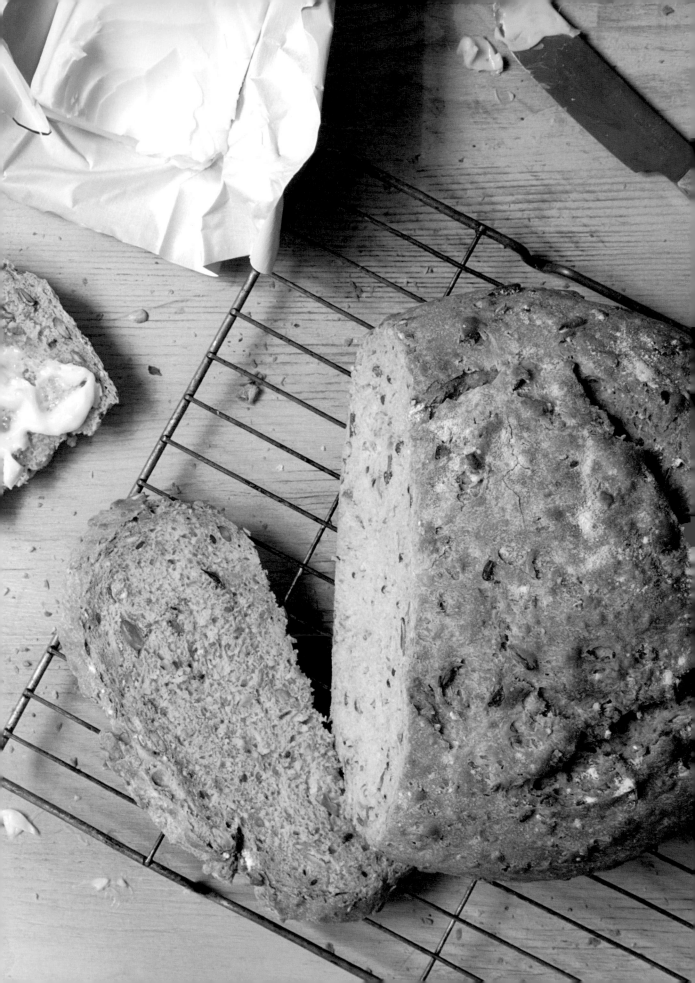

土耳其式水波蛋（TURKISH EGGS）

（小的）大蒜 1 瓣，拍碎
低脂希臘優格 75 ～ 100 毫升
非常新鮮的放牧蛋 2 顆
無鹽奶油 1 大塊
小茴香籽 1 小匙
煙燻紅椒粉 ½ 小匙
乾燥辣椒片 ¼ 小匙
薄荷、蒔蘿或巴西利葉 1 把
鹽和現磨黑胡椒

熱量 290 大卡／1209 千焦
蛋白質 21.3 克
脂肪 19.4 克
飽和脂肪 7.1 克
碳水化合物 9.1 克
纖維 0.8 克

這個蛋做好後，很適合搭配薄麵餅一起吃，尤其是第 87 頁示範過、質地比較輕柔的版本。食譜中的份量是一人份，但您很容易就可以依照人數所需，倍數增加份量。

作法：

大蒜與希臘優格混合均勻後，倒入淺的上菜碗中。把一鍋水煮沸，接著在水中繞圈，形成漩渦狀。把雞蛋倒入水中，將火調小，讓水維持冒小滾泡即可，煮 3 分鐘。把蛋徹底瀝乾後，放在優格上。

把奶油放入小煎鍋中，加熱至融化。待奶油起泡後，移鍋熄火，將小茴香籽、煙燻紅椒粉和乾燥辣椒片撒到奶油上。

將做好的香料奶油淋在水泡蛋上，再以鹽和黑胡椒調味。最後撒上香草，即可立即端上桌享用。

印度綜合香料歐姆蛋

植物油 1 小匙
青蔥 2 根，切成蔥花
生薑 1 小節，切末
大蒜 1 瓣，切末
不辣的紅辣椒 1 條，切末
孜然粉 1 小匙
芫荽粉 ½ 小匙
薑黃粉 ¼ 小匙
肉桂粉 1 小撮
放牧蛋 4 顆
鹽和現磨黑胡椒

薄荷葉或香菜葉，撕碎撒在成品上

這道歐姆蛋是很棒的早餐，因為它包含許多風味鮮明、味道很跳的食材，能喚醒您的味蕾。如果喜歡的話，可以把各種香料換成葛萊姆瑪薩拉或咖哩粉；這也是一份您可以自行添加其他各種熟蔬菜的料理。可試試加 1 大匙冷凍豌豆或一些煮熟切丁的奶油瓜。蛋是很好的高蛋白質食物，且能提供充足的鐵、硒和維生素 D。

作法：2 人份（但您可以依照需求，等比增加份量）

把炙爐（烤箱上火）預熱好。將蔬菜油倒入歐姆蛋鍋或相當小的煎鍋中燒熱，加青蔥、生薑、大蒜和辣椒。用中火炒幾分鐘，把辛香料炒軟。接著撒香料，再炒 1 ～ 2 分鐘。

把蛋放入碗中打勻，並加鹽和黑胡椒調味。將蛋液倒在鍋中食材上，接著旋轉鍋子，讓蛋液可以均勻分佈在整個鍋底。加熱幾分鍾至蛋液定型，且底部金黃。放到預熱好的炙爐，用上火把歐姆蛋的表層烤至金黃。撒上香草後，立即端上桌。

熱量 205 大卡／853 千焦　　**蛋白質** 16.2 克　　**脂肪** 15.4 克
飽和脂肪 4.0 克　　**碳水化合物** 1.6 克　　**纖維** 0.4 克

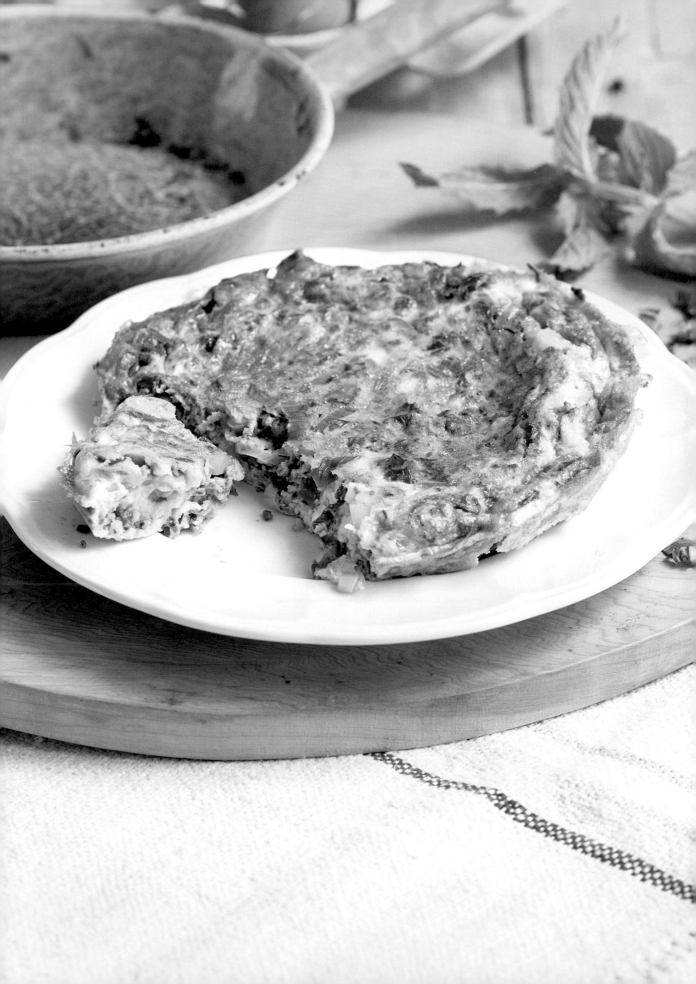

輕食

這是一個吃蔬菜或沙拉，滿足一日攝取量的好機會。我們也提過許多適合治療階段的輕食建議（請參考第66頁）── 只要選擇瘦肉、油脂豐富的魚和低脂的起司，以及注意份量，就能把這些料理改成健康飲食也適用的版本。豆類是一個好選擇 ── 可考慮焗豆或綜合豆子沙拉。如果您試著減重，那就減少沙拉醬、醃菜與醬汁的用量，因為這些的脂肪含量都很高。

快速又簡單的沙拉 ── 配上麵包、烤帶皮夾餡馬鈴薯、糙米、義大利麵、藜麥或北非小米。使用不同種類的沙拉葉來變化風味和口感。可加一切烤過的葵花籽或松子。用巴薩米克醋、其他加味醋和檸檬汁來增加風味。如果您冰箱有位置的話，這些都很適合事先裝盒，冰在冷藏，當隔天的午餐便當。

- 莫札瑞拉起司、小番茄、橄欖油和羅勒葉 ── 加上嫩葉或芝麻葉沙拉。
- 菲達起司、番茄和黃瓜。
- 煙燻鯖魚或煙燻鮭魚。
- 尼斯沙拉（鮪魚、番茄、豆子、全熟水煮蛋、煮熟的新馬鈴薯和沙拉葉）佐橄欖油及白酒醋，可用第戎芥末醬，增添另一番風味。
- 低溫泡熟的鮭魚或蝦。
- 酪梨、番茄和沙拉葉。
- 凱薩沙拉。
- 綜合豆子。若用罐頭豆子製作，需先沖洗乾淨。
- 烤奶油瓜和毛豆。
- 慢烤番茄佐芝麻葉和山羊奶起司。
- 煎哈魯米起司（halloumi cheese）佐青醬或用橄欖油、萊姆和香菜調成的沙拉醬。
- 烤蔬菜。

下面建議的配料可放在烤過的切片麵包上、夾在皮塔口袋餅裡或做成三明治，就是一些能充飢的小東西。選擇不同類型的麵包，如酸種或裸麥。可以的話，選用全麥麵包，可增加維生素攝取量，味道也更好。沙拉的食材能提供額外的顏色與維生素。如果要打包成午餐帶出門，最好把沙拉和麵包類的食材分開放，要吃的時候，再組裝成三明治。

- 雞肉和沙拉。
- 鮭魚、鮪魚或蝦和沙拉。
- 牛或豬瘦肉和沙拉。
- 鷹嘴豆泥或希臘黃瓜優格醬佐清脆的蔬菜。
- 布里起司、荷蘭艾登起司（Edam）或高達起司和沙拉。
- 全熟水煮蛋切片和番茄或黃瓜。

炒蔬菜加雞肉、豬肉、魚、蝦或烤過的腰果，以增加蛋白質含量。可混合下面幾種食材來調味：大蒜、薑泥、芝麻、芝麻油、醬油、檸檬汁和辣椒。配麵或飯食用。

烤馬鈴薯或地瓜加奶油，並撒上各種不同的簡單配料，如焗豆、小份起司、鮪魚（水漬罐頭鮪魚）、普羅旺斯燉菜，或鮪魚玉米粒美乃滋沙拉（美乃滋用量一點點就好）。

扁豆蔬菜蕃茄濃湯

橄欖油 1 大匙
洋蔥 1 顆，切丁
西芹 2 根，切丁
大胡蘿蔔 2 根，切丁
韭蔥 1 根，切丁
大地瓜 1 個，或奶油瓜
300 克，去皮後切丁
小型塊根芹菜 ½ 個，
去皮後切丁（大約 200 克）
甜茴香籽 2 小匙，磨碎
薑黃粉 ½ 小匙
肉桂粉 1 小撮
大蒜 2 瓣，切末
紅扁豆 50 克
熱的蔬菜高湯或雞高湯 1.2 公升
罐頭番茄粒 400 克
羅勒葉 1 把，切成條狀
鹽和現磨黑胡椒

熱量 216 大卡／912 千焦
蛋白質 8.0 克
脂肪 4.6 克
飽和脂肪 0.6 克
碳水化合物 39.1 克
纖維 11.3 克

罐頭番茄濃湯當然是很方便的產品，但如果您想吃一些更營養的，可以試試這道。雖然標題寫的是番茄濃湯，但如果您沒辦法吃番茄，就省略吧，或換成更棒的解決辦法，改加綠色蔬菜，如菠菜、牛皮菜，或甚至是豌豆都可以！這樣的話，您還是能煮出香滑、容易入口的扁豆蔬菜湯。這道湯品的 β- 胡蘿蔔素含量特別高，也有充足的葉酸和茄紅素。可搭配一片新鮮的全麥麵包，以獲取額外的纖維和維生素 B 群。

作法：4 人份

把橄欖油放入大醬汁鍋中燒熱，放洋蔥、西芹、胡蘿蔔、韭蔥、地瓜／奶油瓜和塊根芹菜，用大火規律翻炒，需炒到蔬菜邊微微上色，並透出甜甜的香氣。

把香料和大蒜放入鍋中，繼續炒 2 分鐘。加紅扁豆，並倒入高湯。加鹽和黑胡椒調味後，用中小火煮 10 分鐘。

放入番茄（若用），再繼續用中小火煨煮 15 ～ 20 分鐘，直到蔬菜和紅扁豆完全熟軟。加羅勒，讓香草在湯中泡軟。移鍋熄火，把湯打成濃湯，試過味道後，視情況調整鹹淡。

TIPS

• 這道湯品很適合冷凍，可以一次多做一些。

雷蒙・布朗克（Raymond Blanc）的 香葉芹蔬菜湯

「布朗克媽媽的食譜」

無鹽奶油 **1 大匙**
中型洋蔥 **1 顆**，切末
大蒜 **1 瓣**，切末
大胡蘿蔔 **2 根**，切薄片
中型韭蔥 **2 根**，
去除外皮後，切成厚度 1 公分片狀
西芹 **3 根**，切成厚度 5 公釐片狀
大櫛瓜 **1 根**，縱切成一半後，
再切成厚度 5 公釐片狀
完熟番茄 **2 個**，
先各切成 4 等分後，再切塊
無鹽奶油（或酸奶油）**1 大匙**
香葉芹 **1 大把**，切末
鹽和現磨白胡椒

加奶油或酸奶油前的
蔬菜湯營養素資訊為：
熱量 95 大卡／397 千焦
蛋白質 3.7 克
脂肪 4.1 克
飽和脂肪 2.2 克
碳水化合物 11.6 克
纖維 5.8 克

「這是送給『布朗克媽媽』的小禮物，然後我應該也要向『布朗克爸爸』致敬，因為湯裡大部分的蔬菜，可能都來自他的菜園。這道湯品有多種風味，會因季節而有所不同。要選擇什麼蔬菜和香草，完全是您的個人決定。香葉芹（chervil）是我最愛的香草之一；它在法國料理中很常見，但在英國比較少人知道，也沒什麼人使用。如果您喜歡濃湯口感的話，也可以把這道湯攪打均勻 —— 要加 1 匙法式酸奶油，當然也沒問題。」—— 雷蒙・布朗克

作法：4 人份

把奶油放入大醬汁鍋中，以中火燒熱。放入洋蔥、大蒜、胡蘿蔔、韭蔥和西芹，炒 5 分鐘，讓蔬菜出水軟化、變透明。加鹽和現磨白胡椒調味。

倒入 1 公升剛煮沸的熱水，接著再放櫛瓜和番茄，滾煮 5 分鐘。

把奶油或酸奶油（或兩者都加！）放入鍋中，用打蛋器攪散，再加入香葉芹。試過味道後，視情況調整鹹淡。湯品完成，可以端上桌了。

TIPS

- 這道湯可以冷凍，但要先打成濃湯比較適合，也就是說，您可以「一湯兩吃」，先喝現煮、有料的，之後再喝冷凍保存的濃湯。

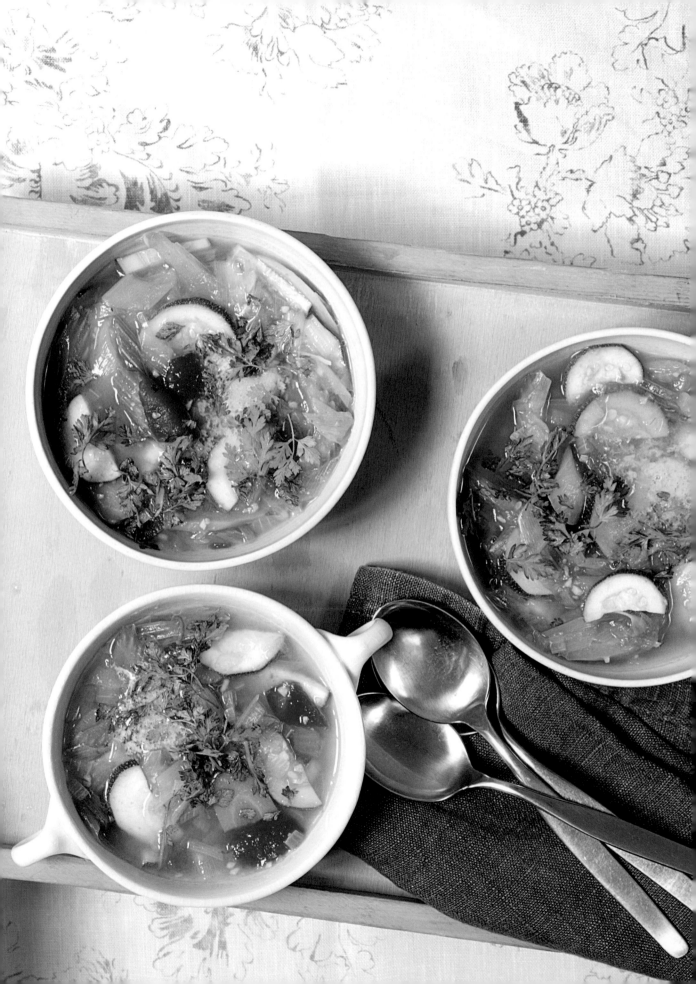

瑪麗‧麥卡尼（Mary McCartney）的 藜麥羽衣甘藍豆子湯

橄欖油 **2 大匙**
洋蔥 **1 顆**，切末
紅蔥 **3 顆**，切末
大胡蘿蔔 **2 根**，切小丁
西芹 **2 根**，切小丁
罐頭白腰豆或其他白色豆子
400 克（瀝乾後的重量為 240 克）
乾燥綜合香草 **1 小匙**
月桂葉 **1 片**
罐頭番茄粒 **400 克**
熱的蔬菜高湯 **1.5 公升**
羽衣甘藍 **50 克**，切成條狀
藜麥 **60 克**，沖洗乾淨
羅勒葉 **25 克**
鹽和現磨黑胡椒

熱量 227 大卡／958 千焦
蛋白質 12.1 克
脂肪 5.5 克
飽和脂肪 0.8 克
碳水化合物 34.3 克
纖維 12.4 克

「這是把一餐濃縮成一碗，裡頭有滿滿的營養，且讓人大大滿足。」
—— 瑪麗‧麥卡尼

這是一碗極好，又很有飽足感的湯。豆子屬於低 GI 食物，所以會被人體慢慢吸收。加了羽衣甘藍和胡蘿蔔表示這碗湯富含 β- 胡蘿蔔素和維生素 E。搭配全麥麵包可多補充維生素 B 群。

作法：6 人份

把油倒入大醬汁鍋中燒熱，放洋蔥、紅蔥、胡蘿蔔和西芹，用中火炒 5 分鐘。放入豆子，再煮 2 分鐘。

將香草和番茄放入鍋中後，倒蔬菜高湯。加鹽和黑胡椒調味，以中小火煮 20 分鐘。最後，放入羽衣甘藍和藜麥，再煮 12 ～ 15 分鐘，直到藜麥熟透。拌入羅勒後，立即端上桌品嚐。

TIPS

- 這道湯非常適合冷凍，即使是加了羽衣甘藍也無妨，但先不要放羅勒葉，等解凍完再加。或是復熱後，直接加更多的羅勒葉當裝飾也可以。

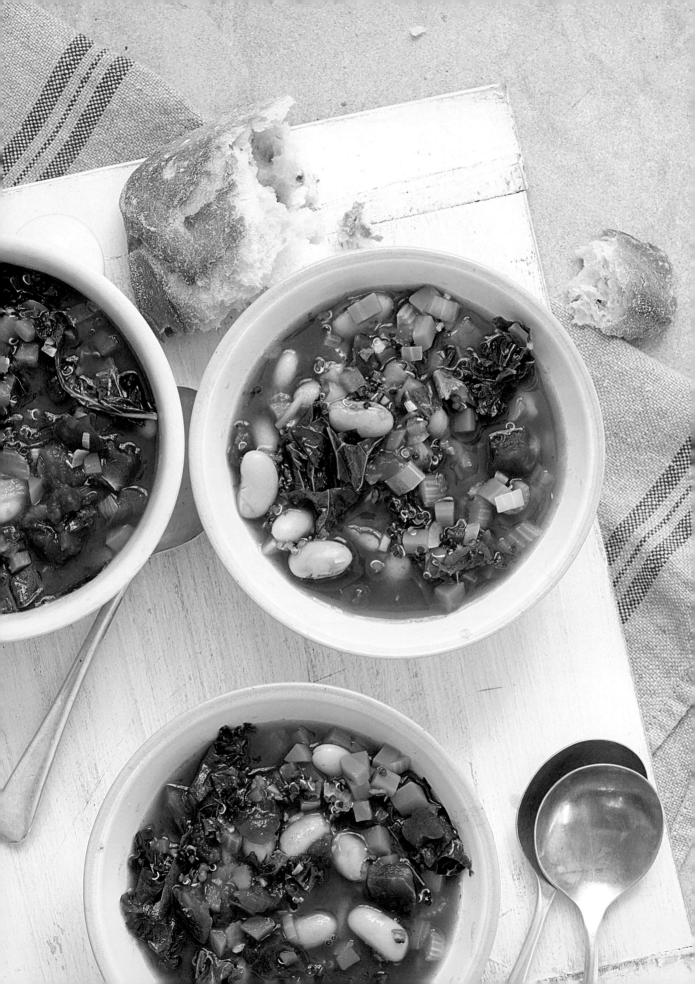

山姆・蓋茲（Sam Gates）的美味豌豆鮮蝦餛飩湯

餛飩皮 20 ～ 25 張，
解凍後用濕布蓋著。

餛飩餡：
冷凍小粒豌豆 100 克，解凍備用
生大蝦 180 克，切碎
新鮮蝦夷蔥末 1 大匙
大蒜 1 瓣，拍碎
不甜的雪莉酒 1 大匙
醬油 1 大匙
魚露 1 小匙
芝麻油 1 小匙

湯：
熱的高品質雞高湯 1.5 公升
生薑 3 公分，去皮後切末
新鮮紅辣椒 ¼ 條，
去籽後切末（可省略）
紅糖 1 小匙
幼嫩的綠色蔬菜 200 克，
最好能綜合四季豆、
豌豆莢或甜豆莢，
全部都要摘去老絲，
並切成適口大小
醬油 1 大匙
芝麻油 1 小匙
新鮮蝦夷蔥花 1 大匙

「當您處於艱難時期，需要外力協助，才能讓事情回到正軌時，這碗湯就是一場及時雨。不只是因為滿滿的翠綠鮮蔬透著熱氣與香味，賣相和香氣都很棒，還有當您把包著豌豆與滑潤蝦肉的柔軟小包裹送入口中，再喝口能讓人振奮起來的濃郁高湯時，庸庸碌碌之日所帶來的苦悶都被完美化解掉了。以雞高湯打底的清湯，喝起來可能會有點沒味道，所以在這裡，我另外加了生薑和辣椒添些暖香與風味。大部分的人都能享受這個辣度，但如果您的胃腸特別敏感，可以直接省略，美味不變。食譜中所列的食材，也許看起來有點多，但一旦您把餡料準備好，實際烹煮的時間不到 10 分鐘。請務必準備大量餐巾，因為一定會有許多咕嚕咕嚕，大口吸入的情況發生。」
── 山姆・蓋茲

作法：4 人份

用搗泥器把解凍的豌豆壓碎，這樣豌豆雖然碎掉，但仍保有口感── 裡頭要有一點顆粒，不是很細滑的豌豆泥。再和其他餡料食材拌勻。

倒一點冷水到碗中。

取一張餛飩皮，在手上攤平。手指沾水，把餛飩皮的四個邊弄濕，需要四邊都有細細濕濕的線，這樣等一下包的時候才會黏住。放 1 大匙餡料在餛飩皮中央，然後拉起一個角，對折到對面的角，輕壓讓邊邊捏合，現在應該有一個肚子鼓鼓的三角形。要確定兩邊的皮已經緊密貼合，沒有缺口，否則煮的時候，餡料會漏出來。把包好的餛飩放在旁邊，然後開始包下一個。重複同樣的步驟，直到把所有餡料包完。

熱量 239 大卡／1003 千焦
蛋白質 17.8 克
脂肪 2.5 克
飽和脂肪 0.3 克
碳水化合物 37.6 克
纖維 3.0 克

清湯：把高湯、薑、辣椒和糖放入寬口醬汁鍋中，煮到滾沸。把火調小至湯冒小滾泡，然後非常小心地把餛飩滑進湯中，要注意，不要讓餛飩黏在一起。最好的做法是繞圈圈慢慢下餛飩，把餛飩分開放進湯裡。等餛飩全部都放入湯中後，舀湯從上面澆淋，這樣餛飩煮的時候才不會乾掉。

讓鍋中液體保持冒小滾泡的狀態煮 2 分鐘，如果餛飩像吹氣球一樣脹大，也不用太緊張 —— 關火後餛飩皮就會消氣，然後美美地貼合在餡料上。

加一些切好的蔬菜，再用中小火煮 2 分鐘，煮到菜熟了，但仍脆口。移鍋熄火，倒入醬油和芝麻油拌勻，撒上蝦夷蔥花，盛到大碗裡端上桌。

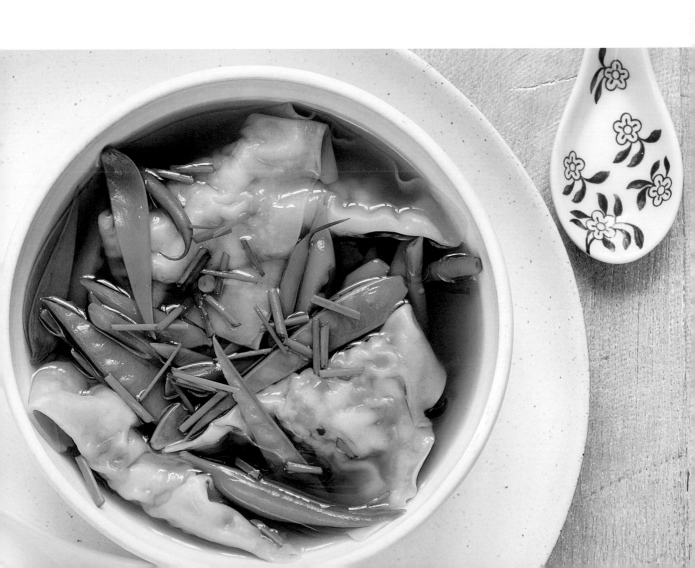

黃瀞億的
海鮮醬青花菜炒蝦及杏仁片

蝦和甜甜的青花菜放在辣味柳橙海鮮醬中拌炒，烘過的杏仁片，同時又能帶來堅果口感。要讓這道菜美味的訣竅是把青花菜放在中華炒鍋裡，炒到有點焦焦的，引入煙燻味，就像用炭火烤過一樣。這道菜加麵（或飯）就很有飽足感，也適合當成大家共享的配菜之一。

作法：2 人份

如果加全麥麵條，根據外包裝說明，先把麵煮熟，置於一旁備用。

把所有醬汁材料倒進小尖嘴杯中拌勻。置於一旁備用。

中華炒鍋用大火燒至冒煙，然後倒入菜籽油。油一熱後，放入切成小朵的青花菜拌炒 1 分鐘，炒到邊邊有點焦焦的。沿著鍋邊，淋 2 大匙水。這樣能產生一些蒸氣，幫助菜煮熟。再繼續加熱 1 分鐘，把青花菜煮到脆口。

現在倒入醬汁並翻炒，讓青花菜均勻裹附醬汁，但要小心不要把菜弄碎。把醬汁煮滾後，繼續加熱至出現光澤。放入蝦子，拌炒至熱透。如果要加麵，請於現在放入，一樣翻炒至熱透。

最後，撒上烘過的杏仁片裝飾，立即端上桌品嚐。

全麥麵條 **150 克**，佐食用（可省略）
菜籽油（rapeseed oil）**1 小匙**
青花菜 **1 顆**，分切成小朵
烘過的杏仁片 **1 把**，裝飾用
熟的大草蝦（tiger prawns）**250 克**

醬汁：
現磨薑泥 **1 小匙**
紅辣椒 **1 條**，去籽後切末
金黃轉化糖漿（golden syrup）**1 小匙**
小柳橙 **½ 顆**，取皮屑及榨汁
海鮮醬（hoisin sauce）**1 大匙**
溜醬油或薄鹽淡醬油 **1 大匙**
深焙芝麻油 **1 小匙**
冷的蔬菜高湯 **100 毫升**
玉米澱粉 **1 大匙**

營養素資訊（包含麵條與 1 把杏仁片）為：
熱量 695 大卡／ 2907 千焦
蛋白質 52 克 **脂肪** 15 克
飽和脂肪 1.8 克
碳水化合物 97.3 克
纖維 11.6 克

西瓜冷湯佐菲達起司奶霜

這是在傳統番茄冷湯上，做了個很棒的小變化。西瓜會增加甜味，能緩和生薑和辣椒帶來的辣度，並且讓湯特別清爽，適合炎炎夏日。直接喝能攝取到最大量的維生素 C。

作法：6 人份

把所有冷湯食材放進果汁機中，攪打至滑順。如果想要冷湯 100% 滑順，打完之後可以過篩。倒入冰過的上菜碗。

菲達起司奶霜： 把菲達起司、法式酸奶油和萊姆汁打勻。理想的質地要類似奶油乳酪。用小甜點湯匙舀幾匙到湯裡，淋一些橄欖油，再撒幾片薄荷葉和羅勒葉和些許煙燻紅椒粉。

TIPS

- 這道湯可以冷凍，但解凍完喝起來可能就沒那麼新鮮。事實上，我覺得加熱後，反而比較好喝！要記住，生薑和辣椒經冷凍後，味道都會變強。如果您不想要湯喝起來太辣的話，要謹慎使用。

冷湯：

西瓜 **750 克**，去皮去籽
原味番茄泥 **150 毫升**
非常熟的番茄 **2 顆**，去皮去籽
黃瓜 **½ 條**，去皮後切丁
西芹 **2 根**，切大塊
50 圓台灣硬幣大小的生薑，磨成泥
紅辣椒 **1 條**，切碎
萊姆 **1 顆**，榨汁
羅勒葉 **1 把**
薄荷葉 **1 把**
鹽和現磨黑胡椒

菲達起司奶霜：

菲達起司 **50 克**，掰碎
法式酸奶油 **1 大匙**
萊姆汁 **數滴**

裝飾：

橄欖油
薄荷葉和羅勒葉
煙燻紅椒粉

熱量 92 大卡／388 千焦
蛋白質 2.5 克
脂肪 3.8 克
飽和脂肪 2.1 克
碳水化合物 12.4 克
纖維 0.9 克

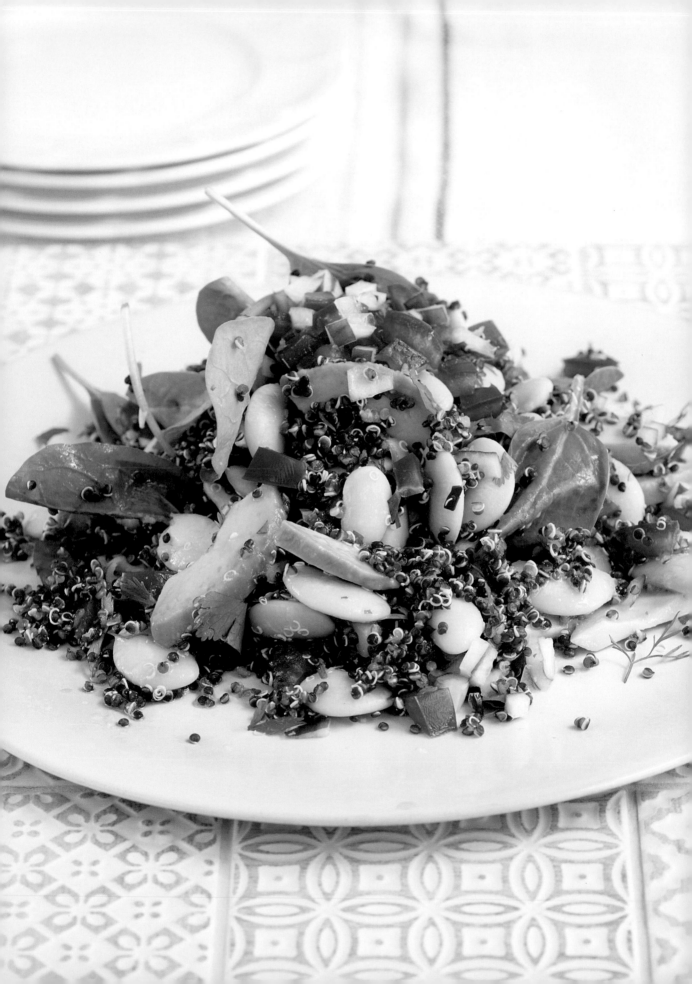

馬丁・莫拉雷斯（Martin Morales）的蜂蜜辣椒藜麥酪梨沙拉

藜麥 **150 克**
罐頭皇帝豆 **400 克**，
瀝乾後沖洗乾淨
香菜葉 **25 克**，切末
辣椒 **1 條**，去籽後切末
熟酪梨 **1 個**
紫洋蔥 **½ 顆**，切成細丁
大番茄 **1 顆**，去籽後切成細丁
鹽

沙拉醬：
萊姆 **2 顆**，榨汁
紅辣椒 **1 條**，去籽後切末
冷壓初榨橄欖油 **1 大匙**
蜂蜜 **1 小匙**

熱量 286 大卡／ 1202 千焦
蛋白質 12.3 克
脂肪 10.2 克
飽和脂肪 1.7 克
碳水化合物 38.7 克
纖維 8.0 克

這道沙拉做好後，可以填入模具擺盤，也可以直接散散地盛盤。如果您想要使用模具，請先把 4 個直徑 10 公分的圓形模擺在盤上，接著將酪梨片排在底部，再盛進拌好的藜麥皇帝豆沙拉、洋蔥和番茄，邊裝料的時候，要邊壓實。把模具拿開之後，就可以淋上剩餘的沙拉醬，配上一些沙拉嫩葉會很不錯。

作法：4 人份

用冷水沖洗藜麥至水變透明。將藜麥放入醬汁鍋中，注入冷水蓋過，加 1 小撮鹽，用中火煮到大滾。接著改成中小火煮 14 分鐘左右，煮到藜麥熟透且長出小尾巴。瀝乾，放涼備用。

在碗中，把除了蜂蜜以外的沙拉醬食材混合均勻。

把皇帝豆、香菜、辣椒和藜麥混合均勻。加 3 大匙沙拉醬，拌勻，但不要讓藜麥皇帝豆沙拉泡在醬汁中。

組合：把酪梨切成大塊，和藜麥皇帝豆沙拉混合均勻，淋上一些沙拉醬後，把番茄和紫洋蔥放在最上面當裝飾，最後均勻淋上蜂蜜。

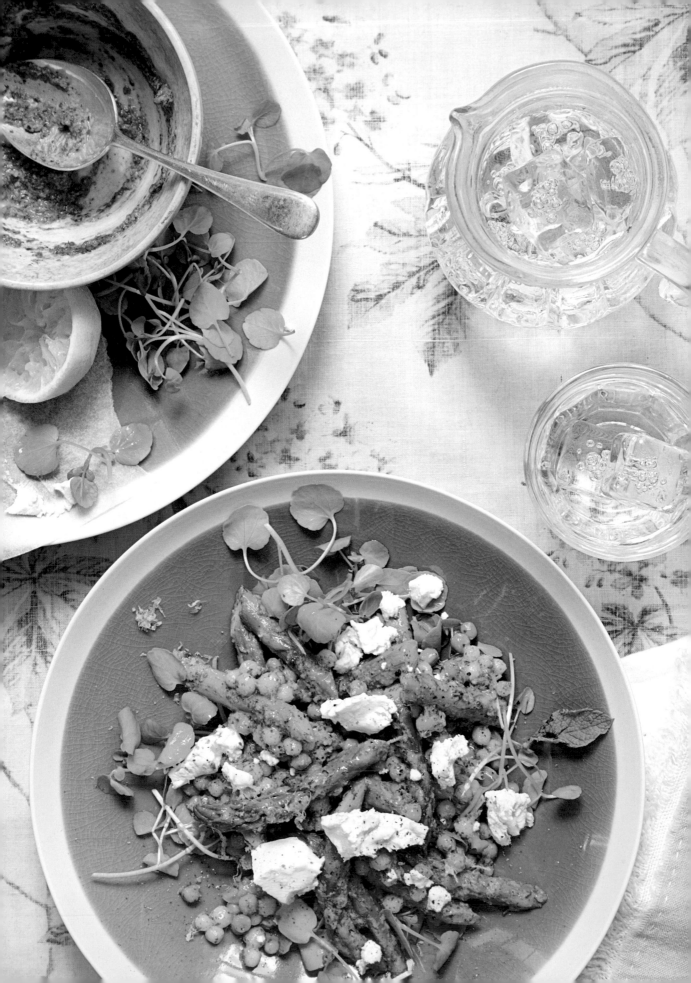

盧卡斯・霍爾韋格（Lucas Hollweg）的蘆筍豌豆羊奶起司及珍珠庫斯庫斯沙拉

這是一道完美的夏日沙拉 —— 新鮮、翠綠又鮮亮。您可以把珍珠庫斯庫斯（giant or Israeli couscous，或稱「以色列珍珠小米」）換成斯貝爾特小麥 —— 這樣做出來的沙拉，堅果味會比較重。只是要記住，斯貝爾特小麥的烹煮時間會比較久。這道沙拉的維生素和礦物質含量都很高，但脂肪含量也稍高，這是因為加了大量的橄欖油。橄欖油裡的脂肪大部分是單元不飽和的，如果您試著要增重，這是有益的。但如果您的目的是控制體重，請避開最後加了油的沙拉醬。這道沙拉做好後，冷藏可以保鮮好幾天不變質，是帶（午餐）便當的好選擇，尤其常溫是它最美味的溫度。任何剩下的青醬都可以放冰箱冷藏，或冷凍保存。

作法：4 人份

在醬汁鍋中裝鹽水煮沸，放入珍珠庫斯庫斯煮軟（請依照外包裝說明調整時間）。完全瀝乾後，放涼備用。把醬汁鍋擦乾。

同時，製作水田芥青醬。把所有材料和一點鹽、黑胡椒放入食物調理機中打勻，視情況刮下黏在調理機容器內壁的醬。最後打出來的結果會是豔綠的青醬。

把醬汁鍋放回爐上，再把一些鹽水煮沸。將每根蘆筍切成三段，丟進滾水中。4 分鐘後，放入豌豆，再煮 2～3 分鐘，或到蔬菜剛好變軟。倒在網篩上瀝乾，快速沖冷自來水 30 秒，以免餘熱繼續烹調。再次瀝乾，甩掉所有水分。

把青醬放入攪拌碗中，倒入 3 大匙檸檬汁和 2 大匙橄欖油。放入瀝乾的珍珠庫斯庫斯、薄荷、豌豆和蘆筍，攪拌均勻。試過味道後，再加足量調味料（您至少需要 ¼ 小匙的細鹽），再放水田芥，拌勻。

把沙拉均分到盤子上，或寬口碗裡。每份加幾小撮檸檬皮屑，和幾小塊山羊奶起司。淋上剩下的橄欖油，最後現磨一些黑胡椒粉，即可端上桌品嚐。

沙拉：

珍珠庫斯庫斯 **100 克**

蘆筍 **250 克**，除去莖部粗老部分

（新鮮或冷凍的）小粒豌豆 **6 把**

未上蠟的檸檬 **½ 顆**，
刨皮屑及榨汁（取 3 大匙）

冷壓初榨橄欖油 **5 大匙**

薄荷葉 **1 把**

水田芥（watercress）**4 大把**

新鮮、沒有外圈硬皮的山羊奶
起司（或山羊奶凝乳）**125 克**

細鹽 **¼ 小匙** 或適量

現磨黑胡椒

水田芥青醬：

水田芥 **75 克**，連梗

薄荷葉 **1 把**

松子 **25 克**

佩克里諾起司
（pecorino cheese）**40 克**，刨成細絲

大蒜 **1 瓣**，拍碎

未上蠟的檸檬 **1 顆**，刨細
皮屑及榨汁（取 1½ 大匙）

冷壓初榨橄欖油 **5 大匙**

熱量 580 大卡／2402 千焦

蛋白質 19.0 克

脂肪 44.9 克

飽和脂肪 10.2 克

碳水化合物 26.3 克

纖維 6.0 克

明（Ming）的香菇香料糙米飯

這道香料飯和瀞的炒菜心（作法請參考第 188 頁）是絕配，但單吃也很棒。如果您不想打開烤箱，也可以直接放在爐上，用非常小的火慢慢煮到液體完全被吸收。和白米相比，糙米中的維生素 B 群含量比較高。是良好的纖維來源，且脂肪量低，所以是很棒的澱粉類碳水化合物。

作法：6 人份（輕食或當配菜）

把米沖洗過後，用乾淨的冷水浸泡 1 小時。倒到濾盆裡，徹底瀝乾水分。

將烤箱預熱至 160°C。

把油倒進大砂鍋或湯鍋中，放入大蒜和紅蔥，下足量的鹽和黑胡椒調味。翻炒 30 秒左右爆香，倒入泡好的米，再炒 1～2 分鐘，炒至米粒呈現金黃色。倒高湯，放入肉桂棒、鮮香菇和月桂葉，煮到冒小滾泡。如果鍋邊有任何米粒沾黏，要刮下來，以免燒焦。試試湯頭的味道，並視情況調整鹹淡。加蓋，放進烤箱，烘烤 20～25 分鐘，直到液體完全被吸收。

用叉子鬆飯，並挑掉月桂葉和肉桂棒後，立即端上桌品嚐。

TIPS

- 這些食材做出來的量滿大的，但其實是非常萬用的配菜，所以絕對值得分成單人份冷凍保存。唯一要確定的是，飯一放涼，就要立刻收進冷凍庫。

糙米 **250 克**
冷壓初榨橄欖油 **2 大匙**
大蒜 **3 瓣**，切末
紅蔥 **4 顆**（大約 100 克），切末
熱的雞高湯 **500 毫升**
肉桂棒 **½ 根**
鮮香菇 **120 克**，切片
新鮮或乾燥的月桂葉 **1 小枝**
猶太鹽（Kosher salt）和現磨黑胡椒

熱量 251 大卡／ 1060 千焦
蛋白質 5.5 克
脂肪 5.3 克
飽和脂肪 0.9 克
碳水化合物 48.1 克
纖維 1.6 克

菲麗希緹・克洛克（Felicity Cloake）的菠菜番茄豆泥糊

去皮鷹嘴豆（可用去皮豌豆代替）**250 克**
植物油或葵花油 **2 大匙**，
另外多準備一些
小洋蔥 **1 顆**，切薄片
生薑 **1 小塊**，磨成泥
大蒜 **2 瓣**，拍碎
薑黃粉 **½ 小匙**
葛拉姆瑪薩拉 **1 小匙**
棕芥末籽 **1 小匙**
菠菜 **150 克**，洗乾淨
並視情況修掉粗老部分
小番茄 **1 把**，切半
香菜 **1 小把**，端上桌前
裝飾用（可省略）

熱量 144 大卡／ 602 千焦
蛋白質 6.8 克
脂肪 7.4 克
飽和脂肪 0.8 克
碳水化合物 14 克
纖維 1.6 克

「對我來說，熱騰騰、暖心又很容易製作的豆泥糊（dal），就像料理界的棉被一樣 —— 我可以直接把一整鍋吃掉，而且常常如此。這裡我用了去皮鷹嘴豆（chana dal 或 split chickpeas），它不只有滿滿的纖維和蛋白質，還有低 GI 這項大優點，所以能讓飽足感維持久一點。在大型超市的印度區或亞洲超市都很容易買到去皮鷹嘴豆，但如果找不到的話，也可以換成去皮豌豆（yellow split peas）。我還加了菠菜，因為光是看就讓我覺得比較健康，另外還有番茄與兩種能增強免疫力的香料：薑黃粉和芥末籽。這是一個很「隨和」的食譜，所以請儘管試試自己喜歡的蔬菜，或如果您喜歡刺激一點的口味，除了香料外，還可以加一些乾燥辣椒片。我單吃就很開心了，但您也可以搭配薄麵餅或糙米飯一起享用。」—— 菲麗希緹・克洛克

作法：4 人份（小份量）

用冷自來水沖洗去皮鷹嘴豆至水變透明。把豆子放入大鍋中，注入 800 毫升清水，一起煮到滾沸。撈去表面浮沫後，改成中小火，煮 45 ～ 55 分鐘至非常柔軟（視情況加水）。

同時，把油倒入煎鍋中，以中火燒熱。放入洋蔥，需常翻拌，煮至熟軟且變金黃色，約需 20 分鐘。

放入生薑和大蒜，再煮幾分鐘，然後關火，置於一旁備用，等鷹嘴豆煮好。等鷹嘴豆煮到非常軟時，粗略壓成泥（如果用的是比較軟的去皮豌豆，可能不需要壓泥這個步驟），接著再繼續用中小火，慢慢煮到整鍋變濃稠。往裝有洋蔥的鍋子裡，再倒少許油，然後將鍋子放回爐上，煮到整鍋滋滋作響，接著放入香料。拌炒幾分鐘，炒出香味。

將香料洋蔥倒入豆泥中，接著放入菠菜和番茄。加蓋煮幾分鐘，讓蔬菜塌軟，接著把整體攪拌均勻，並依個人口味調味。撒上新鮮香菜裝飾後，即可端上桌。

自製杯麵

當您冰箱裡有大量蔬菜時（可能是炒青菜或製作其他類似料理時多準備的食材），就能做這道相當簡單又快速的午餐。這裡提供的食材僅供參考，您可以添加任何快熟的蔬菜，或即使相當清脆，依舊美味的蔬菜，如豌豆、高麗菜和玉米筍。調味上也可以有許多變化 —— 例如，不要用雞高湯和醬油，改用一小包味噌湯包等。您甚至可以不要加麵，改加飯都可以。這碗麵是維生素 B、鐵質和 β- 胡蘿蔔素的良好來源。使用的食材越新鮮，裡頭的維生素 C 含量越高。

作法：1 人份

把胡蘿蔔、櫛瓜、紅甜椒和青蔥都切成絲，疊放入高身密封盒或梅森玻璃罐（preserving jar）中。接著放豆芽、菠菜和其他任何您想使用的蔬菜，以及吃剩的雞肉（如果您手邊剛好有的話）。撒上生薑、大蒜、香菜和您自選的高湯塊，再把麵條塞進來。鎖緊蓋子，放到要吃的時候再打開。

燒一壺熱水，把滾燙的沸水倒入裝有麵條的容器中，高度剛好蓋過食材即可。用叉子或筷子快速攪拌一下或戳一戳，然後把蓋子蓋回去，靜置 5 分鐘。時間到後，檢查一下麵的軟硬度，如果還很硬，就再靜置幾分鐘。

淋上適量醬油或魚露調味，如果喜歡的話，也可以擠一些萊姆汁。

小胡蘿蔔 **1** 根，去皮
櫛瓜 ½ **條**
紅甜椒 ½ **個**
青蔥 **1** 根
豆芽 **1** 把
菠菜葉**數片**
吃剩的熟雞肉**少許**（可省略）
生薑末 **1** 小匙
大蒜 **1** 瓣，切末
香菜葉**少許**
雞高湯塊或蔬菜高湯塊 ½ **塊**
或沖泡式味噌 **1** 小包
快熟雞蛋麵 **1** 球／束
醬油或魚露**幾滴**
萊姆汁**少許**（可省略）

熱量 326 大卡／ 1376 千焦
蛋白質 21.6 克
脂肪 6.6 克
飽和脂肪 1.7 克
碳水化合物 47.8 克
纖維 6.4 克

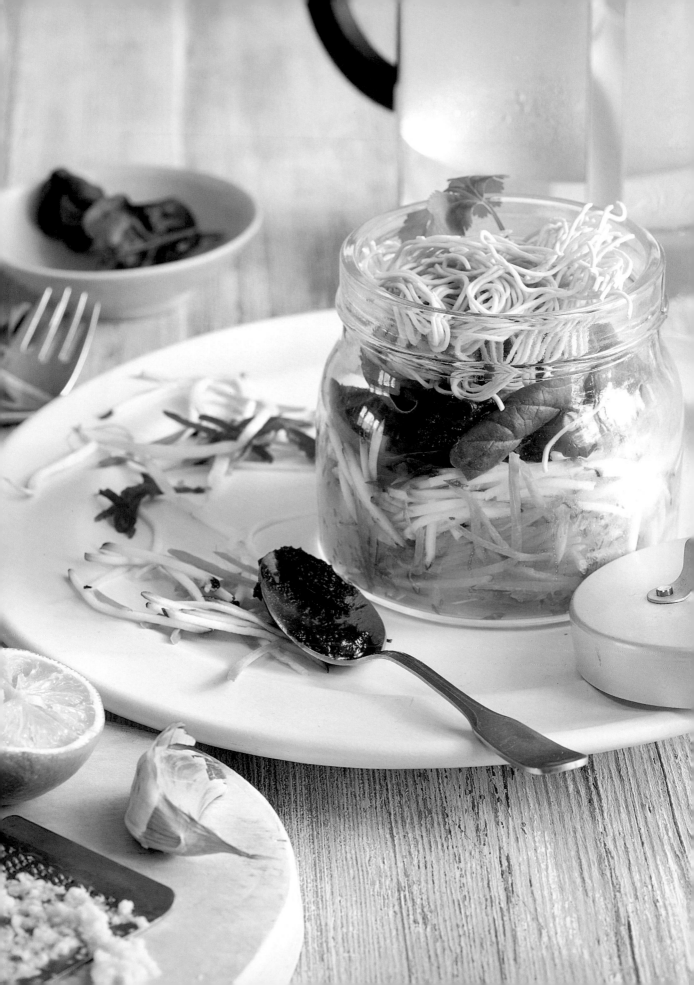

葛妮絲・派特洛（Gwyneth Paltrow）的中式雞肉沙拉

「這裡做出來的沙拉醬會有多的，但可以淋在烤魚排或雞排上，或澆在糙米飯上也好吃。如果您能利用蒸雞肉的時間，同時製作沙拉醬，並把所有蔬菜備好，那流程就會很快。蒸完雞肉，鍋裡留下的湯汁，過濾後就是清爽美味的高湯，可以直接喝掉。」—— 葛妮絲・派特洛

作法： 2 人份（大份量）

用中華大炒鍋或湯鍋裝 1 公升清水，放入薑片、大蒜、2 根拍過的青蔥，八角和中式五香粉一起煮滾。大滾後，把火關小到冒小滾泡，煮 5 分鐘。把竹蒸籠（或其他材質的蒸鍋）架在煮出香味的湯水上，放入雞肉。大約蒸 45 分鐘後，取出。等雞肉放涼到手能觸摸的溫度後，拆成雞絲。

把雞絲和 4 根切絲的青蔥、小寶石萵苣、菊苣、豌豆莢、胡蘿蔔、香菜、辣椒（若用）和黑芝麻混合均勻。最後隨個人口味加入沙拉醬，拌勻即完成。

中式雞肉沙拉醬

海鮮醬（hoisin sauce）**3 大匙**
冷壓無焙炒芝麻油（或冷壓初榨橄欖油）**5 大匙**
糙米醋 **1 小匙**
水 **60 毫升**

把所有食材混合均勻。用玻璃罐裝好後，若是放冰箱冷藏，最多可放 1 週。

錢幣大小的薑片 **4 片**，用刀面拍碎
大蒜 **2 瓣**，用刀面拍碎
青蔥 **6 根**，其中 2 根用刀面拍一拍，另外 4 根縱切成細絲
八角 **½ 顆**
五香粉 **1 小匙**
帶骨雞胸 **2 副**，雞皮去掉
小寶石萵苣／
迷你蘿蔓生菜（Little Gem lettuce）**1 顆**
或蘿蔓心 **1 株**，去芯後，切細絲
綠菊苣 **1 顆**，去芯後，切細絲
紅菊苣 **1 顆**，去芯後，切細絲
（或直接用兩顆綠菊苣）
豌豆莢 **1 把**，縱切成細長條
胡蘿蔔 **1 根**，去皮後切成細長條
略切碎的香菜 **3 大匙**
新鮮紅辣椒末少許（可省略）
烘過的黑芝麻 **1 大撮**

中式雞肉沙拉醬（請參考右側說明）

熱量 563 大卡／2376 千焦
蛋白質 13.8 克
脂肪 19.1 克
飽和脂肪 9.8 克
碳水化合物 91.1 克
纖維 12.4 克

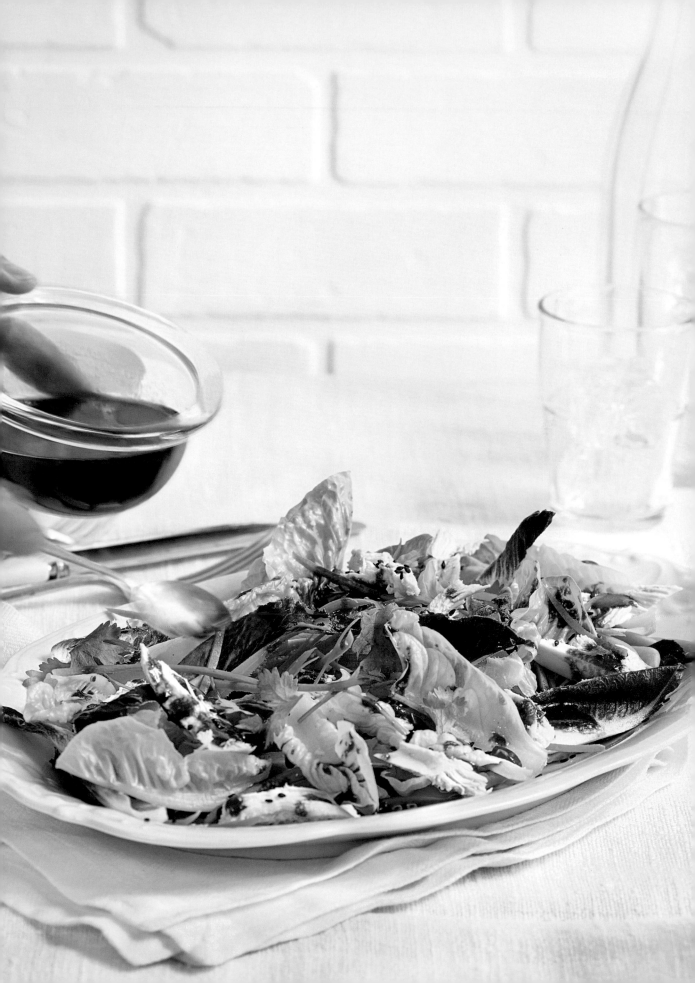

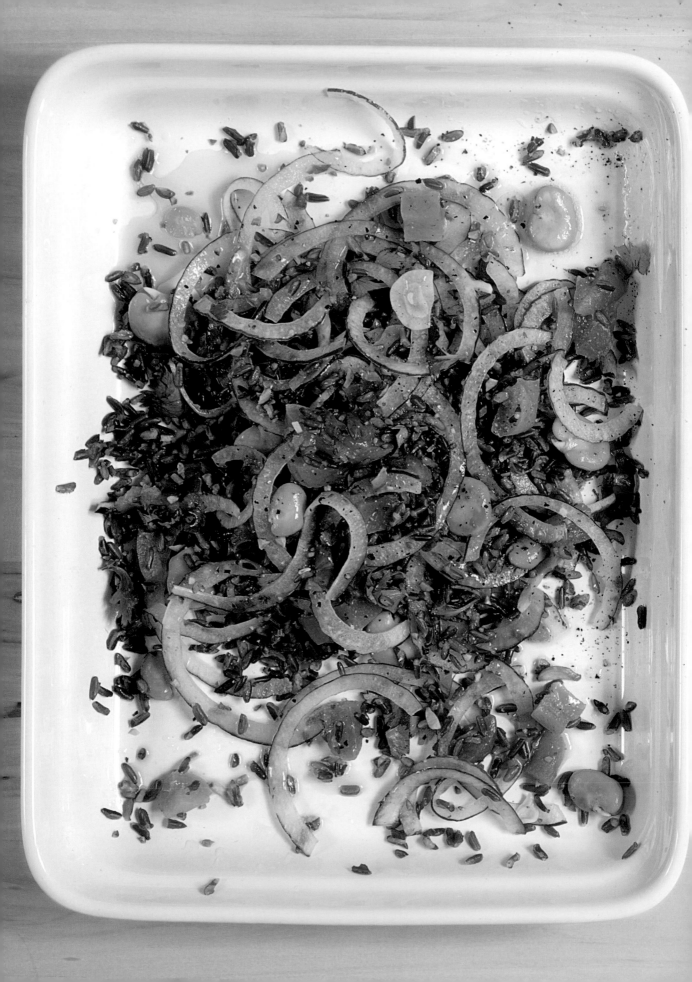

亨利・丁布林比（Henry Dimbleby）的傑克遜波洛克[1]風沙拉

「這是一道由許多美麗色彩組成的夏日沙拉，可以單吃，也可以當烤肉的配菜。」—— 亨利・丁布林比

卡馬洛紅米（Camargue red rice）**300 克**
現剝蠶豆 **200 克**
紫洋蔥 **200 克**，切薄片
軟的杏桃乾 **200 克**，
切成葡萄乾大小
橄欖油 **4 大匙**
檸檬 **1 顆**，榨汁
無鹽開心果 **100 克**（去殼後的重量）
切碎的新鮮香菜 **2 大匙**
鹽和現磨黑胡椒

熱量 295 大卡／ 1234 千焦
蛋白質 7.1 克
脂肪 10.4 克
飽和脂肪 1.3 克
碳水化合物 43.8 克
纖維 5.6 克

作法：8 人份

把米放進滾沸的鹽水中煮 30 分鐘，或煮到軟，但仍帶有嚼勁。瀝乾水分。

再把另一鍋鹽水燒滾，放入蠶豆，煮 1～2 分鐘至軟，然後倒進濾盆瀝乾水分，再沖冷水保住翠綠。個頭大一點的蠶豆，需去皮。

把飯倒入大碗中，加洋蔥、蠶豆、杏桃、油和檸檬汁。下足量的調味料。

端上桌之前，把開心果放進煎鍋中，用中火烘 2 分鐘，烘出香味。放涼後，用擀麵棍壓碎，再倒進沙拉中。拌入香菜，試過味道後，即完成。

TIPS

- 卡馬洛紅米很容易就能買到，但您也可以用野米／糙米、大麥或斯貝爾特小麥代替。事實上，這是一道可以有無數變化的沙拉
—— 蠶豆能換成紅花菜豆（runner bean）、四季豆，或甚至是豌豆都可以，而用巴西利、薄荷，或其他風味濃烈的沙拉葉，如芝麻葉或嫩芥菜取代香菜，也很棒。

1　傑克遜・波洛克（Jackson Pollock）是美國畫家，其開創的「滴畫法」完全去形象化，讓顏料任意在畫布上飛濺，狂野又純粹。

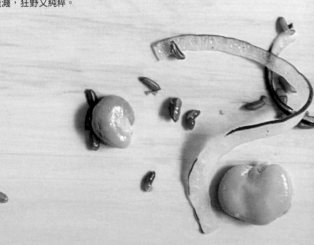

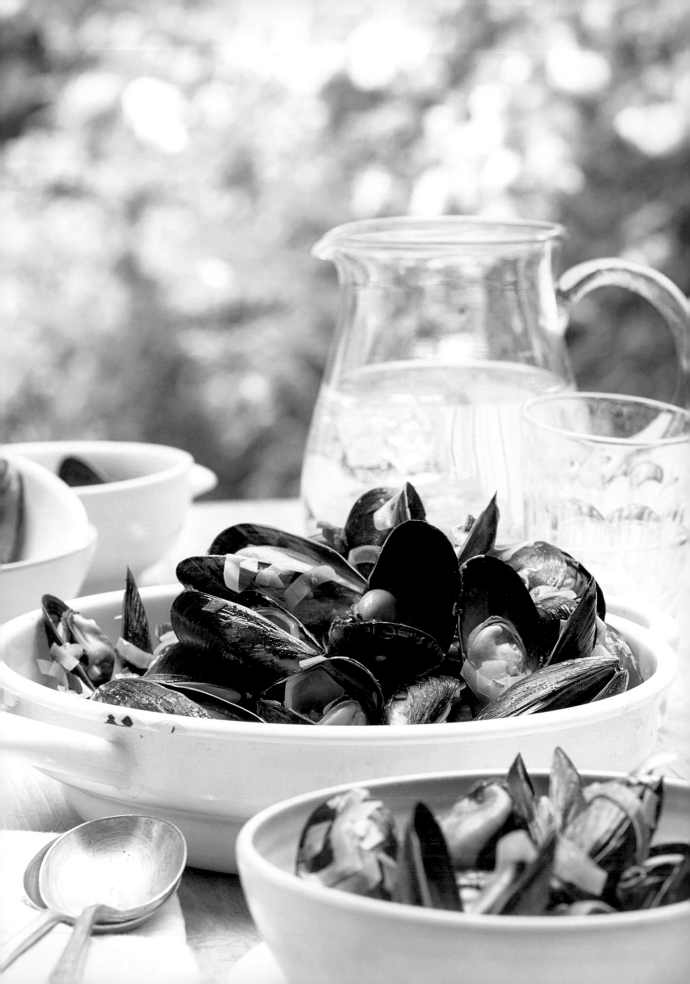

高湯煮淡菜

淡菜 1.5 公斤
橄欖油 1 大匙
無鹽奶油 1 小塊
韭蔥 2 根，切成薄圓片
大蒜 2 瓣，切末
乾辣椒 2 條，剝碎（或 ½ 小匙乾燥辣椒片）
小茴香籽 1 小匙
甜茴香籽 1 小匙
番紅花 1 大撮，用一點水浸泡
薑黃粉 1 小撮
不辣的咖哩粉 1 小匙
非常熟的番茄 2 顆，去芯後切碎
白酒 150 毫升
熱的魚高湯或水 200 毫升
保樂茴香酒（Pernod）1 大匙（可省略）
香菜或巴西利 1 小把，端上桌前裝飾

熱量 215 大卡／910 千焦
蛋白質 19.4 克
脂肪 7.6 克
飽和脂肪 1.8 克
碳水化合物 9.5 克
纖維 3.7 克

如果您想要做一道真的很簡單，但又能讓人印象深刻的料理，淡菜會是一個好選擇，因為它們很便宜、看起來很厲害，而且營養價值又很高。備料過程很簡單，只要把一些煮之前沒辦法合起來，煮之後沒辦法打開的淡菜丟掉，這樣的話就不會出錯。這些淡菜會和一些辣度很低的溫熱高湯一起端上桌，類似地中海的作法。這道料理是低脂高蛋白，且包含各式各樣的微量營養素，如鐵、硒、碘、維生素 E 和維生素 B。

作法：4 人份

先整理淡菜：用大量的冷水洗乾淨後，輕輕點一下每顆的殼，把無法合起來的丟掉。拔掉鬚足後，如果還有力氣的話，把所有附著在殼上的藤壺（barnacles）刮掉。也可以稍微快速刷一下就好。

把油倒進有蓋子的醬汁鍋或砂鍋中燒熱（鍋子大小要能夠放進所有淡菜），放入奶油，等融化後，下韭蔥。加蓋，用小火煮幾分鐘，讓韭蔥出水軟化。把火力稍微調大一點點，接著放大蒜、辣椒、小茴香籽和甜茴香籽，翻炒幾分鐘。倒入番紅花和浸泡的液體、加 1 小撮薑黃粉和咖哩粉，然後是番茄、白酒和高湯。用鹽和黑胡椒調味後，先煮到大滾，再改成中小火，煮 5 分鐘。

倒入保樂茴香酒（若用），接著下所有淡菜。加蓋讓淡菜蒸煮 3～4 分鐘，每隔一段時間，就大力搖晃一下鍋子。淡菜打開就是熟了。

把淡菜舀進淺的大碗中，並將鍋中所有高湯淋在上頭，撒上新鮮香草。（請務必丟掉所有殼沒打開的。）

煙燻鯖魚、甜菜根與蘋果沙拉

個頭相當小的甜菜根 **400 克**，
充分刷洗乾淨，或真空包
（未醃漬）**熟甜菜根 250 克**
橄欖油 **1 大匙**（若需要烤甜菜根時使用）
鹽（若需要烤甜菜根時使用）
百里香 **1 枝**（若需要烤甜菜根時使用）

沙拉醬：
油 **4 大匙**（堅果油尤佳，但橄欖油也可以）
蘋果醋 **2 大匙**
第戎芥末醬 **1 大匙**
蜂蜜 **1 小匙**
鹽和現磨黑胡椒

煮熟的普伊扁豆或綠扁豆 **100 克**
青蘋果 **1 顆**，去核後，
先橫切半，再切成薄片
小紫洋蔥 **1 顆**，切薄片
煙燻鯖魚排 **3 片**，去皮後拆成大塊
酸豆 **1 大匙**（可省略）
沙拉嫩葉 —— 水田芥、
芝麻葉、菠菜和菊苣都不錯

切碎的蒔蘿或巴西利，
端上桌前裝飾

熱量 487 大卡／ 2029 千焦
蛋白質 27.6 克
脂肪 34.0 克
飽和脂肪 6.7 克
碳水化合物 18.3 克
纖維 5.0 克

這是一道非常美味、口感豐富的冬日沙拉；搭配沙拉嫩葉一起吃會很棒，但您也可以疊在菊苣葉上吃，這樣會多一分苦韻。如果您用處理好的真空包甜菜根和罐頭扁豆，就能在非常短的時間內做好這道沙拉。不過，如果您手邊剛好有一些生甜菜根，也很值得特別烤來做這道沙拉，因為您可以控制要烤多久 —— 我比較喜歡比真空包稍硬一點的口感。這很適合當輕食午餐，或帶便當，而且保證有營養。油脂豐富的魚是 omega-3 脂肪酸、維生素 D 和鐵質的良好來源，而扁豆則屬於一種低 GI 的碳水化合物。

作法：4 人份

如果您要烤甜菜根，而不是用現成、已經熟的，請將烤箱預熱至 200°C，接著將甜菜根連皮放入深烤盤中。淋橄欖油，並撒上鹽巴和百里香。不加蓋烤 1 小時。等甜菜根稍微放涼後，用摩擦的方式把皮去掉。將每顆烤好的甜菜根切成小舟狀塊。

把所有沙拉醬的食材，用打蛋器攪拌均勻，沙拉醬就完成了。如果您覺得有點太濃稠，可以加一點水。

將沙拉嫩葉排在大盤上或碗中，接著疊上甜菜根和其他所有食材。淋一些沙拉醬，再撒上切碎的蒔蘿或巴西利。

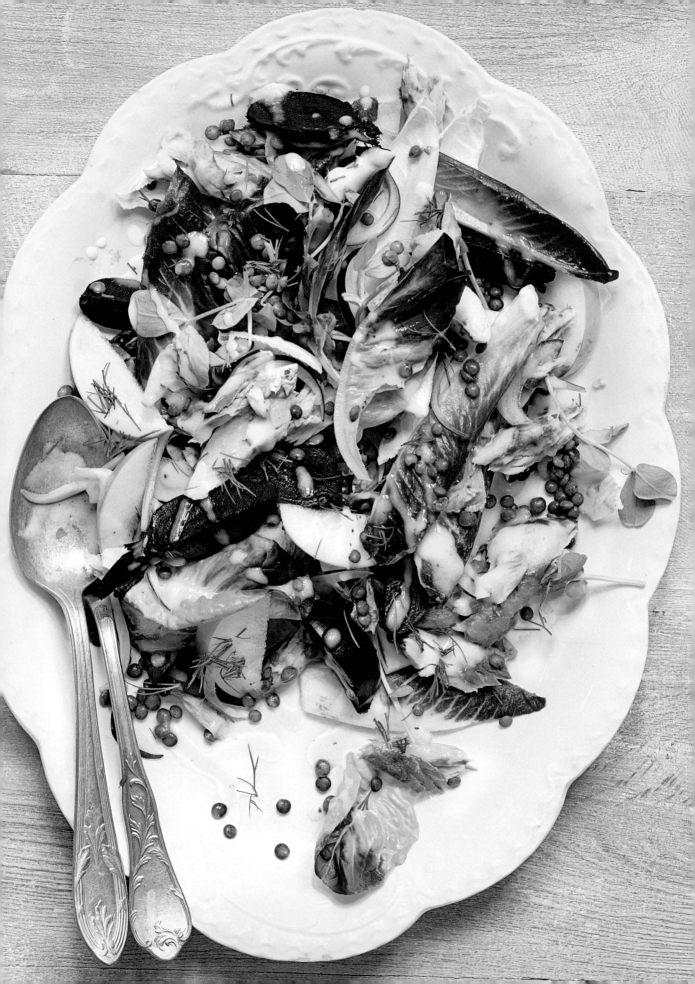

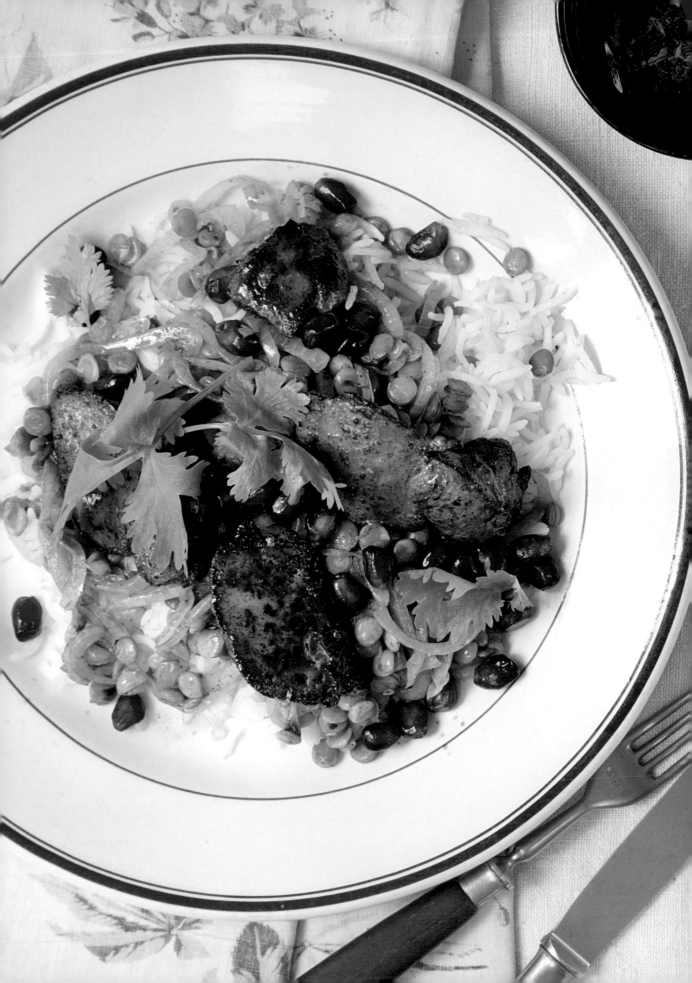

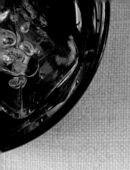

湯瑪西娜・米爾斯（Thomasina Miers）的暖味香料扁豆蓋飯

佐雞肝與石榴

綠或棕扁豆 120 克
雞肝 250 克
孜然粉 1 小匙
無鹽奶油 40 克
植物油 2 大匙
洋蔥 2 顆，先切半後，再切成薄片
卡宴辣椒粉 ½ ～ 1 小匙
甜味煙燻紅椒粉 2 小匙
檸檬 1 顆，榨汁
鹽和現磨黑胡椒

佐食建議：
印度香米飯 225 克
石榴 1 顆，取出石榴籽
香菜 1 小把，略切
甜味煙燻紅椒粉 1 小撮

熱量 452 大卡／1883 千焦
蛋白質 19.4 克
脂肪 16.3 克
飽和脂肪 6.4 克
碳水化合物 57.3 克
纖維 3.1 克

「這道料理的華麗視覺效果，大概沒幾道菜能比得上 —— 煎雞肝、香甜的洋蔥、熱騰騰的扁豆和米飯，以及撒在上頭，如粉紅寶石般的石榴籽、煙燻紅椒粉，再加上碎香菜葉留下的點點鮮綠。這是道對恢復體力非常有幫助的家常菜，而且很快就能做好。幸好，我的家人似乎也非常喜歡這道菜。」—— 湯瑪西娜・米爾斯

作法：4 人份

扁豆先用冷水沖洗乾淨後，倒進醬汁鍋。注入超過扁豆高度至少 3 公分的冷水，先煮到大滾後，改成中小火，繼續煮到軟。（烹煮時間要視您用的扁豆種類而定）。

同時，用利刃或剪刀好好檢查雞肝，去掉所有白色軟骨。以大量的鹽和黑胡椒，還有 1 小匙孜然粉調味。

用大火燒熱一只大煎鍋，當鍋子開始冒煙時，放入一半的奶油。讓奶油在鍋中繞圈以融化，接著放入一半的雞肝，一面煎 30 秒左右至金黃且焦糖化，盛出備用。重複同樣的步驟，煎另一批雞肝。

煎完雞肝後，以中火燒熱同一只煎鍋，放入植物油和另一半的奶油。當奶油都融化後，下洋蔥、卡宴辣椒粉和煙燻紅椒粉，加鹽和黑胡椒調味後，煮 15 分鐘，讓洋蔥煮到又甜又軟。

把煮熟的扁豆和檸檬汁拌進來，接著確認調味。最後加雞肝和大約 100 毫升的冷水，煮 5 分鐘左右，讓全部食材都熱透。

把雞肝扁豆蓋在熱騰騰的米飯上，再撒石榴籽、香菜和少許甜味煙燻紅椒粉即完成。

辣味牛肉沙拉

沙朗牛排 **2 塊**（每塊約 160 克）

沙拉：
大的蘿蔓心 **1 株**
（或小寶石萵苣 3 顆），切絲
櫛瓜 **½ 條**，切成細長條
大胡蘿蔔 **1 根**，切成細長條
紫或白高麗菜 **¼ 顆**，切末
紅甜椒 **1 個**，切成超薄片

沙拉醬：
醬油 **2 大匙**
米醋 **1 大匙**
糖 **1 小匙**
生薑末 **½ 小匙**
大蒜 **1 瓣**，拍碎或磨成泥
萊姆 **1 顆**，榨汁
辣椒 **1 根**，切成薄辣椒圈
芝麻油 **1 小匙**

端上桌前裝飾：
青蔥 **4 根**，切成蔥絲
白芝麻 **1 小匙**

熱量 180 大卡／752 千焦
蛋白質 21.7 克
脂肪 5.8 克
飽和脂肪 2.0 克
碳水化合物 10.5 克
纖維 3.9 克

這道沙拉能讓幾塊牛排的價值發揮到最大，輕輕鬆鬆就能變成 4 人份。在這裡，您可以使用任何喜歡的沙拉食材 —— 表中所列僅供參考。紅肉常因高脂肪含量而被詬病，但因為這道料理用的是瘦肉，所以整體脂肪和飽和脂肪的含量都是低的。精瘦的紅肉是很好的鐵質、鋅和維生素 B 群的來源，此外，這道沙拉中的其他食材也讓料理富含 β- 胡蘿蔔素和維生素 C。

作法：4 人份

把平板煎盤（griddle pan）加熱到手沒辦法停留在鍋子上方的程度。

把所有沙拉食材放到大上菜盤上。

將沙拉醬食材用打蛋器拌勻。

開始煎牛排，熟度完全看您個人喜好，但就這道沙拉來說，三分熟是最適合的，所以每面大概煎 2 分鐘。牛排煎好後，靜置休息幾分鐘，再切成條狀。把切好的牛排擺在沙拉上，如果切牛排時有肉汁的話，請倒進沙拉醬中。

把沙拉醬淋在沙拉上，再撒上青蔥與白芝麻即完成。

義式烘蛋（FRITTATA）

表中所列食材能做出非常大一份義式烘蛋，但這也不是一件壞事。它足夠當成 4 人份的輕食，但因為很好攜帶，所以也很適合帶便當。請視您的需要冷藏和切塊，或用鋁箔紙包起來，冷凍保存，之後再放進預熱好的高溫烤箱中復熱。食材表列出來的是四季都能取得的食材，但您可以隨意將蔬菜切碎或更動種類。把培根或一些剩下的熟肉類（雞肉尤其棒）切成細丁加進來，也很適合。

作法：4 人份

將烤箱預熱至 200°C。在烤盤或深烤盤底部鋪防油紙。把洋蔥、櫛瓜、甜椒和奶油瓜倒到烤盤上，再淋 1 大匙橄欖油，用雙手拌勻後，單層鋪平。均勻撒上香草，加鹽和黑胡椒調味。放進烤箱烤 30 分鐘。

炙爐（烤箱上火）用最高溫預熱。把剩下的 1 大匙油倒進大煎鍋（不沾鍋尤佳）中燒熱。將烤好的蔬菜排在煎鍋底部，接著倒入蛋液。均勻擺入小番茄後，撒上些許撕碎的羅勒。用中火煎到底部定型，周圍已經變成深咖啡色。把煎鍋放進炙爐（握把可能需要一些保護措施），烤到蛋液完全定型，且稍微澎起。

變化版：

200 克的蕈菇和一些洋蔥、大蒜炒一炒，再加 300 克青花筍和 1 ～ 2 大匙帕瑪森起司。（小番茄可加可不加，但加了永遠是好的，因為它們能夠帶來許多討喜的甜味）。

熱量 323 大卡／ 1347 千焦　　**蛋白質** 20.7 克　　**脂肪** 19.5 克
飽和脂肪 5.4 克　　**碳水化合物** 17.4 克　　**纖維** 8.5 克

把 250 ～ 300 克的牛皮菜、羽衣甘藍或黑葉甘藍切絲，放入滾水汆燙 2 ～ 3 分鐘。撈出，完全瀝乾水分。依照上面的方法把奶油瓜或地瓜和洋蔥烤熟。在烤好的義式烘蛋上刨一些檸檬皮屑，能讓風味更飽滿。

使用羽衣甘藍的營養素資訊為：
熱量 281 大卡／ 1170 千焦　　**蛋白質** 16.6 克　　**脂肪** 17.4 克
飽和脂肪 3.9 克　　**碳水化合物** 15.4 克　　**纖維** 7.2 克

先將一把蘆筍洗乾淨，把嫩莖和蘆筍尖烤熟，再加各 100 克的蠶豆與豌豆，以及大量新鮮香草 —— 尤其是薄荷和羅勒，一起做成義式烘蛋。如果喜歡的話，也可以加一些切成小方塊的菲達起司。

熱量 313 大卡／ 1300 千焦　　**蛋白質** 19.0 克　　**脂肪** 18.1 克
飽和脂肪 4.6 克　　**碳水化合物** 19.7 克　　**纖維** 8.4 克

紫洋蔥 **2 顆**，切成舟狀塊
櫛瓜 **1 條**，切成圓片
紅甜椒 **1 個**，縱切成片狀
奶油瓜或地瓜 **200 克**
（去皮後的重量），切丁
橄欖油 **2 大匙**
乾燥香草 **1 小匙** —— 奧勒岡或鼠尾草，或兩者綜合都可以
放牧蛋 **6 顆**，打散
小番茄 **6 顆**，切半
羅勒葉 **數片**，撕碎
鹽和現磨黑胡椒

熱量 256 大卡／ 1064 千焦
蛋白質 14.1 克
脂肪 16.2 克
飽和脂肪 3.7 克
碳水化合物 14.3 克
纖維 4.1 克

正餐

正餐要達到營養均衡又健康，可選擇大量的蔬菜和植物性食物，如豆類、馬鈴薯、地瓜、全穀米（wholegrain rice）、藜麥、義大利麵和麵條。這個部分所介紹的料理中，許多都可以自行減少油脂的用量。可以的話，盡量使用清蒸、放在烤架上烤、或放進烤箱烘烤等烹調方法。選擇爆炒、快炒，不要油炸。蛋白質則可使用雞肉、魚、蛋、豆類和堅果。如果要吃紅肉，也選擇精瘦的部位，且不要食用加工肉品。肉吃少量就好，而且一定要搭配大量的蔬菜、沙拉和一種澱粉類碳水化合物，如馬鈴薯、地瓜、糙米、豆類、北非小米（庫斯庫斯）、義大利麵或麵條。底下提供一些想法，供您參考：

- 用特別瘦的紅肉來製作傳統菜色，如牧羊人派、義大利番茄肉醬及肉類烤布樂。
- 煮燉菜或砂鍋煲時，加些豆類，這樣可以減少肉的用量且增加植物性食物。
- 豬肉、雞肉、蝦或腰果與蔬菜一起炒過後，配上糙米或麵條。
- 烤雞肉串配皮塔口袋麵包和沙拉。
- 烤雞（去皮）和烤蔬菜。
- 雞肉、火雞肉、魚或蔬菜咖哩 —— 自製以確保裡頭的食材達到營養均衡。
- 把海鱸魚、鰈魚、鱈魚、黑線鱈或無鬚鱈（hake）等白肉魚，用烤箱或烤爐烤熟，再加上檸檬汁或蒔蘿等香草調味，並搭配現做莎莎醬一起享用。
- 油脂含量豐富的魚，如鮭魚、鱒魚、沙丁魚或鯖魚 —— 可參考第 218 頁的「塞餡全魚料理」。
- 在茄子、番茄或甜椒等蔬菜裡塞餡料。
- 燉蔬菜或爛蔬菜 —— 配上糙米或北非小米。
- 烤蔬菜很適合當烤肉、烤雞和烤白肉魚的配菜 —— 加到義大利麵或北非小米裡，再和菲達起司或軟質山羊奶起司一起拌勻。

釀茄子

這道素食料理因為可以事先製作，所以很方便，可列為口袋菜單。只要先組合到「加莫札瑞拉起司」步驟，就可以放進冷凍庫保存，等到要煮的時候，再拿出來。如果有剩菜，最好常溫吃完就好，不要再復熱。可搭配青蔬沙拉或一大碗用各種香草組成的塔布勒沙拉（tabbouleh）。這道菜有充足的維生素和礦物質，包括鈣質、β- 胡蘿蔔素和維生素 E，如果再配上青蔬沙拉，就能攝取到額外的維生素 C。

作法：4 人份

將烤箱預熱至 180°C。在深烤盤底部鋪烘焙紙。

取把銳利的刀子，把大部分的茄子肉挖掉，只留大約 1 公分厚。把茄子「船」放進深烤盤裡。淋一些橄欖油。把挖出來的茄子肉切成丁。

將橄欖油倒進醬汁鍋中燒熱，放入洋蔥炒 5 分鐘左右至軟化透明。加大蒜、香料和巴西利梗，再炒 1～2 分鐘，接著放入接成丁的茄子肉。繼續翻炒，讓茄子均勻裹上香料後，倒紅酒。讓酒滾一下之後，再改成中小火煮到酒的量剩下一半。

倒入番茄，並加鹽和黑胡椒調味，再煨煮 15～20 分鐘，直到醬汁濃縮到理想的稠度。最後 5 分鐘時，加酸豆和橄欖，接著拌入巴西利末。

把煮好的餡料舀進茄子船中，放上莫札瑞拉起司片。送進烤箱烤 20 分鐘，直到起司融化且變成金黃色。

非常大的茄子 **2 條**，
縱切成兩半
橄欖油 **2 大匙**，
另外準備一些份量外的
淋在茄子上用
大洋蔥 **1 顆**，切末
大蒜 **2 瓣**，切末
孜然粉 **1 小匙**
肉桂粉 **¼ 小匙**
煙燻紅椒粉 **¼ 小匙**
卡宴辣椒粉或辣椒粉 **¼ 小匙**
切成末的巴西利梗 **2 大匙**
紅酒 **100 毫升**
（可省略，可改用清水、雞高湯、或蔬菜高湯）
罐頭番茄粒 **400 克**
酸豆 **2 大匙**，沖洗後瀝乾
綠橄欖 **50 克**，切片
切成末的巴西利葉 **2 大匙**
新鮮莫札瑞拉起司 **2 球**，切片
鹽和現磨黑胡椒

熱量 300 大卡／1249 千焦
蛋白質 15.4 克
脂肪 20.7 克
飽和脂肪 9.7 克
碳水化合物 9.9 克
纖維 6.8 克

快炒夏日蔬菜

這道料理很適合夏天。我喜歡直接單吃，但如果要有飽足感一點，可以配一點烤肉；如果您正在治療中，或不吃肉，可以最後在菜裡加一些迷你莫札瑞拉球（mozzarella pearl）或甚至是一大顆布拉塔起司（burrata），但不要讓起司完全融化，稍微有點變軟就很好吃。

蔬菜的用量隨您喜歡，種類也可以自行更換。例如，汆燙過的紅花菜豆可以完美取代四季豆。這道菜因為有新鮮蔬菜，所以富含維生素和礦物質；另外還有充足的菸鹼酸、β-胡蘿蔔素、維生素 E 和葉酸。加起司可以增加鈣質和蛋白質。可搭配全穀米、麵條或北非小米，以攝取澱粉類碳水化合物。

作法：2 人份

把油倒進中華炒鍋中燒熱。放入韭蔥、瑞士甜菜的菜梗、球莖茴香、櫛瓜、蘆筍尖和四季豆。用大火快炒 3 分鐘左右，然後放入蠶豆或豌豆，大蒜和檸檬皮屑。加鹽和黑胡椒調味，再淋 50 毫升冷水。翻炒幾分鐘後，放入瑞士甜菜的菜葉和小番茄。

等菜葉塌軟，小番茄也變軟，且有點爆開後，移鍋熄火。擠上少許檸檬汁或淋一些帶甜味的巴薩米克醋或雪莉醋。

把大量夏日香草與花卉（若手邊有的話）撒在炒好的菜上，也可以再刨一些帕瑪森起司薄片。

橄欖油 **1 大匙**
嫩韭蔥 **數根**（大約 120 克），
切成 4 公分段狀
瑞士或彩虹甜菜
（Swiss or rainbow chard）**1 大把**，
葉子和菜梗分開，都切成絲
球莖茴香 **1 小球**，
切半後橫切成絲
櫛瓜 **1 條**，
或小櫛瓜數個，斜切成片狀
蘆筍尖 **數根**
四季豆 **100 克**
嫩蠶豆或豌豆 **100 克**
大蒜 **2 瓣**，切末
未上蠟的檸檬 **1 顆**，取皮屑
小番茄 **數顆**
鹽和現磨黑胡椒

端上桌前裝飾：
檸檬汁或巴薩米克醋／雪莉醋 **少許**
多款夏日香草 —— 羅勒、
古銅甜茴香（bronze fennel）、
香葉芹、龍蒿和／或薄荷
可食用花卉（若有）**數朵** ——
琉璃苣（borage）特別適合，
但其他可充當香草的花朵也可以
現刨帕瑪森起司片 **少許**

熱量 145 大卡／ 604 千焦
蛋白質 8.8 克
脂肪 7.4 克
飽和脂肪 1.1 克
碳水化合物 12.1 克
纖維 10.1 克

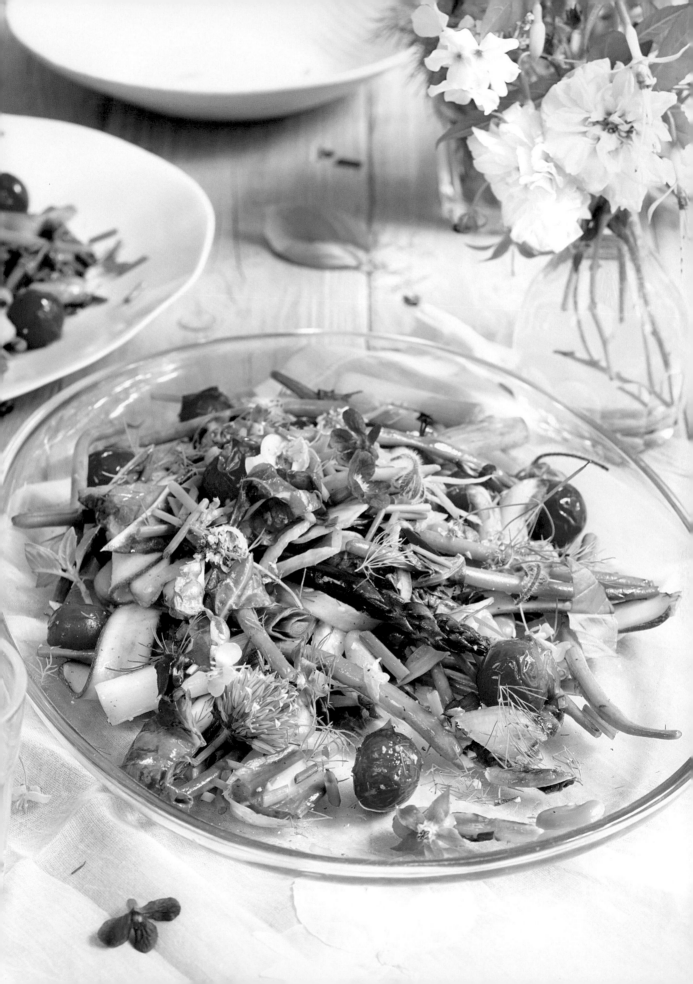

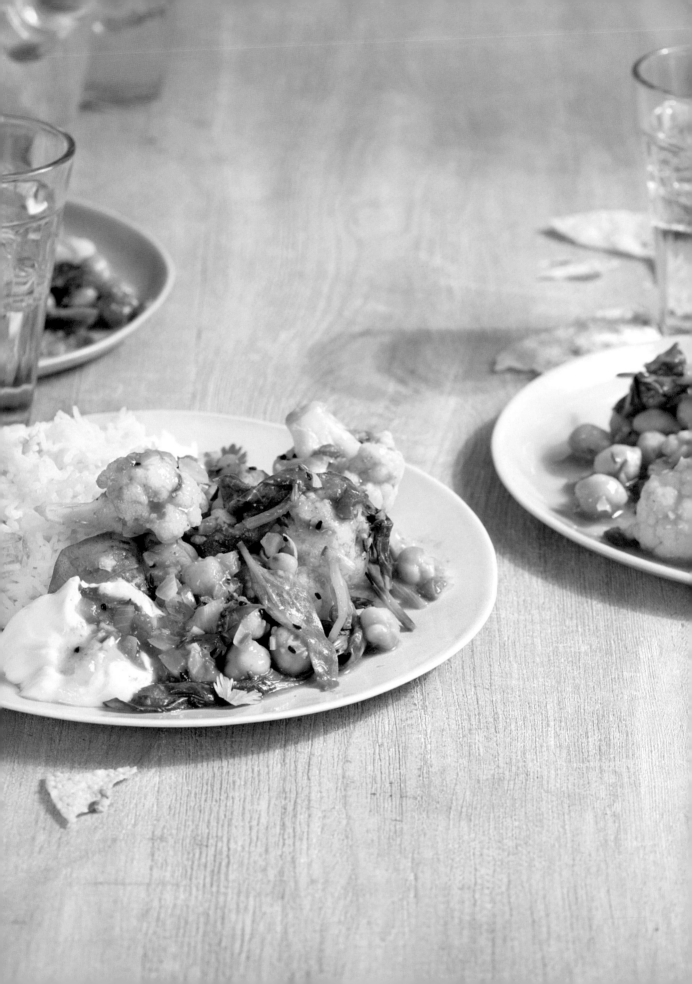

白花椰菜、鷹嘴豆及菠菜咖哩

這是一道做起來非常快速又簡單的咖哩，單吃或配一些飯吃都很棒。辣度高低取決於您用的辣椒種類，如果想要再辣一點，可以在加其他香料的時候，放一些辣椒粉。這道咖哩的營養素很均衡，低脂且包含低 GI 的澱粉類碳水化合物，還有大量的維生素和礦物質，如葉酸和維生素E。配上全穀米可補充纖維和更多的維生素 B 群。

作法：4 人份

將一醬汁鍋的水煮滾，然後加鹽。放入切成小朵的白花椰菜汆燙 3 分鐘到還有點脆口的程度。瀝乾後沖冷水。

將油倒入大醬汁鍋燒熱。放入小茴香籽和黑種草籽，炒 1 分鐘後，加洋蔥、辣椒和生薑。再炒幾分鐘到洋蔥軟化後，放入大蒜和所有香料。倒入高湯和番茄，並用鹽和黑胡椒調味。以中小火煮 5 分鐘，再放入白花椰菜、鷹嘴豆和菠菜葉。不用擔心菠菜葉在鍋子裡看起來很滿，因為它們煮一下就會塌軟。

等菠菜煮軟後，試試調味。如有需要，可加更多鹽和黑胡椒，然後擠一些檸檬汁。

均勻撒上香菜葉，並舀一些優格放在旁邊，即可端上桌品嚐。

TIPS

- 這道料理滿適合冷凍的 —— 也可以多加一些液體，粗略打成有顆粒的咖哩蔬菜湯。

白花椰菜 **1 朵**，分切成小朵
蔬菜油 **1 大匙**
小茴香籽 **1 小匙**
黑種草籽 **1 小匙**
洋蔥 **1 顆**，切末
青辣椒 **2 條**，切末
生薑 **1 節**，磨成泥
大蒜 **2 瓣**，切末
芫荽粉 **1 小匙**
薑黃粉 **½ 小匙**
葫蘆巴粉 **½ 小匙**
肉桂粉 **1 小撮**
熱的蔬菜高湯或水 **150 毫升**
番茄 **12 顆**，切末
罐頭鷹嘴豆（瀝乾後約 240 克）
菠菜葉 **250 克**，洗淨
檸檬汁少許
鹽和現磨黑胡椒

佐食建議：
香菜葉 **1 把**
希臘優格

熱量 175 大卡／738 千焦
蛋白質 9.9 克
脂肪 6.4 克
飽和脂肪 0.9 克
碳水化合物 21.7 克
纖維 8.4 克

帝歐‧藍道爾（Theo Randall）的海鱸魚佐檸檬羅勒香艾酒醬汁

這道菜雖然做起來超級簡單又快速，但如果您想事先準備，可以先把紙包魚做好，但先不要加香艾酒（vermouth），然後放進冰箱，等到要料理時再取出。取出後，只需淋香艾酒，再放進烤箱烘烤即完成。建議搭配一些蒸熟的新馬鈴薯和青蔬一起享用。

作法：4 人份

將烤箱預熱至 190°C。

準備 4 大張裁成正方形的鋁箔紙，並在每張的其中一面塗上奶油。把魚排皮面朝下，放在塗有奶油的鋁箔紙上。在每片魚排上各放 2 片檸檬、3 片羅勒葉、10 克奶油和適量調味。把鋁箔紙四邊往上折，每份各淋上 50 毫升香艾酒。將鋁箔紙的邊邊折起來，形成一個密封的紙包。放入烤箱烤 15 分鐘。

自烤箱取出魚排，保溫備用。把醬汁過濾到醬汁鍋中，大滾收汁到量剩下一半。把醬汁淋在魚排上，即完成。

海鱸魚或類似質地的魚排 **4 片**
檸檬薄片 **8 片**
羅勒葉 **12 片**
無鹽奶油 **40 克**，另外準備一些份量外的塗抹鋁箔紙用
香艾酒 **200 毫升**
鹽和現磨黑胡椒

熱量 280 大卡／1167 千焦
蛋白質 29.2 克
脂肪 12 克
飽和脂肪 5.8 克
碳水化合物 1.7 克
纖維 0 克

香酥羅勒萊姆鮭魚

佐小番茄和櫛瓜麵

這道魚也可以搭配一般的義大利圓麵，但「櫛瓜麵」做起來其實很簡單。有專門做蔬菜麵條的器具，但您並不需要特別去買。直接用便宜的刨絲刀或甚至是先用蔬菜削皮器削成薄片，再手切成義大利寬扁麵（tagliatelle）的寬度 [2] 也可以。

作法：8 人份

將烤箱預熱至 200°C。在烤盤底部鋪烘焙紙，把鮭魚排皮面朝下，以一定間隔，放在烤盤上。

將麵包粉、松子、香草、酸豆、大蒜和萊姆皮屑放入食物調理機中，攪打均勻。加鹽和黑胡椒調味後，倒萊姆汁。混合均勻 —— 輕輕捏一下，粉料應該能結成塊狀。把脆殼粉料平均分到鮭魚排上，大力壓實，讓整塊鮭魚排上頭都覆蓋薄薄一層粉料。淋一些橄欖油在粉料上。

把鮭魚放入烤箱烤 10～12 分鐘，直到粉料變成金黃色且鮭魚剛好熟。烘烤結束前 5 分鐘，把小番茄放到烤盤上一起烤。

烤魚的同時製作櫛瓜麵。把油倒進大煎鍋或中華炒鍋中燒熱。放入櫛瓜麵，快速翻炒 1～2 分鐘，直到邊邊有很淡的焦黃色，且櫛瓜也變軟了。絕對不能炒太久，因為很容易就會糊爛。移鍋熄火後，用鹽和黑胡椒調味。

端上桌前，把櫛瓜麵均分到 4 個盤子裡，將鮭魚和小番茄疊在櫛瓜麵上。如果喜歡的話，可以再加更多新鮮香草裝飾。

鮭魚：
鮭魚排 **4** 片
麵包粉 **4** 大匙
松子 **3** 大匙，
烘過後再稍微壓碎（可省略）
羅勒葉 **1** 把，切末
巴西利葉 **1** 把
龍蒿數小枝，只取葉子（可省略）
酸豆 **1** 小匙，用水徹底沖洗
大蒜 **1** 瓣
未上蠟的萊姆 **1** 顆，取皮屑和榨汁
橄欖油 **1** 大匙
連藤小番茄 **20** 顆
鹽和現磨黑胡椒

櫛瓜麵：
橄欖油 **1** 大匙
大櫛瓜 **2** 條，切成細長條

熱量 331 大卡／1380 千焦
蛋白質 24.2 克
脂肪 19.4 克
飽和脂肪 3.1 克
碳水化合物 15.8 克
纖維 2.4 克

---

2 譯註：約 7～8 公釐。

阿蕾格拉・麥克伊韋迪（Allegra McEvedy）的塞餡鱒魚

近年來，我們似乎比較少吃鱒魚，這樣實在好可惜，因為牠們比鮭魚便宜很多，且風味非常淡雅，對健康也一樣有益。如果您不想的話，青椒和洋蔥可以不要和烤魚一起端上桌，但這兩種蔬菜的確加強了這道料理的土耳其特質。如果您買到的是新鮮鱒魚，可以先塞好幾隻的餡料，然後放冷凍保存。只是要確定，放進烤箱烤之前，已經完全解凍。這道菜如果注意奶油和橄欖油用量的話，就可以變成較低脂的版本。料理中大部分的油脂來自橄欖油、堅果和鱒魚，所以是單元不飽和與多元不飽和脂肪的良好來源。這道菜同時也是鉀、維生素 D 和維生素 E，以及其他營養素，如鋅和鐵的優質來源。

作法：4 人份

將烤箱預熱至 180° C。

米根據外包裝說明煮熟。

煮飯的同時，把青蔥、香草、香料、杏仁、醋栗和檸檬皮屑放入碗中。趁熱把煮好、瀝乾水分的米飯也放進碗中，接著拌入奶油，這樣奶油才能夠融化。加鹽和黑胡椒調味。

鱒魚肚調味後，填入米飯餡料，然後用雞尾酒裝飾細竹籤（cocktail sticks）封起來。把鱒魚放到烤盤上，一個大烤盤應該裝得下 4 條魚。將 100 毫升冷水與葡萄酒混合均勻，並適度調味。把酒液倒在魚上，再淋橄欖油。放入烤箱烤 20 分鐘。盛盤時，把烤好的魚與烤魚湯汁和配菜一起擺在盤裡。

烤蔬菜：把炙爐（烤箱上火）用最高溫預熱。在烤盤底部鋪防油紙，接著把青椒和洋蔥圈一一擺好。淋上一些橄欖油，並用鹽和黑胡椒調味。先烤大概 5 分鐘，翻面再烤 2 分鐘。把切好的番茄也放到烤盤上，和青椒、洋蔥一起再烤 3 分鐘。

在 4 個盤子上分別擺幾片生菜葉，再疊上鱒魚與蔬菜，並附上檸檬角，吃的時候可以自行使用。

鱒魚：
印度香米 90 克，徹底沖洗乾淨
青蔥 2 根，切成 1 公分厚蔥花
巴西利 1 大把，略切
蒔蘿 1 小把，切碎
多香果（allspice）粉 1 大撮
鹽膚木粉 ½ 小匙
杏仁片 35 克
醋栗 20 克
未上蠟的檸檬 1 顆，取皮屑
無鹽奶油 30 克
鱒魚 4 條（每條約 250 克），
去除鱗片和內臟
白酒 150 毫升
冷壓初榨橄欖油 3 大匙
鹽和現磨黑胡椒

烤蔬菜：
長型青椒 4 條，切半
紫洋蔥 1 顆，切成厚洋蔥圈
橄欖油，淋蔬菜用
番茄 4 顆，切半

佐食建議：
蘿蔓心
檸檬角

熱量 678 大卡／2838 千焦
蛋白質 55.0 克
脂肪 35.0 克
飽和脂肪 8.7 克
碳水化合物 31.1 克
纖維 4.7 克

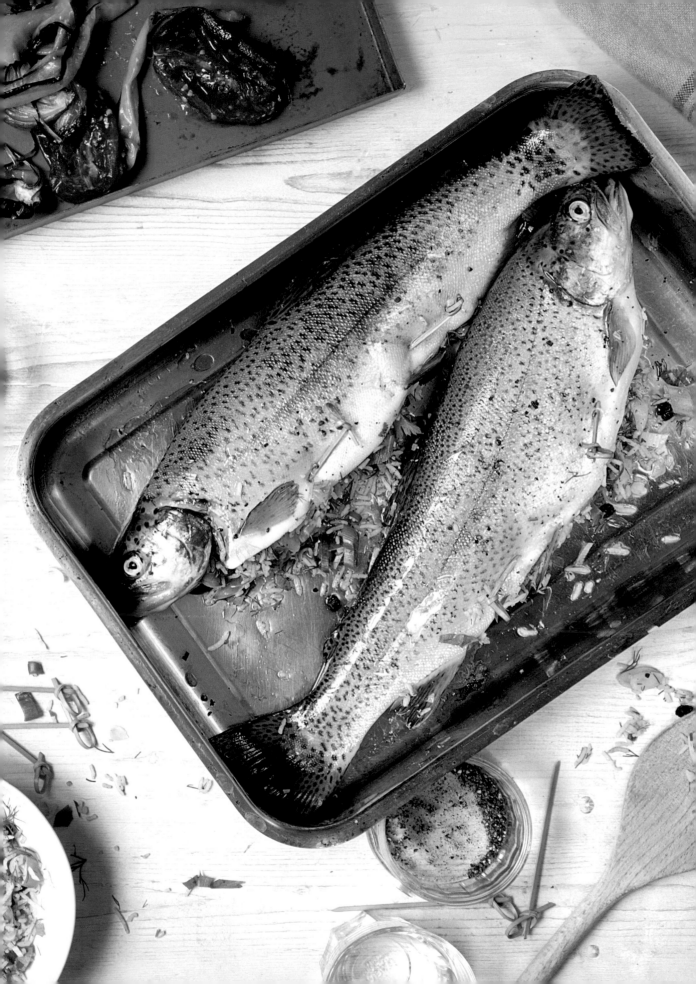

山姆與山姆・克拉克
（Sam & Sam Clark）的鯛魚
與鷹嘴豆、醋栗、薑黃和蒔蘿

鯛魚排（bream）**4 片**

未上蠟的柳橙 **1 顆**，取皮屑和榨汁

未上蠟的萊姆 **2 顆**，取皮屑和榨汁

孜然粉 **1 小匙**

薑黃粉 **1 小匙**

肉桂粉 **½ 小匙**

瑞士甜菜 **200 克**，只取葉，切細絲

蒔蘿 **1 小把**，切末

青蔥 **1 把**，切成細蔥花

野蒜葉 **數片**，切末（可省略）

醋栗 **50 克**

罐頭鷹嘴豆（瀝乾後的重量為 120 克）

無鹽奶油 **1 小塊**

魚或蔬菜高湯 **200 毫升**

鹽和現磨黑胡椒

熱量 241 大卡／1018 千焦

蛋白質 30.4 克

脂肪 7.0 克

飽和脂肪 0.8 克

碳水化合物 16.0 克

纖維 2.2 克

這道菜用了只有春天才有的野蒜（wild garlic），不過您可以用 ½ 瓣大蒜或一些韭菜代替，達到類似風味。如果有少量剩菜，非常適合隔餐拿來配飯或其他如北非小米等的穀類。這道料理的脂肪和飽和脂肪含量都很低，但還是有滿滿的維生素和礦物質，包括鐵質、維生素 B 群和 β- 胡蘿蔔素。

作法：4 人份

把鯛魚切成薄片，放入碗中，加兩種柑橘的果汁和皮屑、孜然粉、薑黃粉和肉桂粉。以鹽和黑胡椒調味後，靜置醃 15 分鐘。

把大醬汁鍋用大火燒熱，倒入魚片和所有醃醬，接著再把其他所有食材也放入鍋中。加蓋烹煮 2～3 分鐘至魚熟透，且甜菜也已經塌軟。試過鹹淡後，立即端上桌品嚐。

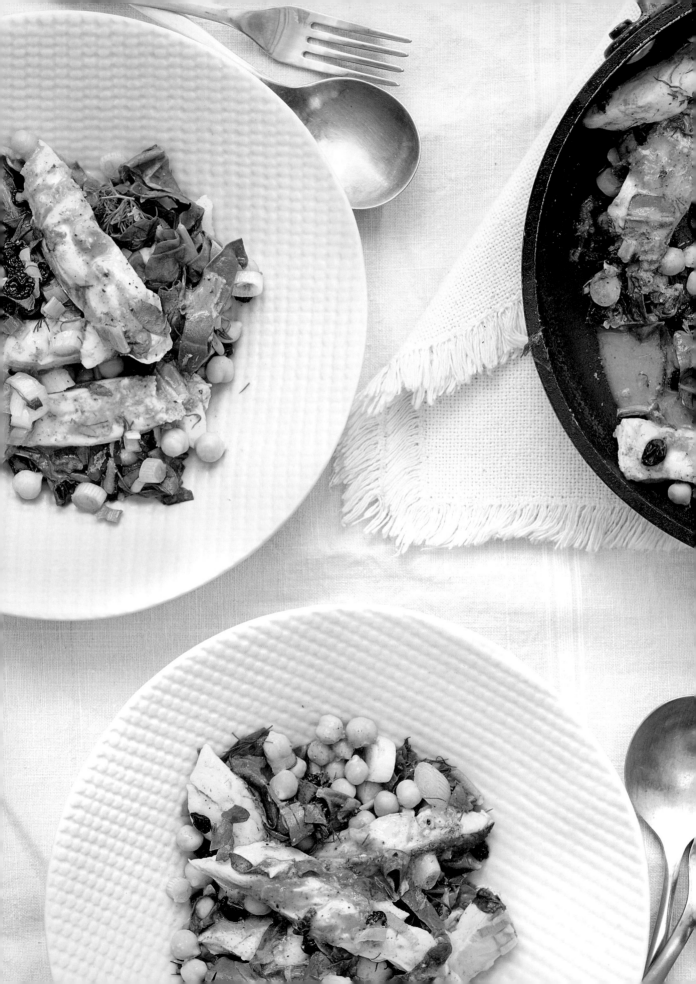

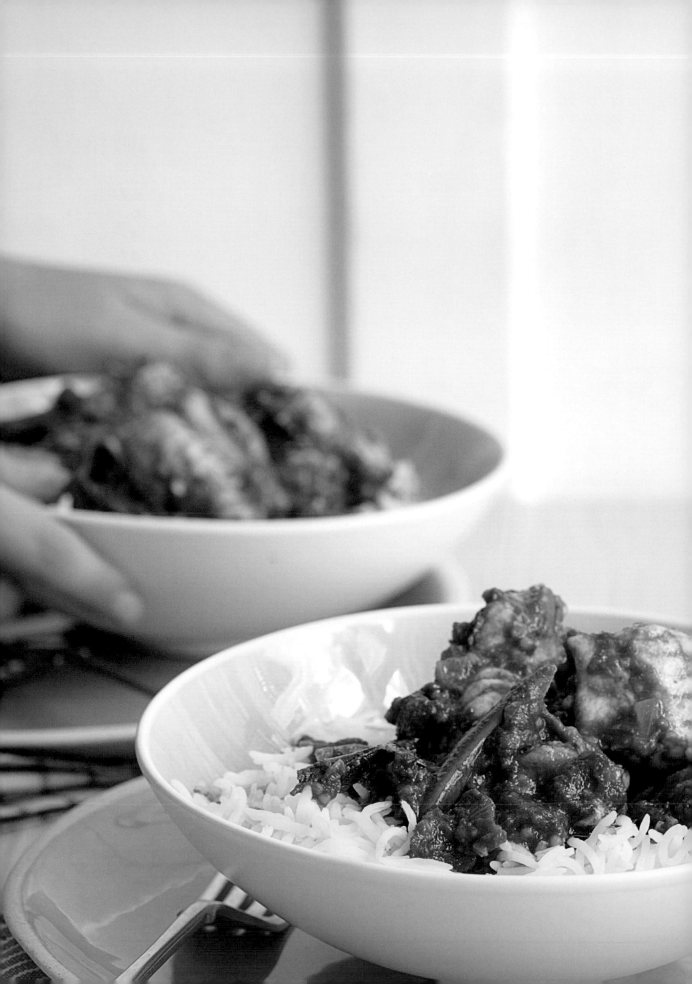

瑞克・史坦（Rick Stein）的番茄羅望子馬德拉斯咖哩笛鯛

克什米爾辣椒（Kashmiri chillies）的辣度很低，加進菜裡是為了取其暗紅的顏色 —— 如果您沒辦法找到克什米爾辣椒粉，就用大約 ½ 小匙的一般辣椒粉代替，這樣做出來的辣度會差不多。這道菜的脂肪含量很低，但風味很足。可搭配全穀米，以攝取額外的纖維和維生素 B 群。

作法：6 人份

把油倒進厚底醬汁鍋中，以中火燒熱。等油熱後，下芥末籽爆香 30 秒，再放大蒜與洋蔥，慢慢拌炒 10 分鐘，直到蔬菜軟化，且呈現淺金黃色。放入咖哩葉、辣椒粉、芫荽粉和薑黃粉，再炒 2 分鐘。接著倒入番茄、羅望子水、青辣椒和鹽。用中小火煮 10 分鐘左右至湯汁濃郁且液體量變少。下魚塊，再煮 5 分鐘或至魚肉剛好煮熟，煮好後淋在白飯上，即完成。

羅望子水

您可以買玻璃罐裝的羅望子液，只是要小心不要買成濃縮的，否則味道會太強烈。也可以自製羅望子水，方法是將羅望子（通常是塊狀販售，有點像椰棗）浸泡在水中，或加水稀釋羅望子濃縮液。如果您用的是羅望子塊，請將 60 克的羅望子放入碗中，加剛煮沸的 120 毫升滾水，這樣能得到 100 毫升的羅望子水。先浸泡 15 分鐘後，用手把羅望子塊掐碎。將液體過篩，壓一下留在網篩上的渣滓，最後再把無法過濾的種籽和粗纖維丟掉。

TIPS

- 這道菜做好放涼後，可以直接冷凍，只是復熱時要小心，因為如果過度攪動，魚肉會碎掉。比較好的做法是只冷凍部分醬汁 —— 這樣就可以在解凍醬汁後，再加新鮮的魚。這個醬汁的用途很多，配上雞肉或烤蔬菜也會很好吃。

蔬菜油 2 大匙
黃芥末籽 1 大匙
大洋蔥 1 顆，切末
大蒜 3 瓣，壓成泥
新鮮咖哩葉（curry leaves）30 片
克什米爾辣椒粉 2 小匙
或辣椒粉 ½ 小匙
芫荽粉 2 小匙
薑黃粉 2 小匙
罐頭番茄粒 400 克
羅望子水
（作法請參考右方說明）100 毫升
青辣椒 2 條，每條連籽縱切成 6 片
鹽 1 小匙
笛鯛（snapper）魚排
700 克，切成 5 公分塊狀

熱量 196 大卡／828 千焦
蛋白質 25.8 克
脂肪 6.3 克
飽和脂肪 0.9 克
碳水化合物 12.2 克
纖維 1.6 克

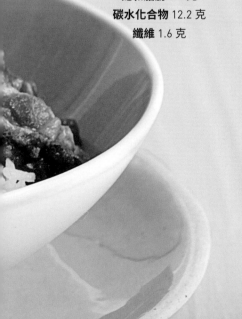

安賈姆・阿南德（Anjum Anand）的緬甸椰子咖哩雞

蔬菜油 **2 大匙**
洋蔥 **2 顆**，切片
生薑（去皮後）**30 克**，切大粒
大的大蒜 **7 瓣**
鷹嘴豆粉 **2 大尖匙**
薑黃粉 **¾ 小匙**
芫荽粉 **1 大匙**
孜然粉 **2 小匙**
葛拉姆瑪薩拉 **2 小匙**
熱的雞高湯 **250 毫升**
罐頭椰奶 **400 毫升**
去皮去骨雞大腿肉 **500 克**，
每片再分切成 **3 小塊**
大番茄 **1 顆**，切末
椰漿 **60 克**
檸檬汁 **2 大匙**或適量
鹽

佐餐配料：
市售油蔥酥
青蔥 **2 根**，切片
全熟水煮蛋 **3 顆**，每顆切成 4 等分
長紅辣椒 **2 條**，切薄辣椒圈
烤過的花生 **1 把**
蛋麵（大概 800 克），
依據外包裝說明煮熟
切碎的香菜 **1 把**
萊姆角

「我從來沒去過緬甸，但這道特色料理在印度真的很普遍，而且是晚餐聚會的熱門菜色。我很喜歡這道菜，它能讓人留下深刻的印象，只不過需要花點工夫煮咖哩，以及購買和準備佐餐配料。」—— 安賈姆・阿南德

作法：4 人份

把油倒進不沾大醬汁鍋中燒熱，放入洋蔥，炒到邊邊變成金黃色。同時，把生薑、大蒜和一點點水攪打均勻（水有助於打出滑順的泥狀，而我用的是手持攪拌棒）。把大蒜生薑泥倒進洋蔥中，煮到水分乾掉，且大蒜也已經煮了 1 分鐘，如果開始黏鍋，可以加一點水。倒入鷹嘴豆粉，先攪拌 1 分鐘後，再加適量的水與香料粉。烹煮 3 ～ 4 分鐘。

倒入雞高湯和椰奶，煮到大滾後，改成中小火煮 5 分鐘。放入雞肉、番茄和椰漿，再次煮到大滾。接著把火調小，慢慢煨煮 7 ～ 8 分鐘，或煮到食材全都熟透。倒入檸檬汁攪拌均勻，試過味道後，視情況加鹽和檸檬汁調整。

利用煮咖哩的時間，準備配料。種類多寡隨您喜歡，不然您可能會覺得很麻煩。弄好後裝在小碗小碟裡，放在桌上。這些配料是讓這道菜有記憶點的重要元素，所以種類越多，越能炒熱氣氛！

TIPS

* 這這道菜很適合冷凍，只是復熱時要小心，輕輕攪動就好。

咖哩（不含佐餐配料）的營養素資訊：
熱量 442 大卡／ 1853 千焦　　**蛋白質** 38.3 克　　**脂肪** 23.5 克
飽和脂肪 8.5 克　　**碳水化合物** 21.8 克　　**纖維** 3.6 克

優格醃雞

帶骨去皮的切塊雞肉 **8 塊**

醃醬：
優格 **200 毫升**
檸檬 **1 顆**，榨汁
萊姆 **1 顆**，榨汁
小洋蔥 **1 顆**，切末或磨成泥
大蒜 **2 瓣**，拍碎
孜然粉 **1 小匙**
多香果粉 **1 小匙**
薑黃粉 **½ 小匙**
奇波雷煙燻辣椒醬
（chipotle paste）**1 大匙**

萊姆角，佐食用

熱量 187 大卡／785 千焦
蛋白質 24.0 克
脂肪 8.8 克
飽和脂肪 2.7 克
碳水化合物 3.9 克
纖維 0.3 克

若要烹煮比較大塊的雞肉，用烤箱烤會比放在烤架上烤或炭烤適合許多，但如果您想使用後兩種方法中的其中一種，請改買切成塊狀的雞柳。雞肉烤好後，可搭配一大碗拌了許多香菜、薄荷和萊姆皮屑的糙米或藜麥。搭配水田芥柑橘沙拉，也很棒。此外，這道菜也很適合帶便當，脂肪和飽和脂肪的含量都很低，是沙拉或熟蔬菜的好夥伴。

作法：6 人份

把所有醃醬食材混合均勻。在雞肉上以固定間隔劃幾刀。把醃醬倒在雞肉上，抓醃一下。放進冰箱醃幾個小時或一晚。

準備要料理雞肉時，烤箱先用最高溫預熱。在烤盤底部鋪鋁箔紙或防油紙。從冰箱取出雞肉，刮掉上面多餘醃醬後，把雞肉放到準備好的烤盤上。放進烤箱，並把溫度降為 200°C，烤 20 ～ 25 分鐘，直到雞汁變透明（用細籤戳進雞肉最厚的部分來測試），且雞肉的某些部分已經開始變黑。旁邊擺一些萊姆角，即可端上桌品嚐。

TIPS

• 雞肉可以生醃完直接冷凍，或煮熟之後再冷凍。放在冷藏，也可以保鮮好幾天不變質。烤好的雞肉，切成小塊和一些優格或美乃滋拌一拌，就是很美味的三明治餡料。

鍋烤雞

橄欖油 **1 大匙**
洋蔥 **1 顆**，切片
韭蔥 **1 根**，切大塊
大胡蘿蔔 **1 根**，去皮後切大塊
西芹 **2 根**，切大塊
白酒 **150 毫升**
熱的雞高湯 **150 毫升**
大蒜 **1 球**，掰成蒜瓣（帶皮）
百里香 **2 小枝**
龍蒿 **2 大枝**
全雞 **1 隻**（約 1.2～1.5 公斤）
檸檬角
無鹽奶油 **1 大塊**
鹽和現磨黑胡椒

熱量 452 大卡／ 1878 千焦
蛋白質 35.0 克
脂肪 27.1 克
飽和脂肪 7.4 克
碳水化合物 11.5 克
纖維 3.7 克

這個方法烤出來的雞肉絕對多汁，蔬菜也鮮甜、入口即化，還會有香濃的肉汁。如果有剩下來的肉汁，可以應用在各式料理中，但加進煮義大利燉飯用的高湯裡，特別適合；也可以和一些剩下的雞肉、切丁的培根和一杯豌豆，一起做成簡單的義大利麵醬。這樣的作法很容易就能把雞肉和蔬菜結合在一道料理中，在維生素方面達到均衡，其中包含 β- 胡蘿蔔素與維生素 A。

作法：4 人份

將烤箱預熱至 200°C。

把油倒進有蓋子，且大小足以放下一隻全雞的砂鍋中燒熱。放入蔬菜，用中火炒到開始變軟，且邊邊開始變色。倒白酒，滾幾分鐘，等液體稍微減少後，加高湯。放入蒜瓣和一半的香草。

全雞內外都用鹽和黑胡椒調味後，把剩下的香草和檸檬塞進雞肚子裡。在整塊雞胸部分抹上奶油，最後把雞放在蔬菜上，盡量讓雞塞滿整個鍋子。

蓋上砂鍋的蓋子，把鍋子放進烤箱。先烤 45 分鐘左右，接著拿掉蓋子，再烤 20 分鐘，讓雞皮上色且變脆。

用細籤插進雞腿最厚的部分，確認熟度。如果流出來的雞汁是透明的，表示已經好了。把雞和蔬菜盛到大上菜盤，蓋上鋁箔紙保溫。

把肉汁裡的蒜瓣全取出，將蒜肉擠進肉汁裡。將砂鍋放到爐子上，用中小火濃縮肉汁、煮到變稠 —— 因為有大蒜，所以看起來應該是奶白色。把肉汁過濾到船形醬盅，過濾的時候，盡量擠壓留在網篩上的大蒜，讓蒜泥能掉進肉汁裡。立即和一些當配菜的新馬鈴薯一起端上桌。

TIPS

* 剩下的雞肉或肉汁放冷藏，可以保鮮數日，若要冷凍保存也可以。肉汁最好先倒進小容器或冰塊盒分裝，因為一小塊就足以增添其他料理的風味。

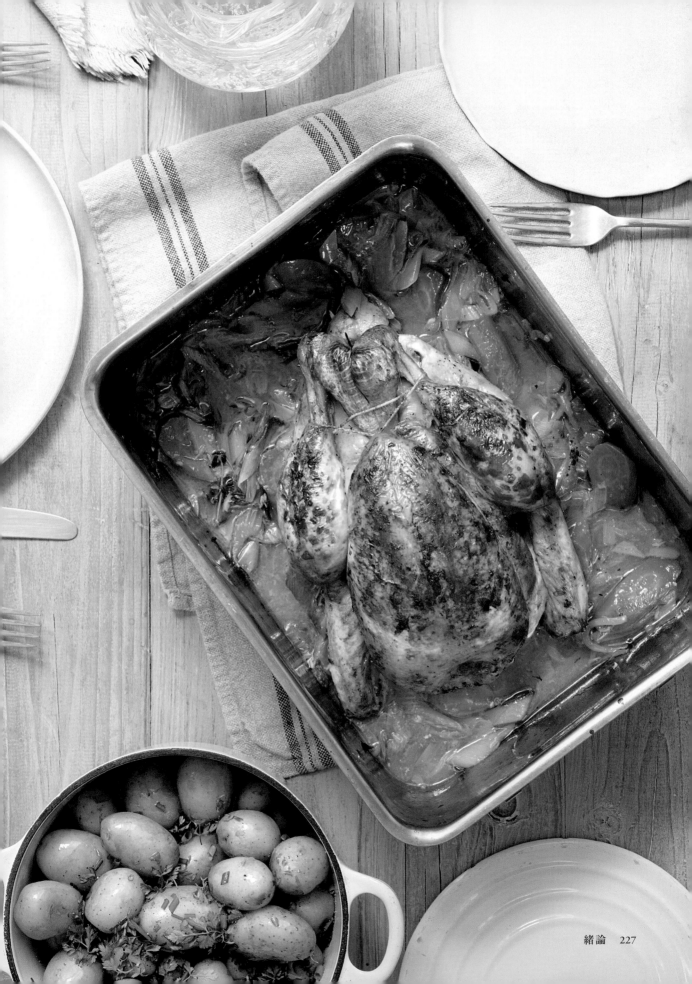

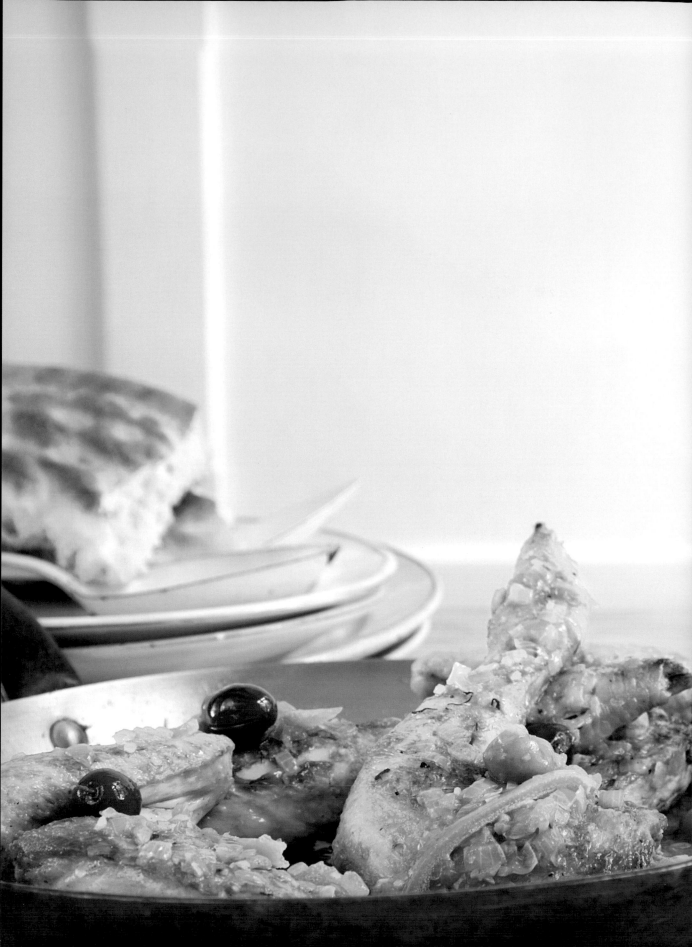

克勞蒂亞・羅登（Claudia Roden）的摩洛哥燜雞

佐醃檸檬與綠橄欖

冷壓初榨橄欖油 **3 大匙**
洋蔥 **2 顆**，磨成泥
或切成非常細的洋蔥末
大蒜 **2 ～ 3 瓣**，拍碎
壓碎的番紅花花絲（saffron threads）
或高品質的番紅花粉 **¼ 小匙**
薑粉 **¼ ～ ½ 小匙**
全雞 **1 隻**，分成 **6 ～ 8 塊**，
並把皮去掉；
或 L 型大雞腿 **4 根**，去皮
檸檬 **½ 顆**，榨汁
切碎的香菜 **2 大匙**
切碎的平葉巴西利 **2 大匙**
醃檸檬（大的）**1 顆**或（小的）**2 顆**，
只取檸檬皮，切成 4 等分或長條
綠色或紫色的橄欖 **12 ～ 16 顆**
鹽和現磨黑胡椒

「這是最有名的摩洛哥雞肉料理。我去巴黎一間餐廳參加有樂師伴奏的『阿拉伯讀詩與說故事之夜』（Arab poetry and story-telling）時，餐廳菜單上除了開胃菜以外，就只有這道菜。這道菜中的橄欖不需要去核，如果您覺得它們太鹹，可以先泡水 [最多 1 個小時，中間換水兩次]。」── 克勞蒂亞・羅登

作法：4 人份

取一個可以單層擺進所有雞肉塊的寬口砂鍋或厚底鍋。倒油燒熱後，放洋蔥，用小火炒軟。接著加大蒜、番紅花和薑粉。

放入雞肉塊，加鹽和黑胡椒調味，然後倒入大約 300 毫升清水。加蓋，用中小火燜煮，中間開蓋翻動幾次，如果太乾，可再加一點水。若用了雞胸，大概煮 20 分鐘後，就可以先夾出來。其他部位繼續再煮 25 分鐘左右，然後把雞胸放回鍋中。

倒入檸檬汁、香菜碎、巴西利碎、醃檸檬皮和橄欖拌勻。不加鍋蓋，繼續用中小火煮 5 ～ 10 分鐘，把湯汁收到濃稠且變得油油亮亮。如果液體實在太多，可以先把雞肉夾出來，等收汁完成後，再把雞肉放回鍋中加熱。

把煮好的雞肉盛到上菜盤，再舀橄欖和檸檬皮淋在肉上。

TIPS

* 這道菜很適合冷凍，裡頭的香草要不要一起冷凍都可以，但復熱後再多加一些香草，會讓菜餚味道像剛煮好一樣清爽。

熱量 388 大卡／ 1417 千焦　　**蛋白質** 46.5 克　　**脂肪** 13.9 克
飽和脂肪 2.6 克　　**碳水化合物** 7.3 克　　**纖維** 2.6 克

牧羊人派

這是一道有點不同的牧羊人派。用一些煮熟的扁豆取代羊肉，可以降低脂肪含量，也讓肉醬變得很滑口。因為地瓜和扁豆的 GI 值都比馬鈴薯低，所以這些碳水化合物被血液吸收的速度會比較慢。和傳統配方相比，這是比較健康的版本，但您依舊能如願攝取到鐵質和維生素 B 群，此外，還有滿滿的 β- 胡蘿蔔素。請搭配高麗菜或菠菜等葉菜類沙拉一起食用。

橄欖油 4 小匙
羊絞肉 400 克
洋蔥 1 顆，切末
胡蘿蔔 1 根，切末
西芹 2 根，切末
大蒜 2 瓣，切末
肉桂粉 ¼ 小匙
乾燥奧勒岡 1 小匙
新鮮迷迭香 ½ 小匙，
切成非常細的香草末
番茄糊 2 小匙
番茄醬 2 小匙
伍斯特醬（Worcestershire sauce）1 小匙
紅酒或高湯 250 毫升
熱的羊或雞高湯 250 毫升
煮熟的棕扁豆 300 克
鹽和現磨黑胡椒

地瓜泥：
地瓜 2 ～ 3 條（大約 1 公斤）
法式酸奶油 2 大匙
無鹽奶油少許

熱量 319 大卡／ 1344 千焦
蛋白質 15.3 克
脂肪 10.9 克
飽和脂肪 4.7 克
碳水化合物 37.3 克
纖維 7.1 克

作法：8 人份

肉醬：把 1 小匙橄欖油倒進大煎鍋中燒熱，放入羊肉，煎到均勻上色，要把表面煎香，而不是燉肉。

把另外 3 小匙橄欖油倒進大砂鍋或醬汁鍋中燒熱，放入所有蔬菜，烹煮幾分鐘到開始變軟。加大蒜、煮熟的羊肉、肉桂粉和香草，再煮幾分鐘。倒番茄糊、番茄醬和伍斯特醬。接著倒紅酒，煮到大滾後，再繼續滾到紅酒量剩下大概一半。加高湯和扁豆，並用鹽和黑胡椒調味。蓋上鍋蓋，用中小火慢煮 45 分鐘左右，需定時開蓋確認是否需要更多液體。

利用煮肉醬的時間，準備地瓜泥。將烤箱預熱至 200°C。

地瓜泥：地瓜連皮放到烤盤上，送進烤箱烤 35 ～ 40 分鐘至熟軟。烤完後，自烤箱取出，一放涼到手可以觸摸的溫度後，就把地瓜掰開，將裡頭的地瓜肉挖到碗中。加法式酸奶油，鹽和黑胡椒後，攪拌成無顆粒的泥狀。

組合：把肉醬放入可進烤箱的深上菜盤中。將地瓜泥舀到肉醬上，用奶油抹刀均勻抹開，要確定完全看不到下面的肉醬。接著用叉子稍微刨出一些刮痕。把奶油分成小塊點在表面。放入烤箱烤 25 分鐘。

TIPS

• 無論是肉醬或組合好的派都非常適合冷凍，所以如果您要分裝成許多一人份，不妨買些鋁箔容器，這樣從冷凍庫取出後，就可以直接放進烤箱。

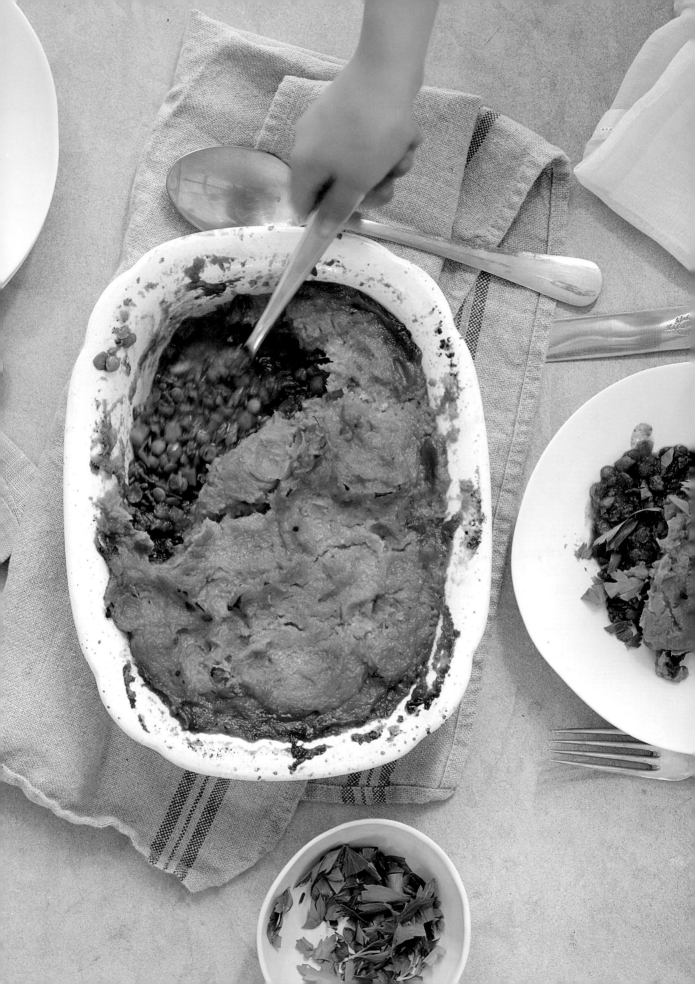

甜品與烘焙

水果很顯然是健康的甜品選擇。選擇當令的水果，風味最佳，且盡量多攝取不同種類的水果，如蜜桃、油桃／甜桃、杏桃、芒果、莓果（如草莓、覆盆莓和藍莓）與醋栗（黑醋栗和紅醋栗）。如果您想在水果上頭加一些料，可選低脂優格、鮮乳酪、低脂希臘優格或雪酪。也可以把水果做成水果庫利，拌進優格或鮮乳酪中。

冬天時，可用蘋果、西洋梨或李子做烤水果、燉水果或低溫泡煮水果。加一些季節性的莓果，如黑莓，可增加顏色和風味。用夏天事先冷凍保存的水果來做燉水果或糖煮水果。

果乾也是冬季時的好選擇。用水和柳橙汁等果汁煨煮到果乾吸收部分液體且變軟。加一些肉桂粉、綜合香料和柳橙及檸檬皮屑，可多一番風味。

其他的甜品通常脂肪和糖的含量都很高，所以只能偶爾嚐嚐。重要的是您數週和數月的總攝取量要達到均衡，所以如果您在大部分的時間都有做到均衡飲食，那麼就可以偶爾給自己一點「小甜頭」。

黑莓蘋果雪酪

砂糖 **125 克**
萊姆 **2 顆**，榨汁
大的青蘋果（Granny Smith apples）
2 顆，去皮去核後，切片
新鮮或冷凍的黑莓 **300 克**
薄荷葉 **1 把**
野莓琴酒
或黑莓利口酒 **1 大匙**（可省略）

熱量 88 大卡／375 千焦
蛋白質 0.5 克
脂肪 0.1 克
飽和脂肪 0 克
碳水化合物 22.7 克
纖維 2.4 克

這杯雪酪單喝風味非常清新，但如果加 1 大匙酒，如野莓琴酒（sloe gin）、黑莓生命之水（eau de vie）或黑莓利口酒，也會很棒。這是把時令鮮果化為美味甜品的方法，能攝取到多樣維生素和礦物質。

作法：8 人份

把砂糖放入醬汁鍋，倒入 200 毫升剛煮沸的滾水和萊姆汁。用文火慢慢煮到糖全部溶解。把切好的蘋果片直接放到糖漿裡，以避免變色。用低溫把蘋果泡煮到非常柔軟。將黑莓放入鍋中，繼續煨煮 2 ～ 3 分鐘。加薄荷葉後，移鍋熄火，放涼備用。用果汁機打勻後，過篩直到沒有顆粒殘留。把酒加進來（若用）。

用冰淇淋機把果汁打成綿密，充滿空氣的雪酪，或是直接把果汁倒進可冷凍的容器，並在結凍的過程中，定時取出攪拌。

香草燉西洋梨佐巧克力醬

硬實的西洋梨 6 顆

泡煮液體：
蘋果汁 500 毫升
香草莢 1 根，縱剖開來
黑胡椒粒 1 小匙，稍微壓裂

巧克力醬：
黑巧克力 150 克
香草精 ½ 小匙

1 顆西洋梨的營養素資訊：
熱量 51 大卡／215 千焦
蛋白質 0.5 克
脂肪 0 克
飽和脂肪 0 克
碳水化合物 11 克
纖維 2.1 克

1 大匙巧克力醬的營養素資訊：
熱量 51 大卡／215 千焦
蛋白質 0.5 克
脂肪 2.8 克
飽和脂肪 1.7 克
碳水化合物 6 克
纖維 0 克

這道甜品可以有非常高雅的呈現方式：整顆西洋梨裹著像絲帶一般的醬汁，但您也可以把事情簡化，直接把西洋梨切半、把核挖掉就好。也可以一次多做一點 —— 放冰箱冷藏至少可以放一週。

作法：6 人份

泡煮液體：將所有食材和 700 毫升冷水，倒入能夠裝得下所有西洋梨的大醬汁鍋中混合均勻。用文火加熱，定時攪拌一下，煮到砂糖和蜂蜜完全溶解。

處理西洋梨的第一個步驟是削皮。如果想要有很高雅的成品，可以用銳利的小刀，從底部入刀，慢慢往上鑽把核去掉。這麼做既能去掉果核，又能讓上頭的梗保持完整。如果沒有要這麼做，可以直接把西洋梨剖半，把果核去掉就好。

西洋梨邊削皮去核，邊丟進泡煮液體中，這樣才不會變色。要確定水果能完全浸泡在液體中。如果沒有的話，就多加一點水或酒。為了不要讓西洋梨浮起來，也可以拿個剛好可以塞進鍋裡的盤子，倒扣壓住。用中小火煮 20 ～ 30 分鐘 —— 時間長短完全要看西洋梨的熟度而定。

醬汁：把巧克力掰成小塊，放入小醬汁鍋中，再加香草精和 75 毫升冷水。用非常小的火，不停攪拌，把所有食材煮到融合成濃稠、閃閃發亮的醬汁。

把西洋梨從泡煮的液體中撈出來放涼，放到碗裡淋上醬汁即完成。

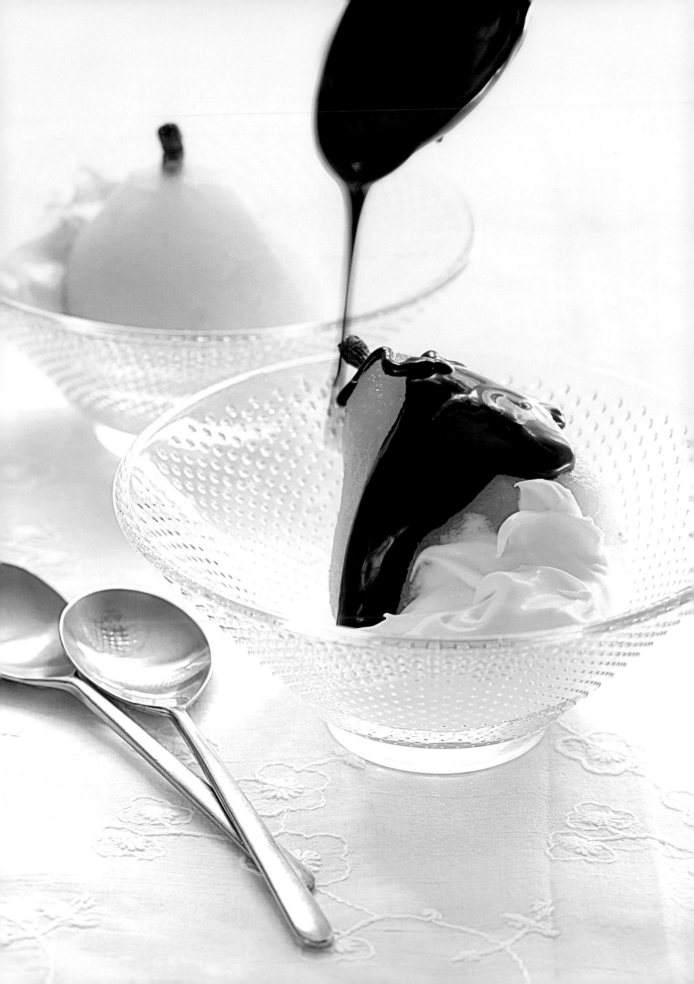

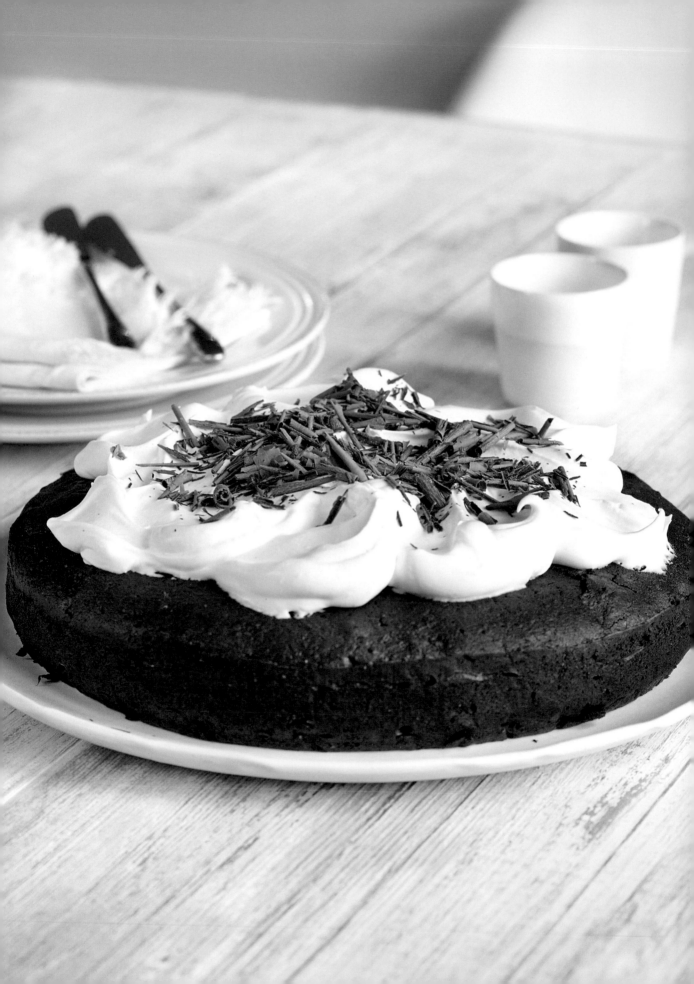

巧克力甜菜根蛋糕

自發麵粉 **225 克**
可可粉 **50 克**
黑巧克力 **100 克**
無鹽奶油 **125 克**，切成丁，軟化備用
軟質黃糖 **200 克**
流質的蜂蜜 **50 克**
放牧蛋 **3 顆**
熟甜菜根 **200 克**，打成泥
義式濃縮咖啡粉 **2 小匙**，
用 **2 大匙**熱水溶解（可省略）

表面裝飾：
重乳脂鮮奶油 **200 毫升**
濃稠的法式酸奶油
（thick crème fraîche）**100 毫升**
流質的蜂蜜 **1 大匙**
黑巧克力

1 片蛋糕的營養素資訊：
熱量 422 大卡／1763 千焦
蛋白質 5.7 克
脂肪 26.2 克
飽和脂肪 15.8 克
碳水化合物 44.2 克
纖維 2.2 克

不加鮮奶油霜，單獨 1 片
蛋糕的營養素資訊為：
熱量 298 大卡／1251 千焦
蛋白質 5.2 克
脂肪 13.7 克
飽和脂肪 7.9 克
碳水化合物 41.7 克

這個適合特殊場合的蛋糕，美味又濕潤。食譜使用了甜菜根，所以用的糖量沒有一般蛋糕這麼多。這樣做出來的蛋糕會非常濕潤，有著深沉濃郁的巧克力風味。因此，當然是一份很棒的甜品。如果您想要減少脂肪含量，那就不要裝飾，只要放一點微溫的低脂法式酸奶油或天然優格在蛋糕旁邊就好。省略裝飾也能讓蛋糕比較耐放、不容易壞。額外添加的蔬菜，讓傳統巧克力蛋糕多了維生素，也提供一些膳食纖維。

作法：直徑 23 公分的蛋糕 1 個／可切成 12 片

在直徑 23 公分的活動底圓形蛋糕模底部鋪烘焙紙。將烤箱預熱至 180°C。

將麵粉和可可粉過篩入小碗中。把巧克力掰成小塊，放入耐熱碗中，架在微滾的水上加熱融化。

奶油和糖一起打發到顏色變白且蓬鬆。倒入蜂蜜，然後開始將雞蛋和幾大匙乾粉輪流加進打發的奶油糖霜中（如，蛋－乾粉－蛋－乾粉），中間每個循環都需攪拌均勻，最後倒進剩下的所有乾粉。

倒入融化的巧克力、甜菜根和濃縮咖啡（若用）。確定每樣食材都混合均勻後，把麵糊倒進鋪好紙的蛋糕模中。

放入烤箱烤 40 ～ 50 分鐘。30 分鐘後，如果您覺得蛋糕頂部有可能會燒焦，可用一張鋁箔紙蓋住。等蛋糕烤到表面中央有彈性，周圍稍微內縮，就是完成了。讓蛋糕留在模具裡放涼 10 分鐘，然後再倒扣到冷卻架上。

表面裝飾（可省略）：稍微把鮮奶油打發到接近濕性發泡，接著加入法式酸奶油和蜂蜜。繼續攪打到奶油霜變硬挺，不變形。把打發的鮮奶油舀到蛋糕上，用刮刀畫出漩渦狀。用刨刀或水果刀削一些巧克力薄片，撒在最頂端。

TIPS

- 這個蛋糕可以冷凍 —— 整顆或切片後單獨包好冷凍都可以。解凍後，稍微加熱一下，溫溫地吃特別好吃。

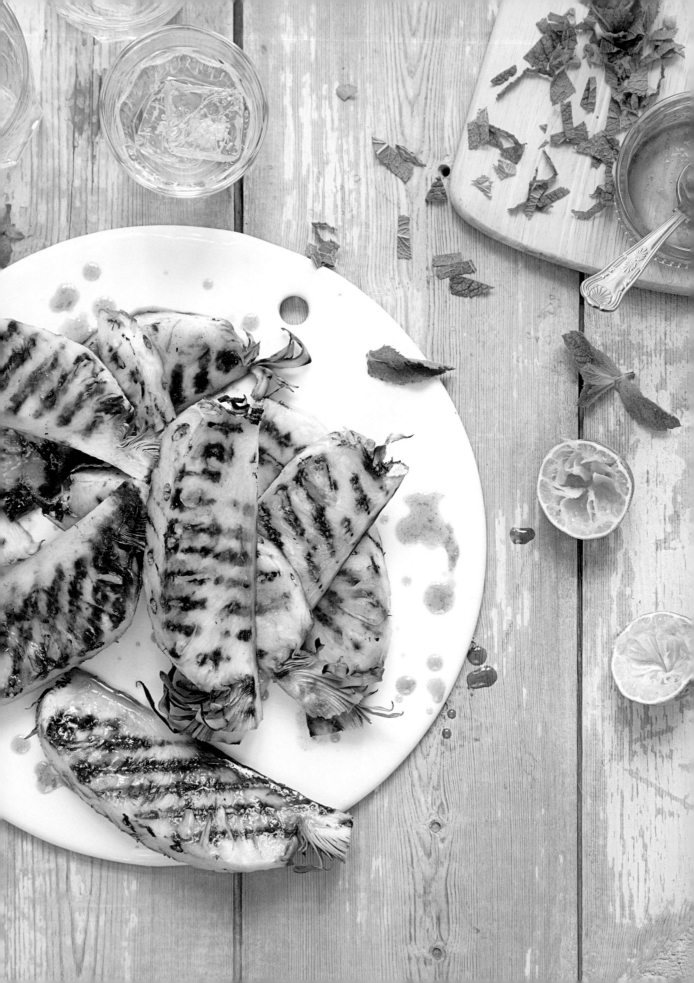

煎鳳梨
佐生薑、薄荷及辣椒

流質的蜂蜜 **2 大匙**

蘭姆酒 **2 大匙**（可省略）

未上蠟的萊姆 **1 顆**，取皮屑和榨汁

薑粉 **½ 小匙**

不辣的紅辣椒 **1 條**，去籽後切末

熟的大鳳梨 **1 個**，去皮去
芯後，切成長條舟狀

薄荷葉 **數片**，端上桌前裝飾用

熱量 **86 大卡／369 千焦**

蛋白質 0.7 克

脂肪 0.3 克

飽和脂肪 0 克

碳水化合物 21.6 克

纖維 2.4 克

這是一道非常簡單、超級美味又健康的甜品。單吃最好吃 —— 也許旁邊可以再加點椰子冰淇淋。它也是一道適合炭烤的好選擇。如果您要在室內烹調，但家裡沒有平板煎盤的話，可直接把鳳梨放進烤箱，用上火烤就好。

作法：6 人份

把蜂蜜、蘭姆酒（若用）、萊姆汁和萊姆皮屑、薑粉及辣椒混合均勻。把鳳梨塊放入醃醬中，均勻裹附。靜置至少 1 小時。

把大的平板煎盤燒熱，鳳梨瀝乾後（醃醬保留），放到煎盤上，每面煎 2 ～ 3 分鐘。盛盤後，淋上醃醬，再撒上一些撕碎的薄荷葉裝飾即完成。

蜂蜜燕麥烤蘋果

大的布拉姆利蘋果 **4 顆**，去核

流質的蜂蜜或楓糖漿 **2 大匙**

傳統燕麥 **50 克**

葡萄乾 **25 克**

肉桂粉 **1 小撮**

無鹽奶油 **幾小塊**，另外準備
一些份量外的塗抹容器用

軟質黃糖 **2 小匙**

熱量 **211 大卡／890 千焦**

蛋白質 2.4 克

脂肪 4.4 克

飽和脂肪 2.0 克

碳水化合物 43.2 克

纖維 5.0 克

這個甜品也很適合當早餐，因為有燕麥，所以會讓您有許多可以慢慢釋放的能量。葡萄乾帶有甜味，所以如果您不喜歡太甜的話，可以減少蜂蜜、楓糖漿或黃糖的用量。搭配天然優格一起享用。這是一道很棒的甜品，低脂又同時含有膳食纖維。

作法：4 人份

將烤箱預熱至 180°C。在烤盤或深烤盤裡抹上奶油。把蘋果一顆一顆直立放到烤盤上。

蜂蜜和 2 大匙水一起加熱到非常稀後，放入傳統燕麥、葡萄乾和肉桂粉攪拌均勻。把做好的燕麥餡，塞進蘋果中心的洞裡。在每顆蘋果上放 1 小塊奶油並撒上糖。放入烤箱烤 35 ～ 40 分鐘。裝盤後，如果烤盤裡有任何汁液，可舀起淋到蘋果上。

點心與飲品

要找到比較健康的點心並不簡單。如果您想要有些方便攜帶，又不容易壞掉的點心，果乾、堅果和種籽會是好選擇。可以的話，請避開加鹽的版本，並記住這些東西都屬於高能量 —— 如果您想增重，當然很好，但如果您是想減重的話，就要特別注意了！可參考第 248 頁的「水果軟糖」，了解如何用季節性水果做出美味的點心。

爆米花的膳食纖維高，脂肪含量低，且有飽足感。此外，不一定要加糖、脂肪和鹽，也能變好吃。海苔口味的很棒 —— 把幾片海苔和 1 小匙乾燥味噌調味料（dried miso）和 1 小匙檸檬皮屑打勻。也可以在端上桌前淋一點醬油或溜醬油。

羽衣甘藍脆片也是健康低卡的選擇，可用來代替洋芋片或玉米片，在您想吃點鹹味點心時，這就是您所需要的。做好後放在密封容器中，能保存好一陣子，但如果有點軟掉的話，您隨時可以把它們丟回烤箱烤 1 分鐘，就會恢復酥脆。這個鹹味點心有大量的 β- 胡蘿蔔素和鉀。作法是：把羽衣甘藍的葉子撕成比一口略大的塊狀，淋橄欖油，並加上足量的調味。如果您想要加任何液態調味料和／柑橘皮屑，請在這個時候加。抓勻後，把羽衣甘藍攤在鋪了烘焙紙的烤盤上，以 180ºC 烘烤 10 ～ 15 分鐘。當蔬菜邊邊和某些部分開始轉為淺金黃色時，就表示脆片完成了。自烤箱取出，放涼。把做好的脆片倒入大碗中，此時可加入任何您喜歡的乾燥調味料（請試試乾燥香草、香料加鹽的組合；用檸檬汁或蘋果醋加鹽，做出鹽醋口味 [salt and vinegar] 洋芋片的類似版，或用不同種類的辣椒粉 —— 從卡宴辣椒粉到奇波雷煙燻辣椒粉。也可以加葛拉姆瑪薩拉、中式五香粉、摩洛哥綜合香料粉 [ras el hanout]⋯有千變萬化的可能性。）

在米餅、全麥薄餅、燕麥餅和薄脆餅乾上擺些低脂的配料，是當您想要有多一點飽足感時的最佳選擇。

如果您想吃點甜的，也許可以偷偷吃一個我們在第 147 頁介紹的「巧克力水滴」來解解饞。

凱蒂與賈恩卡洛·卡爾德西（Katie and Giancarlo Caldesi）的葉門辣醬（ZHUG）

新鮮香菜葉 **60 克**

巴西利葉 **40 克**

青辣椒 **2 條**（想做紅色版的，就用紅辣椒）

大蒜 **3 瓣**，去皮

檸檬汁 **2 大匙**

冷壓初榨橄欖油 **5 大匙**

芫荽籽 **1 小匙**

小茴香籽 **½ 小匙**

小荳蔻豆莢 **½ 小匙**

丁香 **4 顆**

鹽 **½ 小匙**

1/16 份（16 克）的營養素資訊為：

熱量 34 大卡／141 千焦

蛋白質 0.4 克

脂肪 3.6 克

飽和脂肪 0.5 克

碳水化合物 0.4 克

纖維 0.2 克

「這個來自葉門的醬料是會辣的中東版青醬。我們很喜歡中東料理，所以滿常用它來搭配北非小米、哈里薩辣醬（harissa）和北非梅格茲香腸（merguez sausages），或放在切半的水煮蛋和烤蔬菜上。它真的很萬用，且您可以隨自己的喜好，增加或減少辣椒量來調整辣度。」——凱蒂與賈恩卡洛·卡爾德西

雖然辣醬一次只會用一點點，但因為用的是新鮮的食材，所以能提供一些鐵質、β- 胡蘿蔔素和維生素 E。

作法：

把香草、辣椒、蒜瓣、檸檬汁和橄欖油放進食物調理機中攪打成泥狀。香料和鹽一起用杵臼或香料研磨器磨成粉狀，小荳蔻的種籽一從豆莢中跑出來時，就可以把豆莢丟掉。把香料粉倒進食物調理機中，和原本留在裡面的香草蒜泥一起再次攪打均勻——不需要完全滑順。

您可以直接使用，或舀進消毒過的寬口玻璃罐中，再倒橄欖油覆蓋。冷藏可保鮮最多 1 週，若倒進冰塊盒製成小塊，冷凍保存，則可存放最多 3 週。

多款地中海風普切塔

每樣配料都足以做出 4 個小普切塔

基本上，大概所有東西都可以放在烤過的酸種麵包切片上，但我們底下會建議一些非常爽口的口味，且雖然食材種類有點多，但做起來都很簡單又快速。全部的配料都可以事先準備，冷藏保存至您需要使用的時候。關於營養素資訊，請參考下一頁。

作法：

普切塔作法：把麵包片烤酥，接著拿蒜瓣在麵包片的某一面上摩擦，最後再淋上少許橄欖油。

普切塔（bruschette）：

高品質的酸種麵包或其他
紮實的全麥麵包 4 片
大蒜 1 瓣，縱切成半
冷壓初榨橄欖油

薄荷蠶豆瑞可塔起司口味：

蠶豆 100 克，煮熟後去皮
豌豆 75 克，煮熟
未上蠟的萊姆 ½ 顆，取皮屑
薄荷葉數片，撕碎
橄欖油 2 大匙
萊姆汁少許
新鮮瑞可塔起司 4 大匙

薄荷蠶豆瑞可塔起司配料：將煮熟的蠶豆和豌豆放入碗中，加萊姆皮屑、薄荷葉、橄欖油，再擠一點萊姆汁，混合均勻。先在每一片做好的普切塔上塗抹 1 大匙瑞可塔起司，再疊上蠶豆豌豆料。再多淋一些橄欖油後，立即端上桌品嚐

櫛瓜蕈菇鮮蝦口味：

橄欖油 1 大匙
小櫛瓜 1 條，切成薄圓片
蕈菇 150 克，切成薄片
大蒜 1 瓣，切末
褐蝦（brown shrimp）100 克
未上蠟的檸檬 ½ 顆，取皮屑
羅勒 1 把
肉豆蔻，刨成細粉
現刨帕瑪森起司薄片（可省略）
鹽和現磨黑胡椒

櫛瓜蕈菇鮮蝦配料：把油倒進大煎鍋中燒熱，放櫛瓜和蕈菇片，用文火炒軟。蕈菇會出滿多水的，所以要炒到水完全蒸發。不要擔心櫛瓜會不成形 —— 炒櫛瓜的目的就是要讓它軟軟綿綿的，而不是表面焦黃又硬硬的。加入大蒜，再煮幾分鐘，然後下鮮蝦、檸檬皮屑和羅勒攪拌均勻。刨一些肉豆蔻，再加鹽和黑胡椒調味。舀到準備好的普切塔上，如果喜歡，可再加幾片帕瑪森起司。

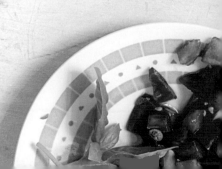

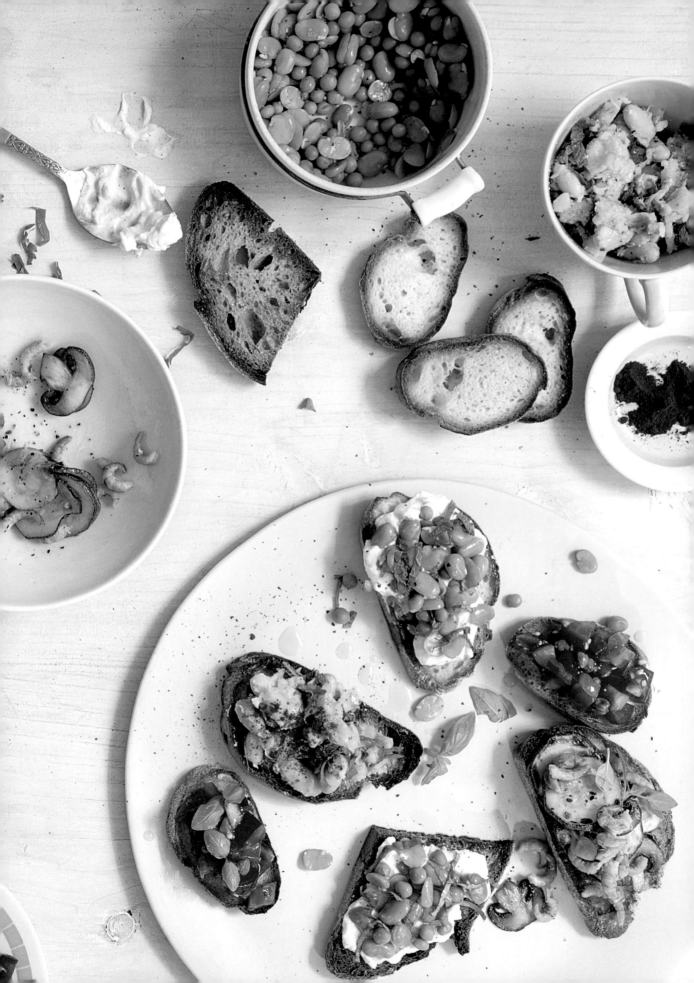

白腰豆烤大蒜口味：

大蒜 1 球，橫切成兩半

橄欖油 1 大匙

罐頭白腰豆 400 克，

瀝乾後沖洗乾淨

薄荷 1 大匙，切碎

羅勒 1 大匙，切碎

煙燻紅椒粉 ½ 小匙

鹽和現磨黑胡椒

白腰豆烤大蒜配料： 將烤箱預熱至 200°C。取一張大小可以把蒜球包住的鋁箔紙。把蒜球，切面朝上，放在鋁箔紙上，淋上一半的橄欖油。用鋁箔紙將蒜球緊緊包起來，放到烤盤上。放進烤箱烤 45 分鐘左右，把大蒜烤軟。

等烤好的大蒜放涼到手可以觸摸的程度後，把蒜肉擠進小碗中，蒜皮丟掉。

稍微把白腰豆壓碎，我們希望能保留白腰豆的口感，所以不要過度處理，要留一些滿大塊的白腰豆。放入烤過的大蒜，並用鹽和黑胡椒調味。拌進薄荷和羅勒，再淋剩下一半的橄欖油拌勻。把做好的配料舀到準備好的普切塔上，再撒一些煙燻紅椒粉。

番茄羅勒口味：

非常熟的番茄 4 顆，切丁

羅勒葉 1 把

酸豆 1 大匙（可省略），沖洗後瀝乾

橄欖油 2 大匙

鹽和現磨黑胡椒

番茄羅勒配料： 把番茄丁、羅勒和酸豆（若用）放入碗中，混合均勻。若水分很多的話，需稍微瀝乾 —— 不要讓普切塔泡到濕濕爛爛的，但又要讓一些配料的湯汁能滲透到麵包裡。把拌好的番茄舀到烤酥的麵包片上，淋橄欖油，再加鹽和黑胡椒調味即完成。

普切塔本身的營養資訊 —— 單獨 1 片普切塔：

熱量 69 大卡／292 千焦　　**蛋白質** 3.1 克　　**脂肪** 0.9 克

飽和脂肪 0.2 克　　**碳水化合物** 12.9 克　　**纖維** 2.2 克

薄荷蠶豆瑞可塔起司口味普切塔的營養資訊為（1 份）：

熱量 102 大卡／421 千焦　　**蛋白質** 4.2 克　　**脂肪** 7.7 克

飽和脂肪 2.0 克　　**碳水化合物** 4.3 克　　**纖維** 3.2 克

櫛瓜蕈菇鮮蝦口味普切塔的營養資訊為（1 份）：

熱量 99 大卡／417 千焦　　**蛋白質** 15.4 克　　**脂肪** 3.9 克

飽和脂肪 0.7 克　　**碳水化合物** 0.9 克　　**纖維** 0.9 克

白腰豆烤大蒜口味普切塔的營養資訊為（1 份）：

熱量 134 大卡／564 千焦　　**蛋白質** 8.5 克　　**脂肪** 3.5 克

飽和脂肪 0.5 克　　**碳水化合物** 18.2 克　　**纖維** 7.7 克

番茄羅勒口味普切塔的營養資訊為（1 份）：

熱量 64 大卡／267 千焦　　**蛋白質** 0.6 克　　**脂肪** 5.7 克

飽和脂肪 0.9 克　　**碳水化合物** 2.5 克　　**纖維** 1.1 克

果昔

底下會介紹兩款果昔，第一款幾乎可當成一餐，因為它的碳水化合物含量相當高，且有來自燕麥的水溶性纖維，此外還是低 GI。綠拿鐵則很適合在早上喝，但它不能取代早餐。如果您擔心蔬果量攝取不足，這杯綠拿鐵就是很理想的選擇，因為裡頭富含 β- 胡蘿蔔素、維生素 C 和維生素 E。

下面每杯果昔的作法都一樣：放進果汁機打勻，即完成。份量為 1 杯。

香蕉燕麥蜂蜜果昔

熟香蕉 **1 條**
燕麥 **3 大尖匙**
蜂蜜 **1 小匙**
肉桂粉 **1 小撮**（可省略）
藍莓 **100 克**（可省略）
牛奶 **150 毫升**

熱量 454 大卡／ 1915 千焦　　**蛋白質** 12.5 克　　**脂肪** 10.4 克
飽和脂肪 3.9 克　　**碳水化合物** 84.4 克　　**纖維** 7.9 克

綠果昔（綠拿鐵）

羽衣甘藍或菠菜葉（把粗梗摘掉）**50 克**
西芹 **1 根**
葡萄 **100 克**
蘋果或西洋梨 **1 顆**，去核
萊姆 **1 顆**，榨汁
薑泥 **½ 小匙**
冰塊 **1 把**

不要因為要把羽衣甘藍或菠菜放進果昔裡就遲遲不想試，整杯打出來還是很甜！

熱量 130 大卡／ 554 千焦　　**蛋白質** 2.8 克　　**脂肪** 1.0 克
飽和脂肪 0.1 克　　**碳水化合物** 29.4 克　　**纖維** 7.5 克

鷹嘴豆丸子

嚴格說來，這些不是正統的中東鷹嘴豆丸子（falafel）—— 我們的版本比較軟，沒那麼紮實。做好的鷹嘴豆丸子可和沙拉及拌了些許乾燥薄荷的優格，一起夾進皮塔口袋餅裡。這些鷹嘴豆丸子的基本食材，讓這個低脂點心含有大量的水溶性纖維，且是很好的鐵質、β-胡蘿蔔素和鈣質等其他營養素的來源。需限制烹飪用油的量 —— 每 1 大匙油，會讓整份料理多 11 克的脂肪。

罐頭鷹嘴豆 **400 克**，沖洗後瀝乾
洋蔥 **½ 顆**，切末
大蒜 **3 瓣**，切碎
孜然粉 **2 小匙**
薑黃粉 **½ 小匙**
肉桂粉 **½ 小匙**
鹽 **1 小匙**
卡宴辣椒粉 **¼ 小匙**（可省略）
乾燥薄荷 **1 小匙**
煮熟後壓成泥的奶油瓜 **50 克**
中筋麵粉 **2 大匙**
巴西利 **3 大匙**，切末
鹽和現磨黑胡椒

未烹煮的鷹嘴豆泥的營養素資訊為：
熱量 172 大卡／ 727 千焦
蛋白質 9.8 克
脂肪 3.7 克
飽和脂肪 0.4 克
碳水化合物 27.8 克
纖維 7.5 克

作法： 4 人份（尺寸符合健康標準的零嘴）

把除了奶油瓜、麵粉和巴西利以外的食材放入食物調理機中，攪打成相當滑順的泥狀。您也可以把上述食材放入碗中，用手持攪拌棒打勻。

倒入奶油瓜、麵粉和巴西利，和處理好的鷹嘴豆泥拌勻。放入冷藏至需要用時。

把鷹嘴豆泥整形成高爾夫球大小的小圓餅 —— 每個約 30 克。在煎鍋中倒 5 公釐高的橄欖油燒熱，放入鷹嘴豆泥丸子半煎炸至呈現金黃色，每面需 3 ～ 4 分鐘。如果您要的話，也可以多用一點油，直接油炸。

TIPS

- 未烹煮的鷹嘴豆泥放冰箱冷藏可以存放好幾天，也可以冷凍保存。煮熟之後，也非常耐放。如果要冷凍，可先「開放式冷凍」，等丸子都凍硬後，再放進冷凍塑膠袋或保鮮盒中。

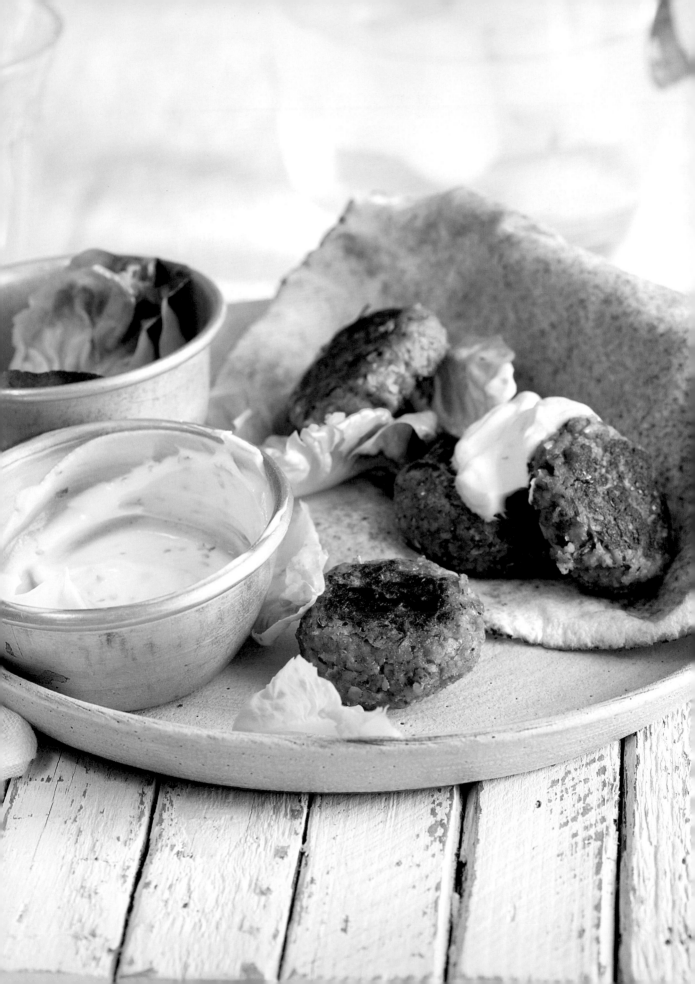

麗茲‧厄爾（Liz Earle）的爽口青汁

巴西利 **1 小把**
嫩菠菜葉 **1 大把**
西芹 **1 根**
小橘子 **1 顆**，去皮
新鮮鳳梨 **2 公分薄片**，去皮，裝飾用

「雖然這是一杯綠色的蔬果汁，但它甜甜的，口味很討喜，連小孩都會喜歡，所以是一杯很棒的果汁，可以用來增加蔬菜攝取量。」
── 麗茲‧厄爾

作法：

把除了鳳梨外的所有食材打成果汁 ── 先把巴西利和菠菜放入果汁機中，再用西芹和水果壓住，會比較好打。倒進裝了冰塊的杯子裡，再以 1 片鳳梨裝飾即完成。

熱量 75 大卡／317 千焦　　**蛋白質** 3.5 克　　**脂肪** 1.0 克
飽和脂肪 0.1 克　　**碳水化合物** 13.8 克　　**纖維** 0 克

水果軟糖

冷壓初榨橄欖油，塗抹容器用
甜的蘋果或西洋梨 **300 克**
（去皮去核後的重量）
軟質水果 ── 莓果、李子、蜜桃或
芒果 **300 克**（去皮和去掉硬核後的重量）
檸檬 **½ 顆**，榨汁

1/15 量（1 條）的營養素資訊為：
熱量 55 大卡／234 千焦
蛋白質 0.5 克
脂肪 0.1 克
飽和脂肪 0 克
碳水化合物 13.8 克
纖維 3.0 克

這是個好東西 ── 把純水果濃縮成可以捲起來的狀態。如果您想要再甜一點的話，可以在水果泥完成後，加一些蜂蜜，但應該不需要。這也是一個攝取水果的好方法，當您想要快速吃點甜的零嘴時，就可以吃這個。所有水果的膳食纖維都還保留在軟糖中。

作法：

烤箱用最低溫預熱。在烤盤鋪防油紙，並薄薄地刷一層油。

把蘋果或西洋梨，以及個頭大一點的軟質水果切成丁。放入醬汁鍋，加 50 毫升冷水和檸檬汁。用中小火慢慢把水果煮到非常軟 ── 時間需視蘋果的軟硬度而定。

如有需要，可先打成泥，再倒在粗目網篩上擠壓過濾。把水果泥倒在烤盤上盡量鋪平，如果看起來很厚也不用擔心 ── 加熱後，水果內含的液體會蒸發，整體體積就會減少。

放進烤箱烘烤 8 ～ 10 小時，也許需要更長的時間，一個晚上是最理想的。烤好的水果軟糖片看起來應該要亮亮的，但仍有非常低的黏性。軟糖自烤箱取出後，可捲起來再切成圓片，或直接切成長條狀。這些量大概可以做出 15 條。

能量球

這些小球裡有許多能夠補充能量的食材，美味又非常容易製作。簡單用鋁箔紙包一包，放進包包裡，就能讓您在行進間快速補充能量。放在冰箱幾乎不用擔心保存期限。如果您想要不加巧克力的版本，請直接省略可可粉，改加一些（烘焙用）杏仁粉即可。加 1 小匙抹茶粉當然也絕不會錯，它很適合與芝麻搭在一起。

作法： 16 顆

把堅果醬、椰棗和蜂蜜放入醬汁鍋中，用小火煮到融化，邊煮邊用湯匙背把椰棗壓成泥。

移鍋熄火，拌入可可粉、脫水椰肉、芝麻和鹽。您會得到非常紮實，微黏的混合物。放入冰箱冷藏幾分鐘，讓它再稍微變硬一點點。

把混合物滾成核桃大小的球狀，然後放入建議的粉類或配料中滾動，也可以上述 4 種都各來一點。

放進密封容器，冷藏保存，或用鋁箔紙包起來，隨時就能拿取。

顆粒堅果醬 **50 克**
去核椰棗 **50 克**，切末
蜂蜜 **100 克**
可可粉 **25 克**
脫水椰肉 **100 克**
芝麻或奇亞籽 **25 克**
鹽 **1 小撮**
抹茶粉、可可粉、芝麻和／或
脫水椰肉，滾在能量球外面

熱量 93 大卡／387 千焦
蛋白質 1.8 克
脂肪 6.8 克
飽和脂肪 4.0 克
碳水化合物 6.6 克
纖維 1.9 克

索引

英文　中文　頁數

超級抗癌食譜
全球三大癌症中心首席營養師的專業醫療建議與營養料理

Royal Marsden Cancer Cookbook
Nutritious recipes for during and after cancer treatment

作者	克萊兒·蕭博士（Clare Shaw PhD RD）
翻譯	方玥雯
責任編輯	謝惠怡
美術設計	郭家振
行銷企劃	張嘉庭

發行人	何飛鵬
事業群總經理	李淑霞
社長	饒素芬
主編	葉承享
出版	城邦文化事業股份有限公司 麥浩斯出版
E-mail	cs@myhomelife.com.tw
地址	104台北市中山區民生東路二段141號6樓
電話	02-2500-7578
發行	英屬蓋曼群島商家庭傳媒股份有限公司城邦分公司
地址	104台北市中山區民生東路二段141號6樓
讀者服務專線	0800-020-299（09:30～12:00；13:30～17:00）
讀者服務傳真	02-2517-0999
讀者服務信箱	csc@cite.com.tw
劃撥帳號	1983-3516
劃撥戶名	英屬蓋曼群島商家庭傳媒股份有限公司城邦分公司

香港發行	城邦（香港）出版集團有限公司
地址	香港九龍九龍城土瓜灣道86號順聯工業大廈6樓A室
電話	852-2508-6231
傳真	852-2578-9337

馬新發行	城邦（馬新）出版集團Cite（M）Sdn. Bhd.
地址	41, Jalan Radin Anum, Bandar Baru Sri Petaling, 57000 Kuala Lumpur, Malaysia.
電話	603-90578822
傳真	603-90576622
總經銷	聯合發行股份有限公司
電話	02-29178022
傳真	02-29156275

製版印刷	凱林印刷傳媒股份有限公司
定價	新台幣650元／港幣217元

2023年12月1版1刷·Printed In Taiwan
ISBN　　　ISBN 978-626-7401-10-1〔平裝〕
版權所有·翻印必究（缺頁或破損請寄回更換）

First published in Great Britain in 2015. This edition published in 2023
Under the title Royal Marsden Cancer Cookbook
by Kyle Books, an imprint of Octopus Publishing Group Ltd
Carmelite House, 50 Victoria Embankment
London EC4Y 0DZ

國家圖書館出版品預行編目（CIP）資料

超級抗癌食譜：全球三大癌症中心首席營養師的專業醫療建議與營養料理/克萊兒.蕭（Clare Shaw）作；方玥雯翻譯. -- 初版. -- 臺北市：城邦文化事業股份有限公司麥浩斯出版：英屬蓋曼群島商家庭傳媒股份有限公司城邦分公司發行, 2023.12
　面；　公分
譯自：Royal marsden cancer cookbook : nutritious recipes for during and after cancer treatment.
ISBN 978-626-7401-10-1〔平裝〕

1.CST: 癌症 2.CST: 健康飲食

417.8　　　　　　　　　　　　　　112021190